国家卫生健康委员会"十四五"规划教材

全国高等职业教育药品类专业第四轮规划教材

供中药制药、中药学、药品生产技术、
药品经营与管理专业用

方剂与中成药

第4版

主　编　张　虹

副主编　钱旭武　景晓琦

编　者（以姓氏笔画为序）

王　虹（郑州澍青医学高等专科学校）　　　幸　欣（赣南卫生健康职业学院）

李　理（南阳医学高等专科学校）　　　　　周海平（江西中医药大学附属医院）

张　虹（长春医学高等专科学校）　　　　　钟长军（安徽中医药高等专科学校）

张　莲（长春中医药大学附属医院）　　　　钱旭武（浙江药科职业大学）

张　雪（吉林省中医药科学院第一临床医院）　徐海珍（广西医科大学玉林校区）

张文卓（长春医学高等专科学校）　　　　　景晓琦（山西药科职业学院）

人民卫生出版社

·北　京·

图书在版编目（CIP）数据

方剂与中成药 / 张虹主编 . -- 4 版 . -- 北京 ：人民卫生出版社，2025. 2. --（全国高等职业教育药品类专业第四轮规划教材）. -- ISBN 978-7-117-37347-0

Ⅰ. R28

中国国家版本馆 CIP 数据核字第 2025LT1365 号

| 人卫智网 | www.ipmph.com | 医学教育、学术、考试、健康，购书智慧智能综合服务平台 |
| 人卫官网 | www.pmph.com | 人卫官方资讯发布平台 |

方剂与中成药
Fangji yu Zhongchengyao
第 4 版

主　　编：张　虹
出版发行：人民卫生出版社（中继线 010-59780011）
地　　址：北京市朝阳区潘家园南里 19 号
邮　　编：100021
E - mail：pmph @ pmph.com
购书热线：010-59787592　010-59787584　010-65264830
印　　刷：人卫印务（北京）有限公司
经　　销：新华书店
开　　本：850×1168　1/16　　印张：19
字　　数：447 千字
版　　次：2009 年 6 月第 1 版　　2025 年 2 月第 4 版
印　　次：2025 年 3 月第 1 次印刷
标准书号：ISBN 978-7-117-37347-0
定　　价：69.00 元

打击盗版举报电话：**010-59787491**　**E-mail：WQ @ pmph.com**
质量问题联系电话：010-59787234　**E-mail：zhiliang @ pmph.com**
数字融合服务电话：4001118166　**E-mail：zengzhi @ pmph.com**

出版说明

近年来,我国职业教育在国家的高度重视和大力推动下已经进入高质量发展新阶段。从党的十八大报告强调"加快发展现代职业教育",到党的十九大报告强调"完善职业教育和培训体系,深化产教融合、校企合作",再到党的二十大报告强调"统筹职业教育、高等教育、继续教育协同创新,推进职普融通、产教融合、科教融汇,优化职业教育类型定位",这一系列重要论述不仅是对职业教育发展路径的精准把握,更是对构建中国特色现代职业教育体系、服务国家发展战略、促进经济社会高质量发展的全面部署,也为我们指明了新时代职业教育改革发展的方向和路径。

为全面贯彻国家教育方针,将现代职业教育发展理念融入教材建设全过程,人民卫生出版社经过广泛调研论证,启动了全国高等职业教育药品类专业第四轮规划教材的修订出版工作。

本套规划教材首版于 2009 年,分别于 2013 年、2017 年修订出版了第二轮、第三轮规划教材。本套教材在建设之初,根据行业标准和教育目标,制定了统一的指导性教学计划和教学大纲,规范了药品类专业的教学内容。这套规划教材不仅为高等职业教育药品类专业的学生提供了系统的理论知识,还帮助他们建立了扎实的专业技能基础。这套教材的不断修订完善,是我国职业教育体系不断完善和进步的一个缩影,对于我国高素质药品类专业技术技能型人才的培养起到了重要的推动作用。同时,本套教材也取得了诸多成绩,其中《基础化学》(第 3 版)、《天然药物学》(第 3 版)、《中药制剂技术》(第 3 版)等多本教材入选了"十四五"职业教育国家规划教材,《药物制剂技术》(第 3 版)荣获了首届全国教材建设奖一等奖,《药物分析》(第 3 版)荣获了首届全国教材建设奖二等奖。

第四轮规划教材主要依据教育部相关文件精神和职业教育教学实际需求,调整充实了教材品种,涵盖了药品类相关专业群的主要课程。全套教材为国家卫生健康委员会"十四五"规划教材,是"十四五"时期人民卫生出版社重点教材建设项目。本轮教材继续秉承"大力培养大国工匠、能工巧匠、高技能人才"的职教理念,结合国内药学类专业领域教育教学发展趋势,科学合理推进规划教材体系改革,重点突出如下特点:

1. 坚持立德树人,融入课程思政　高职院校人才培养事关大国工匠养成,事关实体经济发展,事关制造强国建设,要确保党的事业后继有人,必须把立德树人作为中心环节。本轮教材修订注重深入挖掘各门课程中蕴含的课程思政元素,通过实践案例、知识链接等内容,润物细无声地将思想政治工作贯穿教育教学全过程,使学生在掌握专业知识与技能的同时,树立起正确的世界观、人生观、价值观,增强社会责任感,坚定服务人民健康事业的理想信念。

2. 对接岗位需求,优化教材内容　根据各专业对应从业岗位的任职标准,优化教材内容,避免重要知识点的遗漏和不必要的交叉重复,保证教学内容的设计与职业标准精准对接,学校的人才培养与企业的岗位需求精准对接。根据岗位技能要求设计教学内容,增加实践教学内容的比重,设计贴近企业实际生产、管理、服务流程的实验、实训项目,提高学生的实践能力和解决问题的能力;部分教材采用基于工作过程的模块化结构,模拟真实工作场景,让学生在实践中学习和运用知识,提高实际操作能力。

3. 知识技能并重,实现课证融通　本轮教材在编写队伍组建上,特别邀请了一大批具有丰富实践经验的行业专家,与从全国高职院校中遴选出的优秀师资共同合作编写,使教材内容紧密围绕岗位所需的知识、技能和素养要求展开。在教材内容设计方面,充分考虑职业资格证书的考试内容和要求,将相关知识点和技能点融入教材中,使学生在学习过程中能够掌握与岗位实际紧密相关的知识和技能,帮助学生在完成学业的同时获得相应的职业资格证书,使教材既可作为学历教育的教科书,又能作为岗位证书的培训用书。

4. 完善教材体系,优化编写模式　本轮教材通过搭建主干知识、实验实训、数字资源的"教学立交桥",充分体现了现代高等职业教育的发展理念。强化"理实一体"的编写方式,并多配图表,让知识更加形象直观,便于教师讲授与学生理解。并通过丰富的栏目确保学生能够循序渐进地理解和掌握知识,如用"导学情景"引入概念,用"案例分析"结合实践,用"课堂活动"启发思考,用"知识链接"开阔视野,用"点滴积累"巩固考点,大大增加了教材的可读性。

5. 推进纸数融合,打造新形态精品教材　为了适应新的教学模式的需要,通过在纸质教材中添加二维码的方式,融合多媒体元素,构建数字化平台,注重教材更新与迭代,将"线上""线下"教学有机融合,使学生能够随时随地进行扫码学习、在线测试、观看实验演示等,增强学习的互动性和趣味性,使抽象知识直观化、生动化,提高可理解性和学习效率。通过建设多元化学习路径,不断提升教材的质量和教学效果,为培养高素质技能型人才提供有力支持。

本套教材的编写过程中,全体编者以高度负责、严谨认真的态度为教材的编写工作付出了诸多心血,各参编院校为编写工作的顺利开展给予了大力支持,从而使本套教材得以高质量如期出版,在此对相关单位和各位专家表示诚挚的感谢!教材出版后,各位教师、学生在使用过程中,如发现问题请反馈给我们(发消息给"人卫药学"公众号),以便及时更正和修订完善。

人民卫生出版社

2024 年 11 月

前　言

　　方剂与中成药是学习方剂与中成药理论及临床应用的一门课程。它既涉及中医理、法、方、药、病、证、治等医学知识，又涉及中药制备工艺、质量控制、生产、包装、检验、贮存与保管等药学知识，既有很强的知识性，又有很强的实用性，是中药制药、中药学、药品生产技术、药品经营与管理专业必修的专业基础课。

　　随着教学改革的不断深入，方剂与中成药这门课程在课程体系、教学内容、教学手段和教学模式等方面都有了很大的变化，为了适应这种新的变化，根据全国高等职业教育药品类专业第四轮规划教材编写会议确定的编写原则及要求，编写了本教材。

　　本教材编写的主导思想是突出高职高专院校的教学特点，以服务为宗旨，以就业为导向，以能力为本位，从培养高素质技术技能人才的目标出发，与职业岗位相衔接，注重教材整体优化，凸显课程个性，理论联系实际，并与执业资格考试紧密相接，做到课证融合，使学生能学以致用，为进一步学习后续课程及今后从事中成药生产、经营、管理等工作奠定基础。此次教材修订，按照最新版执业中药师考试大纲和实际临床应用情况对中成药数量进行了增减，以期对学生备考和参与临床实践有所助益。在编写体例方面，注重教学的启发性和学生思维能力的培养，每章开始均设有"学习目标"和"导学情景"，引导学生有的放矢地学习；根据每章节的内容安排"知识链接""课堂活动""案例分析"等模块，并适时融入课程思政内容，旨在增强学生对中医药文化的自信；每章后附有目标检测，包括简答题和实例分析，以便学生巩固所学。此次教材修订充分融合现代信息技术，通过二维码实现与PPT、习题等数字资源的"无缝隙"链接，极大地丰富了教材的表现形式，拓展了课堂教学的深度与广度。旨在帮助学生更高效、精准地掌握核心知识，同时激发他们的思维活力，促使学生从被动接受知识转变为主动探索学习，从而最大限度地提升学生的学习能力和解决实际问题的能力。

　　本教材第一、二、九章由张虹编写；第三、十一章由景晓琦编写；第四章由张文卓编写；第五、八、十章由钱旭武编写；第六、十二章由王虹编写；第七章由钟长军编写；第十三、十五、十八章由周海平编写；第十四章由李理编写；第十六章由幸欣编写；第十七章由徐海珍编写；第十九章由张莲编写；技能操作实训由张雪编写。最后由张虹负责全书统稿。

　　本教材适用于高职高专中药制药、中药学、药品生产技术、药品经营与管理等专业使用，同时兼顾中药类多个岗位的需求，亦可供全国高职高专中药类各专业参考使用。

　　教材在编写过程中得到了各参编教师及所在单位的全力支持；同时参阅了多位专家和学者的著作及相关资料，在此一并表示衷心的感谢！由于作者水平有限，书中难免有错漏和不妥之处，望各校同仁在使用教材过程中多提宝贵意见，以便今后进一步修订提高。

张　虹

2024 年 6 月

目 录

第十七章　祛痰剂　　　　　　　　　　　　　**192**

第一章　绪论

ER1-1

第一章
绪论(课件)

学习目标

1. **掌握**　各个历史时期重要医家的学术思想和贡献。
2. **熟悉**　方剂与中成药的起源和发展历程；方剂与中成药的概念。
3. **了解**　各个历史时期的医学背景和社会环境对方剂与中成药发展的影响。

导学情景

情景描述：

　　在原始社会时期,我们的祖先在生活实践中逐渐发现了药物。最初只是用单味药治病,经过长期的经验积累,认识到对于多数病证而言,几味药配合应用的疗效优于单味药,于是便逐渐形成了方剂。晋·皇甫谧在《针灸甲乙经》中云:"伊芳尹以亚圣之才,撰用《神农本草》以为汤液。"后世多以此为方剂之始萌。

学前导语：

　　在中医药学漫长的发展历程中,方剂和中成药经历了从无到有、从简单到复杂、从数量稀少到种类繁多的演变过程,并最终实现了从实践经验到理论体系的升华,展现了中医药学的深厚底蕴和持续成长。让我们一起追溯中医药学的源头活水,汲取历代医家的智慧精华。

第一节　方剂与中成药的概念及任务

一、方剂与中成药的概念

　　方剂是在辨证审因确定治法的基础上,按照组方原则,选择恰当的药物合理配伍并酌定合适的剂量、剂型、用法而成的。是中医用于防治疾病的方法之一,是中医理、法、方、药的重要组成部分。

　　中成药是在中医药理论指导下,以中药材为原料,按照规定的生产工艺和质量标准制成一定剂型、质量可控、安全有效、随时可以取用的成品制剂。

　　方剂与中成药均是中医运用中药防治疾病的主要形式,但两者还存在一定的区别。方剂又称"药方""医方",是医生根据患者的病情临证组方,突出个体针对性,其组成、主治、剂型都随病情的不同而发生变化,具有加减灵活、善于变通等特点,专为某一患者使用。

中成药属"成品制剂",是从方剂的成方中衍生而来。它的组成、主治、剂型规格、服法用量都是固定不变的,既可经医生诊治后处方给药,也可由患者根据自己的病情、经验直接购买。具有疗效确切、便于携带、应用方便、可大规模生产等特点,用于病证相同的大多数患者。

二、方剂与中成药课程任务

方剂与中成药是研究阐明制方原理、配伍规律及其临床运用的一门课程,是中药各专业必修的基础课程。其任务:一是通过对基础理论、基本知识及一定数量常用方剂与中成药的学习,学生掌握组方原理和配伍规律,能对常见方剂与中成药进行简单的处方分析,并具有一定的复方研发能力。二是要与临床运用密切结合,在继承和发扬传统制药技术的同时,结合现代科学技术,研发符合药物性能和临床运用的新药、新剂型。为今后从事中药制剂工作及继续学习奠定理论基础。

知识链接

学习方剂与中成药课程的重点

方剂与中成药既是一门基础课,又与临床运用紧密相连,但因专业的不同,其临床运用侧重点不同。

中医专业学生毕业后主要面向医疗机构从事临床工作。其学习的侧重点是掌握方剂的常用治法、遣方组药的原则、药物之间的配伍规律等,以培养学生分析、运用成方和临证组织新方的能力,为今后从事临床工作奠定基础。

制药专业学生毕业后主要面向中药企业从事中药炮制、制剂、调剂管理、营销等工作。其学习的重点,除掌握方剂与中成药的一些基础理论、基本知识外,还侧重于处方调配,药量比例、剂型因素、炮制方法等对方剂与中成药疗效的影响,并能根据药物的性质、用药目的、给药途径和临床治病的需要,制成相适应的剂型,以符合临床需求。为今后从事中药制药、经营、管理及研发新药、新剂型等奠定基础。

三、学习方法及要求

方剂与中成药是一门理、法、方、药俱全的课程。它贯穿了中医基础、中医诊断、中药、方剂等诸多理论知识。因此,学习方剂与中成药,必须掌握中医基础理论、中医诊断和中药等基础知识,并将其融会贯通,才能学好这门课程。

方剂与中成药的组成、功效、主治及组方分析是本课程的主要内容,熟记组成、功效,理解制方原理及配伍规律,掌握主治是本门课程学习的基本要求。学习中除要理解每首方剂或中成药的组方原理、配伍规律外,还应注意掌握方剂与中成药中一些特殊炮制方法、用法、用量及剂型等对其功效、主治的影响。对组成、功效、主治相似的方剂与中成药,应注意相互比较,从中掌握其特点和异同,在理解的基础上背诵一定数量临床常用的有代表性的方剂歌诀。同时要做好课前预习及课后复习。

第二节 方剂与中成药的起源与发展

中医药自远古走来,历经沧桑,从单味草药的探索到复方配伍的成熟,逐步形成了丰富的方剂学体系,并催生了中成药的创新发展。

一、先秦至两汉时期

早在原始社会,我们的祖先就发现药物并运用药物治疗疾病。最初是使用单味药,随着社会生产力的发展及人类社会的进步,人们对药物的认识不断深入,对医学知识的积累不断增加,发现多种药物配合治疗疾病疗效更好,于是便产生了方剂;在应用药物或方剂治病的同时,发现通过简单的加工,如捣汁或捣碎服用,能达到更好的治疗效果,并且相互传习,推广应用。这种简单的加工方法,可以看作是中成药最早的孕育阶段。1973 年湖南长沙马王堆汉墓出土的帛书《五十二病方》,据考证该书为殷商至春秋战国期间的作品,是我国现存最古老的方书。收载医方 283 首,用药 247 种,治疗 52 种疾病。书中收载有饼、酒、丸、散、丹、油膏等十余种中成药剂型。

《黄帝内经》大约成书于春秋战国时期,是现存最早的记载方剂理论的书籍,成书略晚于《五十二病方》,虽只收载方剂 13 首,但剂型上已有丸、散、膏、丹、酒剂等多种剂型,并总结了有关辨证治则、立法处方、配伍宜忌及组方原则等理论,为方剂与中成药的形成与发展初步奠定了理论基础。

东汉末年,著名医家张仲景著的《伤寒杂病论》,创造性地融理、法、方、药于一体,被后世医家誉为"方书之祖"。全书载方 314 首,系统论述了外感、内伤的病因、病机、病证、诊法、方剂,载方有理有法,配伍严谨,选药精当,用量准确,变化巧妙,且疗效确切,后世医家甚为推崇,将其所载方称为"经方"。《伤寒杂病论》有丸剂、散剂、酒剂、软膏剂、洗剂、浴剂、栓剂、熏剂、滴耳剂、灌鼻剂等十余种剂型,并记载了成药的制作方法和多种剂型的应用,如蜜煎导法、蛇床子散坐药等,都给后世很大启发,如甘油栓、开塞露的研制。并首创用动物胶汁、炼蜜、淀粉作丸剂的赋形剂。张仲景较系统地总结了我国古代药品制备上的成就,奠定了中药制剂的基础。

二、魏晋南北朝时期

魏晋南北朝时期是我国历史上政权更迭最频繁的时期。长期的封建割据和连绵不断的战争，使得民不聊生。医家在临床制方选药上多注重实用，略于理论探讨。提倡用药简捷、价格低廉，注重疗效。晋代葛洪著的《肘后备急方》，收载了大量简、便、廉、验的有效方剂，主张将药物加工成一定的剂型，贮之以备急用，使中成药又有了进一步的发展。书中增加了干浸膏、铅硬膏、浓缩丸、蜡丸、尿道栓、饼、丹等剂型，首次将中成药列专章论述，第一次使用了"成剂药"这一名词术语，进一步丰富和发展了药物剂型的内容。

三、隋唐时期

隋唐时期是我国古代文明史上的鼎盛时期，政权统一，经济发达，国内各民族交往及中外交通贸易畅通，用药经验广泛交流，使方剂学取得了很大的发展，出现了不少内容丰富的综合性方书。唐代药王孙思邈著《备急千金要方》和《千金翼方》，其中《备急千金要方》共30卷，232门，载方5 300余首；《千金翼方》亦为30卷，载方2 900余首。二书虽以方书为名，但实为综合类医学巨著。书中记载了秤、铁臼、磁钵、绢罗等16种制药工具。特别是对有毒中药的炮制，贡献很大。如巴豆有大毒，明确其毒性在油中，故主张炮制去油，方法简单，至今沿用。并第一次提出丸剂包装宜采用蜡密封包裹防潮的见解。

王焘著的《外台秘要》载方6 800余首，整理并保存了一大批唐代及唐代以前的名方和一些海外传来的方剂，使用了进口药材。如以苏合香为原料制备的"乞力伽丸"（苏合香丸），长于芳香开窍、理气止痛，用治心绞痛卓有成效，现代研制的"冠心苏合丸""苏冰滴丸"均源于此方。孙思邈、王焘不仅著书收载了大量的成方，还对中成药生产工艺进行了完善，推动了中成药的发展。

四、宋金元时期

宋金元时期国家经济振兴。北宋政府十分重视医学发展，颁布一系列诏令，建立发展医学机构，重视医学教育，是方剂与中成药发展的高峰时期。中成药制备官方化首推在宋代，首次由国家设"太医局卖药所"，后改为"太平惠民药局"，专门制备丸、散、膏、丹等中成药出售，为我国历史上第一个官办药局。《太平惠民和剂局方》是北宋大观年间由政府诏令名医陈承、裴宗元、陈师文将官药局所收之成药处方范本进行校正而成，载方788首，是我国第一部由政府组织编制的成方药典。书中每方除了主证和药物外，对药物的炮制和制剂也作了详细的论述，并作为修制成药的根据，将中成药的规范化生产推向了高潮，成为中成药发展史上的第一个里程碑。《太平圣惠方》是由北宋翰林医官院组织、王怀隐等人编写，收载成方16 834首，是由政府诏令编撰的第一部大型方书。该书内容丰富，主治详明，是一部理、法、方、药体系完整的医药方书。《圣济总录》是北宋徽宗时期由朝廷组织人员编著的,载方约 20 000 首,是宋代载方最多的方书,是对宋以前方剂的总结。

民间刊行的方书也层出不穷,记载了许多行之有效的中成药,如钱乙著的《小儿药证直诀》中记载的六味地黄丸、导赤散、泻白散;严用和著的《济生方》中记载的归脾丸、橘核丸;许叔微著的《普济本事方》中记载的二神丸、四神丸等沿用至今。这些来自临床实践的方书,从各个方面反映了宋朝时期医学的成就,对后世方剂与中成药的发展起到了极大的推动作用。

金元时期,成无己著的《伤寒明理论》是历史上首次依据君、臣、佐、使的理论剖析组方原理的专著,书中对《伤寒论》中的 20 首方剂进行了分析,开创了方论之先河,使方剂学核心理论得到新的提升,标志着方剂的研究从经验开始上升到理论;刘完素善用寒凉,著《宣明论方》,创防风通圣散、六一散等;张从正主张攻下,著《儒门事亲》,创木香槟榔丸、禹功散等;李东垣专补脾胃,著《脾胃论》,创补中益气汤、朱砂安神丸等;朱震亨力倡滋阴,著《丹溪心法》,创大补阴丸、越鞠丸等。这些著作中制方都有各自的特点和创新。元代忽思慧著的《饮膳正要》,首次记载用蒸馏工艺制药酒,使酒中含醇量大为提高。用高度酒提取药材,其有效成分较多,且不易变质,对酒参与制剂的药效产生了质的飞跃,使中医药酒发展趋于完善。

五、明清时期

明代侧重方药共同发展,方书众多,内容丰富,方剂学理论日趋完善,中成药剂型发展较为全面。明代朱橚著的《普济方》,几乎将明以前的方剂收罗殆尽,载方 61 739 首,是我国古代载方最多的方剂专著。书中许多是成药,并按《太平圣惠方》的格式,将外用膏药、丹药、药酒等制剂列专篇介绍。李时珍著的《本草纲目》总结了 16 世纪以前我国医药经验,收载成药制剂 40 余种。吴昆著的《医方考》选历代良方 700 余首,按病证分为 44 类,每类集同类方若干首,"考其方药,考其见证,考其名义,考其事迹,考其变通,考其得失,考其所以然",是历史上第一部考证方剂、详析方剂理论的专著。陈实功著的《外科正宗》收载中成药 211 种,如卓有成效的冰硼散、如意金黄散等一直沿用至今,此期是方药共同发展。

清代,温病学派兴起,叶天士著的《温热论》分析了温邪传变的规律,创立了卫气营血辨证。吴鞠通著的《温病条辨》创立了三焦辨证,创银翘散、桑菊饮、安宫牛黄丸等一系列温热急症的有效急救成药,促进了中成药的发展,至今仍广泛应用于临床。汪昂著的《医方集解》开创了综合分类法,将所选方剂分为补养、发表、涌吐、攻里、表里等 21 类,此分类法被现代方剂学所承袭。

六、近现代时期

自中华人民共和国成立以来,中医药事业经历了显著的发展与振兴,方剂与中成药领域取得了以下主要成就:一是古方典籍的整理与出版。国家对历代中医药典籍进行了系统的校刊和出版,这些工作极大地便利了学者对古方的学习和新方的研制,为中医药学术研究提供了丰富的资源。二是《中医方剂大辞典》的编纂。彭怀仁主编的《中医方剂大辞典》收录了历代方剂 96 592 首,汇集了古今方剂学的研究成果,填补了自明清以来缺少大型方书的空白,为中医药教育与研究提供了重要参考。三是中医药教材体系的建立。随着中华人民共和国的成立,中医院校体系逐步完善,针对不同教育层次编写的方剂与中成药教材,为培养中医药人才发挥了重要作用。四是药品质量监督管理法律框架的构建与实施。为强化中成药的质量监管,我国建立了完善的药品监督管理及检验机构体系,并制定了一系列法律法规,包括《中华人民共和国药典》《中华人民共和国药品管理法》《新药审批办法》等。特别是《中华人民共和国中医药法》的正式颁布,为依法规范中成药的生产、经营和使用提供了重要法律依据。这些措施有效地确保了中成药产品的质量和患者使用的安全性,为中医药事业的健康发展奠定了坚实的法律基础。五是中成药剂型的创新与发展。在现代科学技术的推动下,除了继承和改进传统剂型,还研发了片剂、注射液、颗粒剂、滴丸剂、口服液制剂、气雾剂、软胶囊剂、袋泡剂等新型剂型,这些创新不仅丰富了中成药的种类,也提高了患者的用药体验。六是传统古方挖掘与现代化研究。在继承和发扬传统中医药的基础上,我国通过化裁、精简、筛选古方,研制出许多疗效确切的新方。进入21世纪,国家将中成药新药的研制与开发作为重点战略,致力于加快中医药现代化步伐,强化创新驱动。研制和生产拥有自主知识产权的中成药新药,已成为我国中医药事业发展的迫切任务,为中医药的传承与创新注入了新的活力。

点滴积累

1. **先秦至两汉时期** 药物配伍的智慧逐渐显现,方剂应运而生;药物简单加工,为中成药的发展埋下伏笔。
2. **魏晋南北朝时期** 实用主义用药理念盛行,中成药在追求简捷与高效中稳步前进。
3. **隋唐时期** 政治经济繁荣带动用药经验交流,方剂学迎来大发展,综合性方书层出不穷。
4. **宋金元时期** 国家经济繁荣,方剂与中成药发展步入黄金时期,制备技术官方化,理论体系日臻成熟。
5. **明清时期** 方剂学理论更加完善,中成药剂型多样化,为现代中医药发展奠定了坚实基础。
6. **近现代时期** 古方典籍的整理出版,方剂大辞典的编纂,以及《中华人民共和国中医药法》的颁布,推动了中医药的现代化进程。中成药剂型的创新和古方的现代化研究,为中医药事业的持续发展注入了新的活力。

习题

目标检测

简答题

1. 简述方剂与中成药的含义。
2. 简述《伤寒杂病论》的成书年代、作者、载方量及重要意义。

复习导图

第二章　方剂的基础知识

学习目标

1. **掌握**　方剂的基本组成原则,包括君、臣、佐、使的概念和运用。
2. **熟悉**　方剂的变化形式,方剂与治法的关系,理解不同治法对应的方剂应用。
3. **了解**　方剂在临床应用中的功能主治和注意事项。

导学情景

情景描述：

　　何为"方剂"？方,指医方,剂,指调剂。方剂就是医生为患者治病所开具的处方。处方的开具不是几味药物的偶然排列,也不是同类药物的相加,它是在辨证立法的基础上,根据病情的需要,按照君、臣、佐、使的组方原则配伍组成。《医学管见》:"大抵药之治病,各有所主。主治者,君也;辅助者,臣也;与君相反而相助者,佐也;引经及引治病之药至于病所者,使也。"说明了各药在组方中的地位及配伍后的性效变化,是中医遣方用药的基本原则。

学前导语：

　　方药与病证之间具有高度的相关性或针对性。在临床诊治疾病时,只有辨证清楚,才能立法无误;只有立法准确,才能选方或组方有据,遣药精当,施方合理,疗效显著。本章学习方剂的基础知识。

　　方剂是理、法、方、药的重要组成部分,是在中医理论指导下,有目的、有法度地运用药物防治疾病的主要工具。方剂的应用,必须在辨证立法的基础上,进行选方用药。

第一节　方剂与治法

　　治法是治疗疾病的方法,是在辨明病机、证候之后,针对病证的病因病机所拟定的治疗方法。只有辨证准确,立法明确,才能准确无误地遣药组方,以完成理、法、方、药辨证施治的全过程,达到预期的疗效。可见方与法的关系极为密切,历代医家总是把方与法两者相提并论。

一、方剂与治法的关系

　　从中医学的历史发展来看,是先有方,后有法。治法是古代医家在长期的医疗实践及大量用方的基础上总结出来的，是从实践上升到理论，后于方剂而形成的理论。从中医的辨证施治过程中看，是先立法，后处方。当治法由经验上升为理论之后，就成了遣药组方、运用成方、创制新方的依据和指导原则。由此可见，方是实践的产物，法是理论的总结。两者的关系是：

1. 治法为指导遣药组方的依据　治法是在辨证的基础上，针对疾病的病因病机所拟定的治疗方法，是在治法的指导下遣药组方。因此，治法是指导遣药组方和运用成方的理论依据，即"方从法出，法随证立"。

2. 方剂是治法的具体体现　方剂是在治法的指导下选药组方，以完成辨证施治的全过程，但治法的正确与否，是由方剂的疗效来体现。因此，方剂又是体现和完成治法的主要手段，即"从方见法，以方验法"。说明治法是针对病机产生，而方剂必须相应地体现治法。两者之间是辨证统一、相互依存的关系。

二、常用治法

药物治病是方剂运用的主要形式，历代医家在长期医疗实践中制定了许多治法，以治疗复杂多变的各种疾病。为了便于临床掌握与运用，清代医家程钟龄将诸多治法概括为"八法"，他在《医学心悟·医门八法》中提出："论病之原，以内伤、外感，四字括之。论病之情，则以寒、热、虚、实、表、里、阴、阳八字统之。而论治病之方，则又以汗、和、下、消、吐、清、温、补，八法尽之。"并指出八法的制定是以八纲为依据的。由于八法简明扼要，并概括了中医治法的重点所在，后世医家把"八法"作为常用治法的代表。现将"八法"内容简要介绍如下。

1. 汗法　通过开泄腠理，促其发汗，使邪随汗解的一种治法。适用于外感表证。此外，麻疹初起，疹未透发者；风湿在表或水肿初起兼有表证者；疮疡、痢疾、疟疾初起兼有寒热表象者，均可用汗法。但由于病情有寒热之分，体质有强弱不同，故汗法常与补法、下法、温法、清法等合用。

2. 吐法　通过涌吐的方法，使停留在咽喉、胸膈、胃脘等部位的痰涎、宿食或毒物从口排出的一种治法。适用于有形病邪停滞，病位较高，病势上越，而急需吐出之证。如咽喉痰涎壅阻、顽痰停滞胸膈、宿食停滞胃脘、误食毒物尚在胃中等。因吐法易伤气、耗气，用之多有不适反应，故临床用之较少。

3. 下法　通过荡涤肠胃，通导大便，使停滞肠胃之宿食、燥屎、冷积、瘀血、痰结、水饮等有形实邪从大便排出的一种治法。适用于大便秘结、瘀血积水、停痰留饮、宿食虫积等里实证。此外，在外感温热病和杂病等危重急证的治疗中，下法可与其他治法配合应用。

4. 和法　是通过和解或调和的作用，舒畅气机，调整脏腑功能，使之归于平衡的一种治法。适用于邪在少阳的半表半里证、肝脾不和、肠胃不和、表里不和等病证。和法的特点是作用缓和，应用广泛，适用于病情比较复杂者。它不同于汗、吐、下三法以攻邪为目的，也不同于补法以补虚扶弱为目的，而是通过舒畅、和解以解除病邪，使脏腑功能归于平衡。

5. 温法　是通过温中、祛寒、回阳、通脉等作用，消除患者的沉寒阴冷，治疗里寒证的一种治法。适用于中焦虚寒、亡阳厥冷、经脉寒凝等病证。寒证的发生常与阳气不足有关，故常与补法配合应用。

6. **清法**　是通过清热泻火、凉血解毒等作用,以治疗里热证的一种治法。适用于热在气分、热入营血、脏腑热盛、火毒壅盛、暑热证及久病阴伤之虚热证。若火毒上攻常与下法合用,以泻代清;若热邪伤津耗气,多配伍生津、益气之品。

7. **消法**　是通过消导或散结的方法,使结聚于体内的气、血、痰、食、水、虫等六种有形之邪渐消缓散的一种治法。多用于气滞血瘀、饮食停滞、癥瘕积聚、水湿内停、痰饮不化、疳积虫积、疮疡肿毒等病证。消法与下法皆用治有形实邪,但两者不同。下法病变多在肠胃,病势急迫,形证俱实,必须急下使邪从下窍而出者;消法病变多在脏腑、经络、肌肉之间,渐积形成,病邪坚固,体质较虚,其病证表现多为虚实夹杂,宜渐消缓散而不急于排出者。消法作用广泛,常与补法、温法、清法、下法等配合使用,但仍以消法为主要目的。

8. **补法**　是通过滋补人体气血阴阳,增强脏腑功能,治疗虚证的一种治法。多用于气、血、阴、阳不足或脏腑虚弱所致的各种虚证,以补虚扶弱。若体虚不能抗邪外出时,祛邪法可与补法合用,以扶正祛邪。

综上所述,"八法"各自有着一定作用及适应范围,但因临床病情复杂,往往一法难以胜任治疗的需要,常需数法配合应用,才能照顾全面。如汗法之中常兼清法、温法;温法之中常兼补法;清法之中常兼下法等。因此,在具体运用时要知常达变,灵活运用,体现法中有法。正如程钟龄在《医学心悟·医门八法》中所说:"盖一法之中,八法备焉。八法之中,百法备焉。"

点滴积累

1. 治法是指导遣药组方和运用成方的理论依据,方剂是体现和完成治法的主要手段。
2. 常用的治法是汗、吐、下、和、温、清、消、补八法。

第二节　方剂的组成与变化

方以药成,方剂的组成,不是随意的药物堆砌,更不是简单的药效相加,而是在辨证立法的基础上通过合理的药物配伍而成,即"药有个性之特长,方有合群之妙用"。只有合理的药物配伍,才能使各具特性的群药组合成一个新的有机整体,以符合辨证论治的要求。

一、配伍目的

配伍是中医临床用药的主要形式,也是方剂组成的基础。配,有组织、搭配之义;伍,有队伍、序列之义。药物配伍是指根据病情的需要和药物的性能有目的、有序列地将两味或两味以上的药物配伍使用。"用药有利有弊,用方有利无弊",方剂的配伍目的是充分发挥药物治疗疾病有"利"的一面,同时又要控制、减少或消除药物对人体有"弊"的一面,起到"增效、减毒"的双重作用。药物通过配伍,可以起到下述作用。

1. 增强原药效　将功效相同的药物配合应用,增强药效,提高治疗效果。

2. 综合多药效　将功效不同或相反的药物配合应用,综合药效的多功能,扩大治疗范围,以适应复杂病情的需要。

3. 控制药物的毒副作用　指药物配伍后,一是用一药以消除或减缓另一药的毒性或烈性,如生姜能减轻和消除半夏的毒性,砂仁能减轻熟地黄滋腻碍胃的副作用等;二是多味功用相近药物同时配伍运用,这种方式既可利用相近功用药物的协同作用,又能有效减轻毒副作用的发生,达到减毒增效的目的。

可见药物通过配伍,使各具特性的药物最大限度地发挥了相辅相成或相反相成的综合作用,以适应各种病情的需要。

二、组成原则

方剂是由"君、臣、佐、使"四个部分所构成,是方剂理论的核心部分。最早见于《黄帝内经·素问·至真要大论》:"主病之谓君,佐君之谓臣,应臣之谓使。"即借喻当时的国家体制中君、臣、佐、使的等级设置不同,以说明药物在方剂中的主次地位及从属关系。其后,许多医家对君、臣、佐、使的含义又进行了进一步阐述,明代何瑭曰:"大抵药之治病,各有所主。主治者,君也;辅治者,臣也;与君药相反而相助者,佐也;引经使治病之药至病所者,使也。"使组方理论渐臻完善。

1. 君药　即针对主病或主证起主要治疗作用的药物。

君药在方剂中的地位:药味少,药力、药量最大,起主导作用,是方剂的核心、不可缺少的部分。《本草衍义》曰:"君者主此一方。"

2. 臣药　作用有二:一是辅助君药加强治疗主病或主证作用;二是治疗主要的兼病或兼证。

臣药在方剂中的地位:药味可多于君药,但药力、药量次于君药。《脾胃论》曰:"不可令臣过于君,君臣有序,相与宣摄,则可以御邪除病矣。"与君药多具特定的增效配伍关系。

3. 佐药　作用有三:一是佐助药,即助君、臣药加强治疗作用,或治疗次要的兼病、兼证;二是佐制药,消除或减弱君、臣药的毒性或峻烈之性;三是反佐药,根据病情的需要,配伍与君药性味相反而在治疗中起相成作用的药物,多用于病重邪盛、拒药不纳时,防止药病格拒。

佐药在方剂中的地位:药味多于臣药,其药力、药量次于臣药,佐助、佐制药使用较多,反佐药使用相对较少。现代反佐药的含义范围有所扩大,通常方剂中与君药的性能相反、在全方中有相成作用的药物均为反佐药。

4. 使药　作用有二:一是引经药,能引导方中药力直达病所;二是调和药,能调和方中诸药的性能,协调方中诸药的相互作用或起矫味作用。

使药在方剂中的地位:其药力、药量与佐药相似,但药味宜少。

方剂中君、臣、佐、使的设定是以所治病情和被选药物在方中所起的主次地位为依据。君药是方中的核心部分，是方中唯一不可缺少的药物，而臣、佐、使药则是围绕君药起着协同或加强的作用，从而达到整体的治疗效应。但有时君药可兼引经作用，可不用使药；君、臣药无毒或药性平缓，可不用佐药。因而在具体组方时，除君药外，臣、佐、使药是否具备，视病情的需要而定。

案例：某患者因感风寒后出现头痛、恶寒、无汗、发热、咳喘等证，苔薄白，脉浮紧。

诊断：风寒感冒。治宜发汗解表，宣肺平喘。

医生拟处方：麻黄9g　桂枝6g　苦杏仁6g　炙甘草3g。

运用组方原则分析该处方中四药的君、臣、佐、使。

分析：方中麻黄发汗解表以发散风寒，宣发肺气以止咳平喘，针对疾病主病、主证起主要治疗作用，为君药；桂枝解肌发表，助麻黄发汗散寒，温经通脉，解头身疼痛，为臣药；苦杏仁宣肺平喘，助君药麻黄止咳平喘，为佐药；炙甘草，协调方中诸药的相互作用，为使药。

三、组成变化

方剂的组成既有原则性，又有灵活性。任何一首古方、成方都是针对某种特定的证候而制定的。由于患者的体质、年龄、性别、生活习惯的不同，所处的环境、季节、气候的差异，使临床所见证候千差万别。因此，临床遣药组方时，要有充分的灵活性，做到"师其法而不泥其方，师其方而不泥其药"。针对具体病情，在组方原则的指导下，进行加减变化，做到方药与病证相吻合。

方剂的变化形式有三种。

（一）药味的加减变化

一是佐使药的加减变化：在主病、主证、主药不变的前提下，因其兼证的变化或不同，在原方的基础上，加上某些与疾病相适应的药物或减去某些与疾病不相适应的药物，以适应病情的需要。因佐使药在方中的药力较小，其加减不会引起原方功效的根本改变，称"随证加减"。如四君子汤主治脾胃气虚证，功效益气健脾，若气虚而兼气滞，见有脘闷腹胀者，可在四君子汤中加入陈皮，行气消胀，仍治疗脾胃气虚但兼有气滞之证。原方剂的功效未发生改变。

二是臣药的加减变化：臣药可助君药发挥某一功能，若臣药配伍发生改变，会使原方主要配伍关系发生改变，导致原方剂的功效发生根本改变。如麻黄汤与麻杏石甘汤，二方均用麻黄、苦杏仁、甘草，均以麻黄为君。其不同的是，前者以辛温的桂枝为臣，桂枝则助麻黄发汗解表，治疗风寒表实证，为辛温解表剂。而后者是以辛甘大寒的石膏为臣，石膏则助麻黄宣泄肺热，治疗肺热咳喘证，为辛凉解表剂。可见二方因臣药的变化，使辛温之剂变为辛凉之剂，原方剂的功效发生了根本的改变。

（二）药量的加减变化

药量的加减变化是指组成方剂的药物不变，通过增减方中的药量，改变原方药力的强弱，或改变原方药物的主次关系,以适应病情的需要。药量的加减对方剂的功效、主治影响有二:一是改变药力,是指药量的增减变化没有改变原方君臣的配伍关系,其功效、主治与原方基本相同,但增强或减弱了原方的药力。如:四逆汤与通脉四逆汤,均由生附子、干姜、甘草三药组成,虽通脉四逆汤比四逆汤增加了附子、干姜的用量,但君臣的配伍关系没有改变,故其功效、主治与四逆汤基本相同,但增强了四逆汤的药力(表2-1)。二是改变主治,是指药量的增减变化改变了原方君臣的配伍关系,其功效、主治与原方各不相同。如:小承气汤与厚朴三物汤,均由大黄、枳实、厚朴三药组成。而小承气汤主治阳明腑实证,以大黄四两为君,枳实三枚为臣;君臣配伍,重在攻下热结。厚朴三物汤主治气滞便秘证,以厚朴八两为君,枳实五枚为臣;君臣配伍,重在行气除满。由于方中药量发生改变,君臣的配伍关系发生变化,故其功效、主治与原方各不相同,方名亦随之改变(表2-2)。

表 2-1　四逆汤与通脉四逆汤比较

方剂	君药	臣药	佐使药	功效	主治
	生附子	干姜	甘草		
四逆汤	一枚	一两五钱	二两	回阳救逆	阴盛阳微证
通脉四逆汤	大者一枚	三两	二两	回阳通脉	阴盛格阳证

表 2-2　小承气汤与厚朴三物汤比较

方剂	君药	臣药	佐使药	功效	主治
小承气汤	大黄四两	枳实三枚	厚朴二两	攻下热结	阳明腑实证
厚朴三物汤	厚朴八两	枳实五枚	大黄四两	行气除满	气滞便秘证

(三)剂型的更换变化

剂型的更换变化是指同一方剂的药物、药量不变,根据病情的需要,将应用的剂型加以改变,使其药效的快慢、药力的峻缓发生相应变化,以适应病情的需要。主要是由病情的轻重缓急所决定。若病情轻而病势较缓者,可采用丸剂缓治,若病情重而病势较急者,可采用汤剂以速治。沈括在《梦溪笔谈》指出:"欲速者宜汤,稍缓者用散,甚缓者用丸。"

从上述药味、药量、剂型的三种变化形式可以看出,方剂的运用,既有严格的原则性,又有极大的灵活性。其变化随着临床症状的变化而发生变化,充分体现了中医辨证论治的原则性与灵活性的统一。

点滴积累

1. 方剂配伍的根本目的是"减毒、增效"。
2. 一首方剂中君、臣、佐、使不必完全具备,但是君药不可缺少。
3. 方剂变化形式有三种:药味的加减变化、药量的加减变化、剂型的更换变化。

目标检测

习题

复习导图

一、简答题

1. 简述方剂与治法的关系。

2. 简述下法与消法的区别。

3. 药物通过配伍组成方剂后有何优点？

4. 方剂变化有几种形式？

5. 简述反佐药的含义。

二、实例分析

下列两组处方均为相同药物组成，说出二方的方名，并分析二方药量的不同对方剂功效、主治的影响。在今后制药工作岗位上，投药下料时应注意什么？

（1）大黄四两（12g）　枳实三枚（9g）　厚朴二两（6g）

（2）大黄四两（12g）　枳实五枚（15g）　厚朴八两（24g）

第三章　中成药的基础知识

学习目标

1. **掌握**　中成药常用剂型特点、影响中成药功效的因素。
2. **熟悉**　中成药处方来源、命名、分类、贮存保管、外观质量检查、用法用量。
3. **了解**　中成药的发展方向。

导学情景

情景描述：

　　中成药以其疗效可靠、毒副作用小、服用方便、不用煎煮等特点，在防病治病中越来越受到人们的青睐。但是，滥用中成药的现象也凸显出来，"只要肾亏就吃六味地黄丸"的现象更是比比皆是，不少人将它视为"补肾秘方"长期食用，却感觉越补越虚，不仅原有的症状加重了，甚至还补出了胃肠不适的毛病。其实六味地黄丸只适合阴虚患者，不适合气虚、阳虚的患者。如果是年轻人或肝脾湿热、肺热的人服用本药，不但会加重湿热，还会导致口舌生疮、小便发黄等现象，可能越补身体越不适，甚至原有病情加重。

学前导语：

　　正确选用中成药，使中成药能发挥应有的疗效，是中成药临床应用的关键。通过本章内容的学习，可以更好地掌握中成药的基础知识，进而正确指导患者合理用药。

　　中成药是以疗效确切的方剂，按规定处方标准加工制成的具有一定剂型的成品药。具有组方严谨、疗效确切、无须煎煮、易于携带、使用方便、可大规模生产的优点。它具有特定的名称、适当的包装，并标明功效、主治、用法、用量、禁忌和注意事项。有特定的质量标准和检验方法，必须经国家药品监督管理局批准方可生产。既有可供医生治病使用的处方药，又有可供有一定医药知识的患者自行购买的非处方药。

第一节　中成药处方来源及命名

一、中成药的处方来源

　　1. 传统古方　是从历代医药文献中选录的处方。这类处方大都组方合理，配伍严谨，主治病证明确,疗效显著,具有大量临床实践基础。其中已有原本就是成药,如理中丸、逍遥散、至宝丹等。还有原本是汤剂,后改为其他剂型而为成药的,如归脾丸是由归脾汤改型而来,藿香正气水是由藿香正气散改型而来。

2. 民间验方 是未经历代医药文献收载而流传民间行之有效的经验处方。这类处方大都具有药味精专、药效奇特、简便易行等特点,是研发药少力专新药的基础。如牛黄解毒片即民间验方,已被收录到《中华人民共和国药典》(简称《中国药典》)。

3. 新研制方 是在发掘古方,收集验方、秘方的基础上,运用现代科学方法,经过药理、药化、临床等研究试制,经国家药品监督管理局批准生产的成药。这类处方具有实验方法先进、科研设计合理、科技含量较高等特点,是研发中成药现代化制剂的重要依据。新研制方有的是古方新用,如生脉注射液、生脉口服液、四逆注射液;有的是结合西医理论和技术研制的,如脉络宁注射液、疏血通注射液等;有的是中药提纯精制品,如复方丹参滴丸、柴胡滴丸;有的是中西药复方制剂,取中西药的复合作用,如维 C 银翘片。

4. 协定处方 是指医生和药师根据临床医疗需要,结合本院用药实践,整理选定的一批处方,经药事管理委员会和医院批准作为本院的常规处方。

二、中成药的命名

中成药的命名,是在长期医疗实践中形成的。由于中成药的品种繁多,创制的历史时期不同,其命名各异,常常和我国的传统文化紧密相连。

(一) 传统命名

1. 按成方药物组成命名 如良附丸、香连丸。

2. 按成方的功效命名 如补中益气丸、大补阴丸、逍遥丸、艾附暖宫丸。

3. 按成方来源、创制人、产地命名 如金匮肾气丸、济生肾气丸、王氏保赤丸、马应龙麝香痔疮膏、云南白药。

4. 按成药颜色命名 紫雪丹。

5. 按成方服用剂量、服用方法命名 如七厘散、十滴水、川芎茶调散、牛黄噙化丸。

6. 按中医术语和病证命名 如归脾丸、导赤丸、小儿惊风散、风湿骨痛酒。

7. 按典故、传说命名 如行军散、天王补心丹、青娥丸。

(二) 现代命名

《中国药品通用名称命名原则》中提出命名应明确、简短、科学、不容易混同,命名不应与已有的药品重名,中成药一般不另起商品名。下面介绍几种常见的命名方法。

1. 根据实际剂型命名,剂型应放在名称之后;同时不应采用人名、地名、企业名称;不应采用夸大、自诩、不切实际用语,如“强力”“速效”等;不应采用封建迷信色彩及不健康内容的用语;一般不采用“复方”二字命名;一般字数不超过 8 个字。

2. 单味制剂一般应采用中药材、中药饮片或中药提取物加剂型命名。如三七片、益母草膏等。

3. 复方制剂命名有以下几种。

(1)由中药材、中药饮片及中药提取物制成的复方制剂命名：如银杏叶片、银黄口服液等。

(2)采用药味数与主要药材名或药味数与功能并结合剂型命名：如六味地黄丸、十全大补丸等。

(3)采用处方中主要药材名称的缩写并结合剂型命名：如参苓白术散、葛根芩连片、双黄连口服液等。

(4)采用主要药材名和功能结合并加剂型命名：如柏子养心丸、龙胆泻肝丸。

(5)采用主要功能加剂型命名：如补中益气丸、养阴清肺糖浆。

(6)采用形象比喻加剂型命名：如玉屏风颗粒。

(7)由两味药组方者，可采用方内药物剂量比例加剂型命名：如六一散，由滑石、甘草组成，两者用量比例为 6:1。

(8)源自古方的品种，若不违反命名原则，可采用古方名称：如四逆汤(口服液)。

点滴积累

1. 中成药的处方来源于传统古方、民间验方、协定处方、新研制方。
2. 中成药的命名有传统命名、现代命名两种。

第二节　中成药的分类

目前中成药的分类方法有五种，大多按功能和剂型分类。

1. 按功能分类　如解表类、泻下类、清热类等。此分类法概念清晰，便于学习掌握中成药知识，便于调剂，降低售药差错所带来的危害。本教材采用了此分类法。

2. 按病证分类　如感冒类、咳嗽类等。此分类法便于临床医生应用。

3. 按剂型分类　如散剂类、蜜丸类、药酒类等。此分类法突出了剂型特点，便于中成药的生产、检验、贮藏保管，在中成药的仓库保管中多采用此分类法。

4. 按笔画、拼音分类　如二陈汤为二画，三妙散为三画，此分类法便于查阅。《中国药典》采用此分类法。

5. 按临床科属分类　如内科、外科、妇科、儿科、五官科及其他科分类。此分类法突出了科别分类，便于临床医生使用。

点滴积累

中成药的分类有：按功用分类，按病证分类，按剂型分类，按笔画、拼音分类及按临床科属分类。

第三节　中成药常用剂型

剂型是指中成药存在的形式和状态。它是根据组成药物的性质、用药的目的、给药的途径、临床的需要,将药材原料通过加工制成具有一定质量标准的药品形态,如丸剂、片剂、散剂等。

知识链接

剂型的分类

一是传统剂型,如丸、散、膏、丹、茶、酒、曲、露等;二是按照中医药理论,采用现代药学的理论和技术制成的剂型,如片剂、针剂、胶囊剂、气雾剂、颗粒剂等,这些剂型具有体积小、起效快、便于应用与携带等特点,在临床治疗中发挥了极大的作用,使古老的成药剂型面貌一新。例如气雾剂作为现代创新剂型,以其快速起效和精确给药的特点,在哮喘治疗等领域显示出显著优势。这种剂型的创新不仅体现了我国医药的发展成就,也彰显了坚持以人民为中心的发展思想,不断满足人民群众健康需求的决心。

现将常用的中成药剂型简介如下。

一、丸剂

是指药材的细粉或药材提取物,加适宜的黏合剂或辅料制成的球形或类球形固体剂型。是中成药最古老的传统剂型之一,列"丸散膏丹"之首。其特点是吸收缓慢,药力持久,节省药材,体积小,便于服用、携带。一般多用于慢性虚弱性疾病,如六味地黄丸、十全大补丸等;也有取峻药缓治而制成丸剂的,如桂枝茯苓丸;也有因药味芳香,不宜入煎剂者而制成丸剂的,如安宫牛黄丸、苏合香丸。其缺点是易变硬、虫蛀、霉变,儿童服用困难,有效成分的质量标准难以确定。根据丸剂制备所用赋形剂的不同又分为蜜丸、水丸、糊丸、浓缩丸等。

(一)蜜丸

是将药材细粉以蜂蜜为黏合剂制成的丸剂。蜜丸性质柔润,作用和缓,并有补益、防腐和矫味作用,故能增加药物的滋补作用,矫正一些药物的不良味道,延缓药物的溶解吸收,使药效缓和而持久。适用于慢性虚弱性疾病,需长期服用者,如人参归脾丸、六味地黄丸等。

知识链接

大、小蜜丸之分

蜜丸有大蜜丸与小蜜丸之分,其中每丸重量在 0.5g(含 0.5g)以上者称大蜜丸,每丸重量在 0.5g 以下者称小蜜丸。大蜜丸易于保存,因为蜂蜜具有保鲜性,经过炼制过程含水量少,不需添加药用防腐剂,所以保质期长,但由于其体积大,需要嚼服,口感较差。小蜜丸较大蜜丸更易吞服,服用更为方便,适合吞咽困难人群或者儿童服用。

（二）水丸

是将药材细粉以水（或根据制法用黄酒、醋、稀药汁、糖液等）为黏合剂制成的丸剂。水丸较蜜丸易于崩解、溶解，吸收快，奏效速，易于吞服，适用于多种疾病，如开胸顺气丸、保和丸等。

（三）糊丸

是将药材细粉以米糊或面糊等为黏合剂制成的丸剂。糊丸黏合力强，质地坚硬，崩解、溶散迟缓，内服可延长药效，减轻剧毒药的不良反应和对胃肠的刺激，因此，一些有刺激性或毒性的药物需在体内缓慢吸收，常制成糊丸。如小金丸、控涎丸等。

（四）浓缩丸

是指药材或部分药材提取浓缩后，与适宜的辅料或药材细粉，以水、蜂蜜或蜂蜜和水为黏合剂制成的丸剂。其体积小，有效成分含量高，易于服用，疗效快，适用于多种疾病，如安神补心丸、银翘解毒丸等。

（五）水蜜丸

是将药材细粉以水和蜂蜜为黏合剂制成的丸剂。水蜜丸的特点与蜜丸相似，作用缓慢、持久，故补益类药物多制成水蜜丸，如补中益气丸等。其丸粒小，光滑圆整，易于吞服。因其用蜜较蜜丸少，故含水量低，易于贮存。目前应用较普遍，尤其南方气候较湿润的地区，生产水蜜丸者更多。

（六）滴丸

指固体或液体药物与适当基质，加热熔化混匀后，滴入不相混溶的冷凝液中，收缩冷凝而制成的小丸状制剂。具有吸收迅速，生物利用度高，副作用小，质量易控制，便于服用、运输等特点。主要供口服使用，也可外用，如经眼、耳、鼻、直肠、阴道等给药。

二、散剂

是指一种或多种药材混合制成的粉末状制剂。是我国古代常用剂型之一。其特点是制作简便，节省药材，便于服用、携带。分内服、外用两种。内服散剂有较大表面积，服用后分散快，奏效迅速，对胃黏膜及溃疡创面有机械性的保护作用，多以脾胃病变为佳。外用散剂多掺散疮面或患病部位；亦有作点眼、吹喉等用。但亦有以内服为主，兼作外用的，如七厘散、云南白药。此外，对一些有效成分不溶于水或难溶水，或不耐高温，或剧毒不易掌握用量，或用量小而较珍贵的药物，亦宜制成散剂。缺点是不易服用，挥发性成分易散失，易潮解而变质。

知识链接

内服散剂的分类

内服散剂中又分调散和煮散，其中调散是以细末为剂，用茶、酒、蜜、白汤或热粥等调服，如川芎茶调散、七厘散；煮散则用布包上散剂去滓或带滓服用，前者如薏苡附子败酱散，后者如败毒散。《苏沈良方》记载："煮散，多者一啜，不过三五钱极矣。比功效力，岂敌汤势，然既力大不宜有失，消息用之，要在良工，难可以定论拘也。"表明当时人们认为煮散剂的效力可以与汤剂相媲美，且煮散剂的用量较汤剂要小。

三、膏剂

是指药材用水或植物油煎熬去渣而制成的剂型。分内服与外用两种。内服有流浸膏、浸膏、煎膏三种；外用膏剂分软膏、硬膏两种。其中流浸膏、浸膏多用于调其他制剂时使用。现将煎膏与外用膏剂简介如下。

1. **煎膏** 又称膏滋。是药物加水反复煎煮，去渣浓缩后，加炼蜜或炼糖制成的半固体剂型。其特点是吸收快，含量高，生物利用度高，体积小，便于服用，口味甜美，有滋润补益作用，用于慢性疾病的防治及久病体虚者服用。如二冬膏、秋梨润肺膏、八珍益母膏等。缺点是易变质，携带、运输不方便。

2. **流浸膏、浸膏剂** 是药材用适宜的溶剂提取，蒸取部分或全部溶液，调整浓度至规定标准而制成的制剂。本剂型大多为配制其他制剂的原料，少数直接供临床使用。

3. **软膏** 又称药膏。是将药材细粉与适宜的基质制成具有适当稠度的半固体外用制剂，其中乳剂型基质的亦称乳膏剂。软膏能够滋润皮肤，防止干燥皲裂和细菌侵入，对创伤和病变皮肤起防腐、杀菌、消炎、吸收及促进肉芽生长和伤口愈合的作用。具有局部治疗作用，多适用于外科疮疡疖肿、烧烫伤等。缺点是易污染衣物。

4. **硬膏** 又称膏药或黑膏药，为中成药传统剂型。是用植物油将药物煎至一定程度后去渣，再煎至滴水成珠，加放红丹等搅匀，冷却制成的硬膏。用时再升温摊涂在布或纸上，软化后贴于患处或穴位上。硬膏具有药效释放持久、使用携带方便等优点，因其能祛风散寒，舒筋活络，化腐生肌，可用于治疗局部疾病和全身疾病，如疮疡肿毒、跌打损伤、风湿痹痛及腰痛、腹痛等。缺点是易污染衣物，个别有皮肤过敏反应。

5. **橡胶膏剂** 又称橡皮膏。是以橡胶为主要基质，与树脂、脂肪或类脂性物质和药物混匀后，摊涂在布或其他裱褙材料上而制成的制剂。具有成分稳定、黏着力强、不经预热可直接粘贴于患部、不污染衣物、携带方便的优点。多适用于风湿痹痛、神经性皮炎等，如伤湿止痛膏。

四、丹剂

是用汞及某些矿物类药物，在高温条件下经过炼制、升华、融合等技术处理制成的无机化合物，如红升丹、白降丹等，为传统剂型。大多含水银成分，常用以配制丸散供外用，是中医治疗疮疡痈疽等症的主要药物剂型，具有消肿生肌、消炎解毒等作用。内服丹剂没有固定的剂型，有散、丸、锭剂等，多以药品贵重或药效显著而名之丹，如紫雪丹、仁丹、五粒回春丹等。缺点是毒性强，一般不作内服，以免引起中毒。

丹剂的由来

丹剂为中医药学中应用最早的化学药品,是在冶炼技术的基础上发展起来的(古代称炼丹术),为外科常用的剂型。因丹剂的主要成分为"汞",易发生化学变化,存放时应密闭避光保存,以免变色、变质。

五、酒剂

又称药酒,古称酒醴。是将药物用蒸馏酒(白酒或黄酒)提取制成的澄清液体制剂。多供内服,少数外用。酒有活血通络、易于吸收和助长药效的特性,多用于寒湿痹痛、跌打损伤、防老抗衰等。通常用于祛风通络、止痛消肿等,如风湿药酒、跌打损伤药酒、参茸药酒等。缺点是孕妇,以及心脏病、高血压等患者不宜服用。

六、酊剂

是药物用规定浓度的乙醇浸出或溶解制成的澄清液体制剂,也可以用流浸膏稀释制成。酊剂制法简单,无须加热,成分较纯净,有效成分含量高,适宜于制备含有挥发性成分或不耐热成分的制剂。其特点是有效成分含量较高,剂量准确,易保存,不易变质,分内服和外用两种。内服如十滴水,多用于中暑。外用的有土槿皮酊,用于手足癣;消肿止痛酊用于跌打损伤。缺点是溶剂中含有较多乙醇,临床应用有一定的局限性,儿童、孕妇、心脏病患者及高血压患者不宜服用。

七、栓剂

是将药材提取物或药粉与基质混合制成供腔道给药的固体制剂,因给药途径在直肠、阴道或尿道,古称"坐药""塞药",是中成药的古老剂型之一。栓剂按其作用分两种:一种在腔道内起局部治疗作用,如康妇消炎栓、复方蛇床子栓;另一种是由腔道吸收后起全身治疗作用,如复方小儿退热栓。栓剂的特点是无刺激性,比口服给药吸收快,生物利用度高,给药后能迅速熔化、软化、溶解于分泌物中,逐渐释放出药效,一半以上的药物不经肝脏直接进入大循环,既可避免药物对胃黏膜的刺激及肝脏首过效应,又可防止药物被胃酸破坏或减少药物对肝脏的毒副作用。适用于不能或不宜口服给药的患者。缺点是用药略有不便。

八、片剂

是将药材细粉或药材提取物与辅料混合压制成片状的制剂。是现代常用的剂型之一。主要供内服,亦可作外用。其特点是体积小,剂量准确,质量稳定,便于服用,其溶出速度好,适用于各种疾病。具有生产效率高、成本低、服用方便及储运方便的优点。若矫正药物的苦味可包上糖衣;若需在肠中崩解,则可包肠溶衣。此外还有口含片、咀嚼片、泡腾片等。缺点是儿童与昏迷患者不易吞服。

九、颗粒剂

是指药材的提取物加适宜的辅料或药材细粉制成干燥颗粒状制剂。用时用开水冲服,又称"冲剂"。是在汤剂、散剂与糖浆剂的基础上发展而来的新剂型。有颗粒状和块状两种,分为可溶性、混悬性、泡腾性及含糖型、无糖型等不同类型。其特点是既保存了汤剂吸收快、作用迅速的优势,又省去汤剂煎煮的麻烦,且体积小,重量轻,服用简单,口感好,便于服用,尤其儿童更易于接受。缺点是易吸湿潮解变质。

十、口服液

是指药材用水或其他溶剂,采用适宜方法提取、纯化、浓缩制成的内服液体制剂。是在汤剂的基础上改进发展而来。既保持了汤剂的特点,又省去煎煮的麻烦。具有体积小、浓度高、服用量小、口感好、奏效迅速、质量稳定、能成批生产和贮存时间较长等特点。缺点是在贮存期间易发生沉淀。

十一、胶囊剂

是指将一定量的药物制成均匀的粉末或颗粒装于空胶囊中制成的制剂。空胶囊均以明胶为主要原料。其特点是能掩盖药物的苦味、臭味,剂量准确,能提高药物的稳定性及生物利用度,并能定时、定位释放药物,容易吞服。缺点是不适合儿童及消化道有溃疡的患者使用。

知识链接

胶囊剂的分类与特点

胶囊剂分为硬胶囊剂、软胶囊剂(胶丸)和肠溶胶囊剂三种。

硬胶囊剂:是指将一定量的药材提取物加药材细粉或辅料制成的均匀粉末或颗粒,充填于空心胶囊中,或将药材粉末直接充填于空心胶囊中制成。可掩盖药物的臭味;生物利用度高;提高药物的稳定性;可定时、定位释放药物;外表美观。

软胶囊剂:是指将一定量的药材提取物加适宜的辅料混合均匀密封于球形、椭圆形或其他形状的软质囊材中,用压制法或滴制法制成。适用于油性或油溶性药物。

肠溶胶囊剂:是指硬胶囊或软胶囊经适宜方法处理或用其他药用高分子材料加工而成。其囊壳不溶于胃液,只在肠液中崩解而释放活性成分,适用于肠道疾病。还有一种结肠定位胶囊,仅在结肠崩解,用于便秘、结肠炎的治疗。

十二、胶剂

是以动物的皮、骨、甲、角等用水煎取胶质，经浓缩凝固而成的固体内服制剂。富含动物水解蛋白质、氨基酸等营养成分，生物利用度高，疗效好，作为补益药，适用于老年人、久病未愈者或身体虚弱者，可单服，也可制成丸散或加入汤剂中使用。胶剂在国内外享有很高的信誉，被广泛使用。

知识链接

胶剂的由来

动物的骨、角、皮、甲类，质地坚实，短时煎不易煎出其有效成分，磨粉服用又不易被机体吸收，只有制成胶剂，才有利于吸收，使其充分发挥出药效。

十三、气雾剂（含喷雾剂）

气雾剂是药材提取物或药材细粉与适宜的抛射剂同装在具有特制阀门的耐压容器中，使用时借助抛射剂的压力，定量或非定量地将内容物喷出的制剂。不含抛射剂，借助手动泵的压力将内容物以雾状等形式喷出的制剂为喷雾剂。气雾剂能直达患处，给药剂量小，起效迅速，药物分布均匀，便于吸收，稳定性强，减少局部涂药引起的疼痛，使用方便，副作用小。临床除多用于呼吸系统的疾病外，还用于冠心病、烧伤和皮肤用药等。缺点是需耐压容器和阀门系统，成本较高；可因封装不严密致抛射剂易渗漏而失效；吸入型气雾剂，因肺部吸收干扰因素较多，往往吸收不完全，剂量不准确。

十四、糖浆剂

系指含有药物、药材提取物和芳香物质的浓缩蔗糖水溶液。它是在传统的汤剂、煎膏剂的基础上，吸取糖浆的优点发展起来的中成药新剂型。因糖浆剂中加入了蔗糖及芳香剂，故能掩盖药物的不良气味，改善口味，便于服用，尤其受儿童欢迎。缺点是含糖量高，不宜用于糖尿病患者。

十五、注射剂

中药注射剂是指以中药材或饮片为原料，经过提取、精制、配制而成的灭菌溶液、无菌混悬液或混悬液的无菌粉末，专供体内注射的制剂，又称"针剂"，为中成药现代新剂型。中药注射剂的出现，是对中药剂型的补充和完善，改变了中药传统的给药方式，为中医药治疗重症或急症提供了新的给药途径和剂型。其特点是起效迅速，剂量准确，给药方便，不受消化液和食物的影响，生物利用度高。适用于多种疾病,特别是昏迷、危重患者的抢救及难以口服用药的患者。如清开灵注射液、生脉注射液等。缺点是使用不便。

> **点滴积累**
>
> 中成药剂型种类繁多,目前国家正式批准生产的中成药剂型有40余种,其中丸、散、膏、丹、酒、片、栓、颗粒、合剂、胶囊、胶剂、气雾剂、糖浆剂、酊剂及注射剂等15种为临床中常用剂型。

第四节　影响中成药功效的因素

中成药多为复方成分,其有效成分的质和量是防治疾病的物质基础。从中药材加工到制成中成药制剂,其质量的好坏与中药材品种、产地、采收、炮制、成药的剂型、成药的剂量、成药制剂的稳定性、制剂工艺等因素有密切关系。因此,把握好生产中成药工序的每道环节,对提高中成药疗效有重要的意义。

一、中药材质量对中成药功效的影响

中药材品质的优劣与中成药疗效关系密切。中药材品质的优劣主要取决于有效成分的含量,而中药材有效成分的含量多受药材品种、产地的地理环境及气候条件、采集时间及贮存保管等因素的影响,直接影响中成药质量与疗效。

1. **药材品种差异**　同一味中药,来源于不同种属的品种,其有效成分的含量和药理作用不同。如:正品大黄为掌叶大黄、唐古特大黄和药用大黄的干燥根及根茎,其泻下的主要成分蒽醌以结合态为主,其泻下力强,非正品大黄为华北大黄、天山大黄,其蒽醌游离态的含量稍高或接近于结合态,其泻下力弱。可见不同品种,有效成分含量差异较大,况且还有同名异物现象,这是影响中成药功效的重要因素。因此,在中成药生产过程中,严格进行原料药的鉴定,辨明真伪,杜绝伪品入药,是保证中成药功效的重要措施之一。

2. **药材产地不同**　同一品种药材,由于自然生长环境的不同,药材质量和疗效不同。如葛根中总黄酮的含量,产于吉林的高达12%,而产于贵州的仅为1.77%;生长在北方的黄花蒿,其青蒿素含量远比生长在南方四川、广东等地的要低。说明不同产地,同一植物所含的有效成分不完全相同。主要与产地土壤、水质、气候、光照、雨量、生物分布有关。《千金要方》:"古之医者……用药必依土地,所以治十得九。"强调中医治疗疾病,讲究用"道地药材"。所谓的"道地药材"具有地区特色、产量较大、质量优良、炮制讲究、疗效卓著等特点。如河南的地黄,山东的阿胶,东北的人参,四川的附子、川芎,云南的三七、木香等。特别是土壤更能影响中药材内在成分的质和量。

3. **采收季节和生长年限的影响** 中药材有效成分的含量随生长发育阶段与生长年限的不同而有效含量不同。如人参 8 月采收其人参皂苷的含量为 1 月采收人参皂苷含量的 3 倍以上；黄花蒿所含抗疟成分青蒿素在 7—8 月花前叶盛期含量最高达 6%，开花后含量下降；甘草的有效成分是甘草酸，1 年采摘者含量为 5.49%，4 年采摘者含量为 10.52%；黄连中小檗碱生长年限为 6 年的含量最高。因此，制备中成药应根据制剂中不同成分的规定要求选择最适宜的时间采收中药材，以确保药效。

4. **药用部位的影响** 不同的药用部位，所含的有效成分不同，其功效不同。如紫苏以叶入药则发散风寒，理气宽胸，名紫苏叶；以种子入药则止咳平喘，下气消痰，名紫苏子。又如麻黄生物碱的含量，以麻黄茎的髓部含量最高，节中含量较少，而根部则不含生物碱，故发汗平喘多用茎髓部，利尿止汗多用根部。在制备中成药时应根据制剂中不同成分的需求，选用成分含量高的药用部位入药。

5. **药材贮存与保管** 中药材经加工后宜在短时、低温、干燥、通风、避免日照条件下贮存，若贮存与保管不当，易致发霉变质、虫蛀、泛油，直接影响中药材的质量和中成药的功效。如时间过长可使含有挥发性成分的药材氧化、分解、自然挥发而使药效降低；温度过高、湿度过大易使药物变质、发霉、生虫；含淀粉、蛋白质、糖类的药物易被虫蛀；光照时间过长，易使药材变色，质量下降。因此要加强中药材库房的贮存与保管工作，定期检查，注意库房内的温度、湿度，防止虫害，以确保药材的质量。

中药材贮存时间一般不宜过长，否则由于药材中化学成分的自然分解、芳香成分的自然挥发、低沸点成分的自然升华等原因，可导致有效成分含量降低而影响中药材质量和中成药疗效。但少数药材，如半夏、橘皮、吴茱萸、枳实等则宜放陈久用为好。半夏的生品未见有祛痰作用，但放置 1 年后有明显的祛痰作用；橘皮的有效成分是高沸点的挥发油和陈皮苷，放久后非有效成分的低沸点挥发油散失后，在等量的药材中，其有效成分的含量会相对增加，疗效也相应增强。

二、炮制对中成药功效的影响

药物炮制对临床用药安全有效起到关键性的作用。中成药是成品制剂，服用时不需再煎煮炮制。故在制备中成药前，中药材必须按医疗、调配、制剂的不同要求，以及中药自身的特性，采用不同的方法进行炮制处理。炮制后可使中药理化性质发生不同程度的变化，有的成分被分解或转化成新的成分，有的毒副作用降低而疗效增强。因此，合理的炮制可以提高临床疗效，反之，会降低临床用药的疗效与安全。

1. **炮制可提高中成药的功效** 中药素有一药多效之功，含有多种有效成分，而临床治病往往需要某方面的作用，而不是全部的功效。因此，药物通过炮制后可降低次要成分的含量，以突出某一方面的功效，使治疗作用专一，提高疗效。如四神丸主治五更泄泻，方中肉豆蔻宜煨制，因生品含有大量脂肪油，有滑肠之弊，煨制后去除油脂部分，以减生品滑肠之弊，又增强涩肠止泻之功；牡蛎散主治自汗、盗汗证，方中牡蛎宜煅制，可收敛固涩止汗，若生用质重，偏于重镇平肝潜阳。又如元胡止痛片中之元胡（延胡索），以其镇痛作用为成方的主要功效，但因四氢帕马丁（该药止痛的主要成分）几乎不溶于水，故宜醋制使四氢帕马丁的溶出量增多，从而增强镇痛作用。可见在制备中成药之前对中药材进行必要的炮制,可提高中成药的疗效。

2. 炮制可改变中成药的主治 中药的炮制方法较多,同一药材因炮制方法的不同,成方的主治可随药物理化性质的改变而发生改变。如理中丸主治中焦虚寒、阳虚失血、病后喜吐涎沫等证,以干姜为君。临证时可根据主治病证的不同,选用不同的炮制品,以符合病情的需要。若用干姜,性辛热,与生姜相比,辛散之性以减,温中祛寒之力倍增,用治中焦虚寒证之腹痛下利;若改用炮姜,性苦温,无辛散之性,守而不走,重在温阳止血,用治中焦虚寒之阳虚失血;若改用煨姜,性温平,解表力弱,侧重温中止呕,用治中焦虚寒之呕吐涎沫不止。可见同一药物,炮制方法不同,其治疗作用不同。因此在制剂中,必须根据处方要求,采取随方炮制,切不可轻率简化或改变药物的炮制方法,否则会直接影响成方的疗效。

3. 炮制提高中成药的安全性 有些中药疗效虽好,但毒副作用较大,影响患者的安危,故需通过炮制来降低或消除中药成方制剂的毒副作用,以保证临床用药安全、有效。中药的毒副作用可分为两类,一类是与治疗作用无关的,通过炮制可以去除。如柏子仁具宁心安神、滑肠通便作用,若治疗失眠而又需避免患者滑肠,则可将柏子仁去油制霜,以消除其致泻的副作用而增强安神之功。另一类是既是有毒成分,又是有效成分,含量过高,作用强烈,易致中毒,需炮制降低毒性成分含量,使其既能达到治疗的目的,又不会导致中毒。如附子具有很强的强心作用,其强心的主要成分是去甲乌药碱。乌头碱是附子的毒性成分,由于乌头碱毒性成分的存在,强心作用不易显现,故生附子无强心作用,若剂量稍大即可导致心律失常。但乌头碱不耐热,经加热炮制后其生物碱大部分被破坏,使其炮制品的总生物碱含量下降为原生药的1/9~1/6,故炮制后的附子既降低了毒性,又表现出显著强心作用。可见有毒副作用的药物炮制后,既可降低毒性,又可保留疗效。

三、剂型对中成药功效的影响

剂型是根据医疗的需要、病情的需要、用药部位的需要、药物本身性质的需要加工制成具有一定形态的制剂。对剂型的选择,古人早有精辟的论述,即"药性有宜丸者,宜散者,宜水煮者,宜酒渍者,宜膏煎者,亦有一物兼宜者,亦有不可入汤酒者,并随药性,不得违越。"充分肯定了剂型选择对发挥疗效的重要性。合理的剂型选择是保证和提高药物疗效的重要因素。

1. 剂型对药物作用性质的影响 同一药物的不同剂型存在着不同的生物利用度。因各剂型的物质结构不同,载药形式、释放方式不同,给药后药物溶出、吸收不同,故同一方剂因剂型不同,给药方式不同,其作用不同。如大承气汤治疗肠梗阻口服给药有效,而注射给药无效;瓜蒂散只有用散剂才有涌吐痰食的作用,改用汤剂则无此效;天花粉口服剂则清热化痰,注射剂则用于中期妊娠死胎引产。

2. 剂型对药物作用速度的影响 同一药物的不同剂型吸收速率和分布的范围可以不同,从而影响药物起效时间、作用强度和维持时间。如在抢救休克时,生脉注射液强心升压的疗效明显高于生脉口服液;又如治疗肠道感染,小檗碱注射液不如小檗碱片有效,因有效成分盐酸小檗碱在水中溶解度很小,难以透过肠壁吸收。又如同为丸剂,水丸取其易化,蜜丸取其缓化,糊丸取其迟化,蜡丸取其难化。

3. 剂型对其毒性、副作用的影响 由于药物的毒性有不同的理化特性,使其在不同剂型显示的总体毒性不同。故不同毒性成分的药物有着相宜的剂型选择,如对有毒的药物难以入煎剂的,多宜制成丸、散剂。如雄黄其主要化学成分为硫化砷,一经遇热则分解成剧毒的三氧化二砷,故有雄黄的方剂内服时多宜采用丸、散剂,如牛黄解毒丸。又如附子的有效成分是乌头碱,但也是有毒成分,生附子的乌头碱是以双酯型存在,通过水煮久煎使双酯型乌头碱分解为单酯型乌头碱,其毒性大大降低,而总碱不变,其治疗作用不受影响,故有附子的方剂入汤剂较入丸、散剂毒性小且有效,如四逆汤。

以上说明剂型的不同,给药途径不同,载药形式、释放方式、速度和作用强弱不同,可影响到体内药物的吸收和功效。合理的剂型可增强疗效,反之不仅起不到治疗作用,还会耽误病情。因此,要充分认识到剂型与疗效间的内在联系,在中成药研制开发选择剂型时,要充分考虑到中药材的性质、所含成分、用药目的、临床需要及给药途径等,选择适宜的剂型,最大限度地发挥中成药的临床疗效,减少其毒副作用。

四、剂量对中成药功效的影响

中药对于疾病的治疗效果除取决于诊断是否正确、选方是否对证、用药是否合理外,还与剂量有关。故一代宗师岳美中曾感慨道:"中医不传之秘在于量。"剂量是中医用药治病的精华,且与功效密切相关。同一处方,剂量的不同,功效与主治也相应不同。如厚朴三物汤、小承气汤、厚朴大黄汤三方均由厚朴、大黄、枳实三药组成,但因三方中三药的剂量不同,使其君、臣、佐、使发生了变化,功效发挥方向也发生变化,证治各异。小承气汤以大黄为君,功能泻热通便,主治阳明腑实证;厚朴三物汤,以厚朴为君,功能行气消胀,主治气滞便秘;厚朴大黄汤,以厚朴、大黄为君,功在开胸泄饮,主治支饮胸满。说明成方中的功效可随方中中药物剂量的大小发生变化,进而影响临床疗效。故在制备成方制剂时,切不可随意增大或减少剂量,以防改变成药的功效、主治。

> **点滴积累**
>
> 影响中成药功效的因素有:中药材质量、炮制、剂型、剂量。

第五节　中成药的贮存保管与外观质量检验

中成药的贮存保管好坏,直接关系到用药的安全与有效。为了确保中成药的质量,应重视中成药的贮存与保管。中成药所含成分比较复杂,剂型较多,因受外界的水分、湿度、光线等环境和自然条件因素的影响,会发生霉烂、虫蛀、变色、泛油等现象,导致药材变质,影响或失去疗效,每年都有大量中成药因贮存保管不善而发生变质,不少人因误服用了变质的中成药而导致药源性疾病。因此,科学贮存保管中成药是十分必要的。

一、中成药的贮存保管

(一) 引起中成药变质的原因

1. **温度** 温度过高可加速中成药化学反应,导致中成药的某些成分氧化、分解加速而变量变质。含芳香挥发性成分的药物可因此加速挥发而损失;含脂肪油成分的药物易"泛油"或酸败;胶囊剂易黏软变形;片剂易裂片变色;糖衣易溶化粘连;软膏易熔化分层。温度过低,可使液体制剂如乙醇制剂、糖浆剂、露剂等溶解度降低而出现沉淀、结晶,变性失效,甚至会冻裂包装物。因此,可通过调节控制温度来保障中成药的质量。多数药物应在阴凉处(不超过 20℃)贮藏保管。

2. **湿度** 水是很多化学反应的介质,又是某些固体中成药的赋形剂,故空气中湿度过大,会使中成药发生潮解、变形、生虫、霉变或稀释;湿度过低,中成药过分失水会发生风化或干裂。因此,可通过调节控制湿度来保障中成药的质量。一般中成药贮藏相对湿度以 35%~75% 为宜。

3. **光线** 光是氧化、分解、聚合反应的催化剂,可使药品变色、分解、氧化,引起药品变质,如含油脂的成药易产生酸败,酒类成药易产生浑浊,含苷类及色素类成药易分解,通过遮光可减缓或避免某些中成药变质,故大多数中成药要求避光保管。

4. **空气** 空气中的氧气与臭氧是引起药物氧化反应的基本因素,氧气还是好氧性微生物生长繁殖的必要条件。因此,氧在微量金属离子、光、热的催化下,引起药物本身发生氧化反应,为"自氧化反应",可加速药物中有机物质,特别是含脂肪油类的成药变质。此外,好氧性微生物感染药物后,特别是感染了含糖的药物后,遇到适当的温度、湿度会长出菌丝,这就是霉变。因此,中成药一般需要密闭或密封贮藏保管。

5. **时间** 有些中成药因其性质不稳定,尽管贮藏保管条件适宜,但时间过长仍会变质或失效。《中国药典》要求中成药的标签必须有生产批号和使用期。药物应在使用期内使用。

(二) 各类剂型中成药的贮藏保管方法

中成药的贮藏保管应根据各剂型的特点、性质,进行妥善地贮存与保管。

1. **口服固体剂型(蜜丸、水泛丸、散剂、片剂、颗粒剂、胶囊剂等)** 应注意防止受潮、受热、虫蛀。宜采用泡罩、蜡壳、塑料薄膜、塑料袋或瓶密封包装,贮存在阴凉、避光、干燥通风处。一旦受潮会使丸、散、颗粒剂、胶囊剂霉变虫蛀;散剂、颗粒剂会结块;蜜丸、糖衣片、胶囊剂会粘连、软化;片剂、水泛丸会出现体积膨胀;药片松散、破碎,甚至发霉变质。若温度过高,蜜丸、片剂则会干裂,胶囊剂则易脆裂。此外,糖衣片因受空气、日光、温度影响而褪色、变质。对含挥发性成分的药物,应瓶装密封,防止有效成分挥发。另外,尚需防鼠害和虫蛀。

2. **口服液体制剂(药酒、糖浆、露剂、口服液等)** 均宜密封,置阴凉干燥处保管。药酒不易霉变,但乙醇易挥发,贮存中注意密封,以防挥发,此外,有些药酒见光会变色,应装于棕色瓶内避光保存;糖浆、露剂、口服液主要防止霉变、沉淀或发酵,尤其是糖浆剂在贮存中,受热会使糖浆浓度稀释、分解,致酵母生长繁殖,发酵产酸后可产生大量气体,气体膨胀到一定程度会引起包装破裂,故应装入棕色瓶内。同时要注意夏季避热,冬季防冻。

3. 膏剂(膏滋、膏药、橡皮膏等) 膏滋含有大量糖类、蛋白质等,贮存不当会出现酸败、霉变、返砂等现象,故宜密闭于阴凉干燥处保管。膏药主要是用麻油、铅丹加药熬炼而成,为胶状物质,贮藏温度过高易致膏药熔化粘连,膏质变脆,降低黏性;贮藏环境过冷或过湿,黏性降低,贴时易脱落。故宜密闭贮藏,置于干燥阴凉处,防热、防潮,同时应避风保管,以防膏药风干。橡皮膏宜冷暗保存,久贮易硬化。

4. 其他制剂(注射剂、胶剂、栓剂) 注射剂应盒装,避光置阴凉处保存。目前中成药注射剂多是提取其水溶性有效成分制成。在贮藏过程中受温度、pH、光照等因素影响,发生水解、氧化等反应,出现沉淀、变色等。宜避光、避热、防冻保管。胶剂为用动物皮、甲、骨熬炼而成,为硬块状,遇潮湿易发霉,遇热即粘连,遇风即裂碎成小块。宜密闭贮藏,防止受潮,置于室内阴凉干燥处贮藏保管。栓剂是由药物和基质混合制成,温度高于36.5℃会熔化变形,应阴凉处存放,在30℃以下密闭保存,防止受热、受潮而变形、发霉、变质。

二、中成药外观质量检验

(一)中成药包装检验

药品包装是药品外在质量的要求及内在质量的保证。分内包装与外包装两种,药品内包装直接与中成药接触,要求清洁、无毒、干燥;封口应严密,无渗漏,无破碎。药品外包装是内包装以外的包装,要求坚固耐压、防潮、防震动。包装用的衬垫应卫生、清洁、干燥。

1. 检查包装完整性与合规性 其内、外包装应完好,无破损、无霉斑、无虫蛀、无鼠害、无污染、无挤压痕迹,封口未被开过。此外,药品包装应符合药品理化性质的要求,方便贮藏、运输和医疗使用。

2. 审核标签与说明书准确性 药品包装必须按规定贴有标签并附有药品说明书,其标签应与国家药品监督管理局审批的相同,不得擅自添加或修改,且字迹要清晰、易辨。内包装标签应注明商标、药品名称、主要成分、性状、功能主治、用法用量、不良反应、禁忌、注意事项、规格、贮藏、生产日期、生产批号、生产企业等内容。若包装尺寸过小,无法注明上述全部内容,至少应当注明药品名称、规格、产品批号、有效期等内容。其他不良反应、禁忌、注意事项等内容可注明"详见药品说明书"字样。外包装标签应注明药品名称、规格、贮藏、数量、生产批号、生产日期、有效期、批准文号、注册商标、企业名称、体积及重量等。

附:中成药药品说明书

中成药药品说明书主要是说明内盛药物的相关信息。药品说明书的内容有:药品通用名称、主要成分、性状、功能主治、规格、用法用量、不良反应、禁忌、注意事项、贮藏、包装、有效期、执行标准、批准文号、生产企业。

中成药的"药品说明书"格式及内容

×××药品说明书

【药品名称】应与国家批准的该品种药品标准中的药品名称一致。

【主要成分】应列出所有的药味或有效成分等。成分排序应与国家批准的该品种药品标准一致,辅料列于成分之后。对列入国家秘密技术项目的品种,以及获得中药一级保护品种的药物,可不列此项。

【性状】应与国家批准的该品种药品标准中的性状一致。

【功能主治】应与国家批准的该品种药品标准中的功效主治一致。

【用法用量】应与国家批准的该品种药品标准中的用法用量一致。

【不良反应】要实事求是地详细列出该药品不良反应。尚不清楚有无不良反应的,可在该项下以"尚不明确"来表达。

【禁忌】应列出该药品不能应用的人群及疾病等情况。尚不清楚有无禁忌的,可在该项下以"尚不明确"来表达。

【使用注意】如有与中医理论有关的证候、配伍、妊娠、饮食等须注意的问题可在注意事项下列出。尚不清楚有无注意事项的,可在该项下以"尚不明确"来表达。

【规格】应与国家批准的该品种药品标准中的规格一致。同一药品生产企业生产同一品种,如规格或包装规格不同,应使用不同的药品说明书。

【贮藏】应与国家批准的该品种药品标准【贮藏】项下的内容一致。

【包装】指直接接触药品的包装材料和容器及包装规格,并按该顺序表述。包装规格以最小规格为主。如镀铝膜袋,每袋装 12 粒。

【有效期】药品被批准的使用期限。应以月为单位表述。如有效期 24 个月,生产日期 2024 年 3 月 31 日,有效期至 2026 年 2 月。

【批准文号】指国家批准该药品的药品批准生产文号。

【生产企业】指该药品的生产企业。包括:企业名称、生产地址、邮政编码、电话号码、传真号码、注册地址、网址。

（二）中成药剂型外观检验

主要从成药外观形状、色泽、味道、气味等方面进行检验。

1. 丸剂 外观应圆整均匀,色泽一致。大蜜丸、小蜜丸应细腻滋润,软硬适中。蜡丸表面应光滑无裂纹,丸内不得有蜡点和颗粒。滴丸应圆整均匀,色泽一致,无粘连现象,表面无冷凝介质黏附。

2. 散剂 主要检查色泽、异臭、潮解、风化、霉变、虫蛀及包装破漏、纸袋湿润出现印迹等。散剂应干燥、疏松、混合均匀,色泽一致。

3. 片剂 中药片剂外观大小、色泽均匀,完整光洁,有适宜的硬度,以免在包装、贮运过程中发生磨损或破碎。

4. **颗粒剂** 检查色泽应一致,无变色。颗粒剂应干燥,颗粒均匀,无吸潮、软化结块、潮解等现象。

5. **胶囊剂** 应整洁,不得有黏结、变形、渗漏或囊壳破裂现象,并应无异臭。

6. **糖浆剂** 主要检查其澄清度,有无异味、发酵、酸败、霉变等。糖浆剂应澄清。贮存期间不得有发霉、酸败、产生气体或其他变质现象,允许有少量摇之易散的沉淀。

7. **膏剂** 煎膏剂应无焦臭、异味,无糖的结晶析出。贴膏剂的膏料应涂布均匀,膏面应光洁,色泽一致,无脱膏、失粘现象;背衬面应平整、洁净、无漏膏现象。贴膏剂每片的长度和宽度,按中线部位测量,均不得小于标示尺寸。

8. **酒剂** 应澄清,在贮存期间允许有少量摇之易散的沉淀。

9. **注射剂** 主要检验注射液有无浑浊、沉淀、变色。溶液型注射剂应澄明。乳状液型注射剂应稳定,不得有相分离现象。

点滴积累

1. 影响中成药变质的原因有温度、湿度、光线、空气、时间。
2. 各类剂型中成药的贮藏保管方法 口服固体剂型要注意防止受潮、受热、虫蛀;口服液体制剂宜密封,置阴凉干燥处保管;膏剂宜密闭于阴凉干燥处保管;其他制剂宜避光、避热、防冻,置阴凉处保管。
3. 中成药外观质量检验 主要有中成药包装检验与中成药剂型检验。

第六节 中成药的用法、用量

中成药的剂型繁多,药性各异,主治病证各不相同,故服用方法、使用剂量亦不相同,正确掌握中成药的用法用量,采取合理的给药途径,对保证安全有效使用中成药,具有重要意义。

一、中成药的用法

中成药的用法包括给药途径、用药时间和用药方法。

(一)给药途径

给药途径是影响药物疗效的因素之一,不同的给药途径会发生不同的治疗效应。机体的不同组织对药物的吸收性能不同,对药物的敏感性亦有差异,甚至有的药物必须以某种特定途径给药,才能发挥治疗作用。因此,临证用药应首先考虑各种剂型的特点,以充分发挥其优势。如危重患者、急需抢救者则多采用注射给药;冠心病、心绞痛的患者多舌下给药(如复方丹参滴丸);气管炎、哮喘患者可采取气雾吸入疗法；口腔、鼻腔、眼、阴道、肛肠疾病多采用黏膜给药；皮肤病变多外用给药；对婴幼儿某些全身性疾病，可选择直肠给药。

（二）用药时间

中成药的用药时间应根据病情的需要和药物的性质而定，以有利于药效发挥，减少不良反应为原则。口服是临床使用中成药的主要给药途径。口服给药的效果，除受剂型因素的影响外，还与服药的时间、服药的剂量多少有关，因此，适时服药也是合理用药的一个重要方面。

1. 无特殊规定的口服中成药　一般一日服 2~3 次，于早、晚或早、中、晚餐后 0.5~1 小时各服 1 次。

2. 补益药　一般宜餐前服，以利药物吸收。

3. 危急重症患者用药　应及时给药，可将所需药量酌情分次给予或不拘时服，以保证药力持续发挥，缓解症状，减轻病情。

4. 峻下逐水药　清晨空腹服。

5. 安神药　宜睡前 1~2 小时服。

6. 消食药及对胃有刺激的中成药　宜餐后服。

7. 外用剂　一般一日换药 1 次，外搽药一般一日外搽 2~3 次，硬膏及橡皮膏可 2~3 天换 1 次。

（三）用药方法

用药方法分内服、外用和注射三种。

1. 内服　内服中成药剂型多为丸剂、片剂、散剂、颗粒剂、合剂、胶囊剂等，主要用于脏腑气血功能失常所致病证，一般药性多平和。

（1）送服：大多数中成药多采用温开水送服，亦称吞服，为最常用的内服法。此外，部分中成药为增强药效，可采用药引送服，如生姜煎汤送服或黄酒送服。

（2）冲服：在服用颗粒剂、糖浆剂、膏剂时，需冲服。此外，某些芳香的中药或不能入煎剂的药物，如麝香、牛黄、朱砂常需冲服。

（3）调服：将药物（散、丸、片剂等）用温开水调成糊状后服用。用于小儿或吞咽困难患者。

（4）含化：将药物含于口中，使其缓慢溶解，再慢慢咽下，多用于治疗急慢性咽炎、扁桃体炎，如六神丸、金嗓子喉宝等。

2. 外用　外用中成药剂型多为贴膏剂、散剂、搽剂、栓剂、滴眼剂、滴鼻剂、气雾剂等，主要用于疮疡、皮肤、耳、鼻、眼、口腔等疾病。其中有些药物具有毒性、刺激性，应用时仅限于局部使用，不可内服。常用方法有以下几种。

（1）涂抹患处：适用于油膏剂、水剂、酊剂。多用于治疗跌打损伤、手足癣。使用时将药物均匀地涂抹患处。如红花油、土槿皮酊等。

（2）撒布患处：适用于散剂。多用于肌肤溃烂、伤口不愈或伤口出血，将药粉均匀地撒在患处，用纱布包扎固定。如生肌散、珍珠散、安榆止血粉等。

（3）吹布患处：适用于散剂。多用于咽喉肿痛、牙龈肿痛、中耳炎等，用纸卷或塑料制成直径 2~3mm 的洁净、干燥小管，一端剪成斜口，挑少许药粉，吹入口腔或耳内。如冰硼散、锡类散等，多为五官科常用的治疗方法。

（4）贴患处：适用于贴膏剂。多用于跌打损伤、风湿痹痛，可直接贴于患处，如云南白药膏、伤湿止痛膏；若贴敷黑膏药则需先将膏药烘软，待其稍冷后贴于患处，常用于消肿、拔毒、生肌等。

3. 注射 中药注射剂用于静脉、肌内、穴位注射等，多起效迅速。

（1）肌内注射：一般用量不超过 5ml。

（2）静脉注射：多用于急病和危重患者的抢救治疗，如清开灵注射液、生脉注射液等。

（3）穴位注射：应选准穴位，注意刺入的深度，多用于疼痛类疾病，如肩周炎、关节炎。

二、中成药的用量

凡中成药都明确标明常用剂量，故服用中成药须按药品说明书规定用量服用。但具体应用时，亦应根据药物的性能、患者病情轻重、个体差异、生活习惯、发病季节、病理生理和联合用药等诸多因素进行综合分析而定，切不可随意加大用量或长期服用，避免造成药源性损害。

一般性质平和的中成药用量可大些，药性峻猛或有毒的中成药应严格控制剂量；服一种中成药时用量宜重，若联合用药时用量宜轻；患者体质壮实者用量宜稍重，体弱者用量宜轻；老人因对药物代谢能力不全或衰退，易发生药物蓄积，引起毒性反应，故用量宜低于成人量，尤其是具有毒副作用的药物更应慎重；儿童用药，应根据儿童年龄与体重选择相应的药量，一般年龄在 10 岁以上者，用成人量的 2/3，五至十岁用成人量的 1/2，三至五岁用成人量的 1/3，一至两岁用成人量的 1/4，一岁以内用成人量的 1/6~1/4，毒剧药例外。

案例分析

案例：患者，女，53 岁，平素畏寒肢冷，下肢沉重，大便黏腻完谷不化，耳鸣梦多，腰酸，口不渴或渴喜热饮，月经延期，白带清多无味，舌淡薄白唇口青白，脉沉细弱。自行去药店购买附子理中丸服用，为使病情快速解除，将说明书上的剂量加大服用，3 天后出现恶心、呕吐、腹痛、腹泻、头昏眼花、口舌四肢及全身麻，来医院就诊，诊断为药物中毒。

分析：附子理中丸中附子为毒性较大的中药，其毒性主要由乌头碱类生物碱引起。人服用乌头碱 0.2mg，即可中毒，乌头碱的致死量为 3~4mg。生活中应用中成药时一定不要盲目认为中成药无毒副作用，对于含有毒性的中成药，不得随意加大用量，否则易导致中毒。

点滴积累

1. 中成药的用法 包括给药途径、用药时间、用药方法。
2. 中成药的用量 根据药物的性能、患者病情轻重、个体差异、生活习惯、发病季节、病理生理和联合用药等诸多因素进行综合分析而定。

第七节　中成药的发展方向

一、提高中成药质量

中成药的质量是其发展的前提条件。质量是疗效的根本保证,疗效是中成药的使用价值。

1. 中成药生产经营规范化、标准化　药品质量稳定是安全有效的前提,也是药物的价值所在。为了确保中成药的质量,中成药生产企业必须向规范化、标准化方向发展,以控制影响中成药质量的因素,解决其质量可控性差的问题。但中成药产品质量不仅仅涉及中药制剂的生产,还涉及中药材的产地、生产、炮制等一系列问题,为此我国制定、颁布了《药品生产质量管理规范》(good manufacturing practice,GMP)、《药品经营质量管理规范》(good supplying practice,GSP)、《中药材生产质量管理规范》(good agricultrual practice for Chinese crude drugs,GAP)、《药物非临床研究质量管理规范》(good laboratory practice,GLP)、《药物临床试验质量管理规范》(good clinical practice,GCP),2019 年《中华人民共和国药品管理法》强调从事生产活动需符合 GMP、GSP 要求,现在我国上市的中成药品种全部实行国家标准,规范了我国药品研究、开发与生产的秩序,为全面提升中成药的质量奠定了良好的基础。

2. 提取中药有效物质　无论是单味中药还是复方,其化学成分大多非常复杂,但不同的药理功效总有其特定的药效物质基础,利用现代科学技术手段发现中药的有效物质,去除无效物质,缩小体积,以提高中成药质量。

二、优化中成药剂型

1. 完善现有剂型　通过引进新技术、新设备、新辅料及改进工艺、质量控制等手段来完善现有剂型,提高药品质量,达到增效目的。

2. 开发新剂型　随着医药科学技术的进步,我国的成药制剂已从传统经验型逐步走向科学制药水平,利用现代科学技术方法,研制出许多新剂型,如滴丸剂、颗粒剂、注射剂、气雾剂等。但在新剂型的研发上要突出中医药特色,在继承的基础上不断创新,研制出具有服用量小、高效、长效、低毒、可控、质优等全新特点的新型中成药制剂。如开发缓控释制剂、靶向制剂、微囊剂等制剂,提高疗效。

三、开发中成药新药

近年来,伴随国家层面对于中医药传承与创新的持续强化与支持,中药新药研发领域正经历着一段蓬勃发展的黄金时期。自2021年以来,中药新药研发呈现出加速态势,截至2024年,短短数年间,已获批上市的新药数量较以往显著增长,如:中药创新药,以连花清瘟组方为基础,适用于小儿急性上呼吸道感染的小儿连花清感颗粒。这不仅是中药科研人员不懈努力与创新的成果,也是国家政策对中医药传承与发展坚定支持的体现。

> **点滴积累**
>
> 中成药发展方向:主要从提高中成药质量、优化中成药剂型、开发中成药新药入手。

ER 3-2
习题

ER 3-3
复习导图

目标检测

一、简答题

1. 中成药常用分类法的优点各是什么?

2. 简述丸剂、散剂、片剂、颗粒剂、注射剂的含义及特点。

3. 简述各剂型中成药的贮藏保管方法。

4. 中成药剂型制作应考虑哪些因素?

5. 举例说明炮制对中成药主治功效的影响和炮制在制剂中的注意事项。

二、实例分析

以丸剂为例,分析在下列药品说明书中各项描述正确与否,并说明原因。

(1)【性状】为黑褐色大蜜丸。

(2)【用法用量】一次1丸,一日2次。

(3)【不良反应】无不良反应及毒副作用。

(4)【贮藏】密封。

(5)【规格】每丸重9g。

(6)【包装】每大包10盒,每盒10丸。

(7)【有效期】24个月。

(8)【生产企业】企业名称:××××××、生产地址:××××××、电话号码:××××××、传真号码:××××××、网址:××××××。

第四章　解表剂

导学情景

情景描述：

　　中医认为，人与自然界是一个整体，人体的一切生理活动及病理变化都与自然界密切相关。一年四季，寒暑交替，若天气骤然变化，气温落差较大，人体来不及适应气候的变化，就会出现感冒的病证，治宜选用解表剂。

学前导语：

　　感冒是临床常见病，四季皆可发病。临床诊治过程中要据感冒症状不同进行辨证选方、对证施治。本章将学习解表剂各方剂的组成、功效、主治及临床应用等内容。

　　凡以解表药为主，具有发汗、解肌、透疹等作用，用以治疗表证的方剂，称解表剂。属八法中"汗法"范畴。

　　解表剂专为表证而设，凡外感六淫之邪，病在肌表、肺卫，症见恶寒发热，头身疼痛，苔薄，脉浮，或麻疹、水肿、疮疡、痢疾初起兼有表证，均可应用。

　　因六淫之邪有寒热不同，患者体质有虚实之别，故解表剂分辛温解表剂、辛凉解表剂、扶正解表剂三类。

　　使用注意：①解表剂多为辛散轻扬之品，不宜久煎，以免药性耗散。②宜温服加衣盖被，以微汗出为佳。③表邪未解而见里证者，先解表后治里，或表里双解；病邪入里者禁用。④体虚多汗、热病后期津液亏耗、久病疮痈、淋病及大失血者慎用。

知识链接

解表剂现代药理研究

　　解表剂在中医药方剂中占据重要地位，其核心药理作用包括发汗、解热、抗菌、抗病毒、抗炎、抗过敏、止咳、平喘和祛痰等。在临床实践中，解表剂被广泛应用于治疗多种疾病，如上呼吸道感染、支气管炎、肺炎、支气管哮喘、过敏性皮炎、湿疹、荨麻疹等。方剂的药理活性主要归功于其特定的化学成分。例如,桂枝汤中的桂皮醛具有发汗、解热、抗菌、抗炎和抗过敏的多重作用;桂皮酸则主要发挥解热、抗炎和抗过敏的功效;而甘草酸和甘草苷则分别有止咳、平喘和祛痰的功效。这些化学成分的协同作用,确保了解表剂在临床治疗中的有效性和安全性。

第一节　辛温解表剂

辛温解表剂,具有发散风寒作用,适用于外感风寒表证。症见恶寒发热,头痛项强,肢体酸痛,苔薄白,脉浮紧或浮缓。

桂　枝　汤
《伤寒论》

【组成】桂枝 9g　芍药 9g　生姜 9g　甘草 6g　大枣 3g

【功效】解肌发表,调和营卫。

【主治】外感风寒表虚证。症见头痛发热,汗出恶风,鼻鸣干呕,苔薄白,脉浮缓。

【方解】本方证为风寒束表,营卫不和所致。风寒外袭,邪正相搏,则头痛、发热、脉浮;营卫不和,卫阳浮而不固,营阴不能内守而外泄,则汗出。君药桂枝解肌发表,以散风寒。臣药白芍益阴和营,既补因汗出而致的营阴不足,又敛固外泄之营阴。桂、芍二药等量合用,一散一收,使发散不伤阴,收敛不碍邪,营卫同治。佐药生姜辛温发散,助桂枝解肌调卫;大枣甘平滋润,助白芍益阴和营,姜枣相合,加强桂、芍调和营卫之功。使药炙甘草调和药性,与桂枝辛甘化阳以实卫,合白芍酸甘化阴以和营,诸药合用,发中有补,散中有收,邪正兼顾,既调和营卫,又调和阴阳。

> **课 堂 活 动**
> 桂枝汤主治证症见汗出,为何还用桂枝汤发汗?

【用法用量】水煎服,成人一般用量为每日一剂,分早晚两次服用。具体剂量应根据患者年龄、体质、病情轻重等因素由医师适当调整。服药后片刻,啜热粥或温开水一碗,并加盖被褥保暖,以助药力发挥,促使身体微微出汗。若服药后汗出且病情缓解,则无须继续服用剩余药剂;若服药后未出汗,应依照前述方法再次服用(现代用法:水煎服,服药后保持温暖,以促使微微出汗)。在服用过程中,应避免风寒侵袭,保持室内温暖和舒适。

【其他制剂】

桂枝合剂(《中华人民共和国卫生部药品标准 中药成方制剂 第五册》) 每瓶装 100ml。本品为棕黄色的澄清液体;气香,味辛、微甜。口服。一次 15~20ml,一日 3 次。

【现代应用】上呼吸道感染、荨麻疹、皮肤瘙痒症、冬季皮炎、病后及产后低热属营卫不和者。

【使用注意】外感风寒表实无汗者禁用。

九味羌活汤
《此事难知》

【组成】羌活 9g　防风 9g　苍术 9g　细辛 3g　白芷 6g　川芎 6g　生地黄 6g　黄芩 6g　甘草 6g

【功效】发汗祛湿,兼清里热。

【主治】外感风寒湿邪,内有蕴热证。症见恶寒,发热,无汗,头项强痛,肢体酸楚疼痛,口苦微渴,舌苔白,脉浮。

【方解】本方证为外感风寒湿邪,内有蕴热所致。风寒束表,卫阳被遏,则恶寒,发热,无汗,头痛,脉浮;湿邪阻滞经络,气血运行不畅,则肢体酸楚疼痛;内有蕴热,则口苦微渴。君药羌活入太阳经,善祛在表之风寒湿邪。臣药防风入太阳、厥阴经,长于散风;苍术入太阴经,祛湿力强,二药相伍助君药既祛风散寒,又祛湿止痛。佐药细辛、白芷、川芎祛风散寒,宣痹止痛,其中羌活善治太阳经头痛,细辛善治少阴经头痛,白芷善治阳明经头痛,川芎善治厥阴经、少阳经头痛,与防风、苍术合用,体现"分经论治"的思想;黄芩入少阳,与生地黄同奏清泄里热之功,兼防辛温香燥之品助热伤津。使药甘草调和诸药。诸药合用,使寒湿得除,蕴热得清,为发汗祛湿,兼清里热之剂,可通治四时感冒。

【用法用量】上九味咀,水煎服(现代用法:水煎温服)。

【其他制剂】

1. 九味羌活丸(《中华人民共和国药典》)　本品为棕褐色的水丸;气香,味辛、微苦。姜葱汤或温开水送服。一次 6~9g,一日 2~3 次。

2. 九味羌活颗粒(《中华人民共和国药典》)　每袋装 15g。本品为棕黄色的颗粒;气香,味甜、微苦。姜汤或开水冲服。一次 15g,一日 2~3 次。

3. 九味羌活口服液(《中华人民共和国药典》)　每支装 10ml。本品为棕褐色的液体;气微香,味苦、辛、微甜。口服。一次 20ml,一日 2~3 次。

【现代应用】普通感冒、流行性感冒、风湿性关节炎、偏头痛、坐骨神经痛等属外感风寒湿邪兼内有蕴热者。

【使用注意】孕妇及体弱者慎用。

小 青 龙 汤
《伤寒论》

【组成】麻黄 9g　桂枝 9g　芍药 9g　干姜 6g　细辛 3g　半夏 9g　五味子 6g　甘草 6g

【功效】解表散寒,温肺化饮。

【主治】外寒内饮。症见恶寒发热,无汗,喘咳,痰多而稀,或痰饮喘咳,不得平卧,或干呕,或头面、四肢水肿,舌苔白滑,脉浮。

【方解】本方证为素有寒饮,复感风寒,外寒引动内饮所致。风寒束表,毛窍闭塞,故恶寒发热,无汗;外寒引动内饮,则痰饮犯肺,肺失宣降,故喘咳痰稀量多,甚则不得平卧。君药麻黄、桂枝相须为用,发汗解表,宣肺平喘。臣药干姜、细辛温肺化饮,兼助麻、桂外散表寒。佐药五味子敛肺止咳;白芍益阴敛津,与君臣相伍,一散一收,以防伤肺耗津;半夏燥湿化痰,和胃降逆。佐使药炙甘草益气和中,调和诸药。诸药合用,散中有收,开中有合,表里同治,使表解,饮去,诸症自解。

【用法用量】上八味,以水一斗,先煮麻黄,减二升,内诸药,煮取三升,温服(现代用法:水煎温服)。

【其他制剂】

1. 小青龙合剂(《中华人民共和国药典》) ①每支装 10ml;②每瓶装 100ml;③每瓶装 120ml。本品为棕褐色至棕黑色的液体;气微香,味甜、微辛。口服。一次 10~20ml,一日 3 次。摇匀后服。

2. 小青龙颗粒(《中华人民共和国药典》) ①每袋装 6g(无蔗糖);②每袋装 13g。本品为浅棕色至棕色的颗粒;或为棕色至棕褐色的颗粒(无蔗糖);气微香,味甜、微辛。开水冲服。一次 6g(无蔗糖)或一次 13g,一日 3 次。

【现代应用】慢性支气管炎、支气管哮喘、老年性肺气肿、肺炎、变应性鼻炎、胸膜炎、肺水肿、肺心病等属外寒内饮者。

【使用注意】阴虚痰喘者禁用。

感冒清热颗粒
《中华人民共和国药典》

【组成】荆芥穗 200g 薄荷 60g 防风 100g 柴胡 100g 紫苏叶 60g 葛根 100g 桔梗 60g 苦杏仁 80g 白芷 60g 苦地丁 200g 芦根 160g

【功效】疏风散寒,解表清热。

【主治】风寒感冒。症见头痛发热,恶寒身痛,鼻流清涕,咳嗽咽干。

【方解】本方证为外感风寒,内有伏热所致。外感风寒,郁于肌表,则头痛发热,恶寒身痛;外邪犯肺,肺气失宣,则鼻流清涕,咳嗽;内有伏热,则咽干。君药荆芥穗、防风辛温,解表祛风散寒。臣药紫苏叶散寒宣肺止咳;白芷解表散寒止痛;柴胡、薄荷、葛根发表解肌,清散伏热,共助君药增强解表退热之功。佐药芦根清肺胃之热,生津止渴;苦地丁清热解毒;桔梗祛痰利咽;苦杏仁降气止咳。全方共奏疏风散寒,解表清热之功。

【规格】①每袋装 12g;②每袋装 6g(无蔗糖);③每袋装 3g(含乳糖)。

【性状】本品为棕黄色的颗粒,味甜、微苦;或为棕褐色的颗粒,味微苦(无糖型或含乳糖型)。

【用法用量】开水冲服。一次 1 袋,一日 2 次。

【现代应用】上呼吸道感染等属外感风寒,内有伏热证者。

【使用注意】孕妇、过敏体质者及慢性疾病患者慎用。

表实感冒颗粒
《中华人民共和国药典》

【组成】紫苏叶 150g　葛根 150g　白芷 100g　麻黄 100g　防风 150g　桔梗 100g　桂枝 150g　甘草 100g　陈皮 100g　生姜 83.3g　炒苦杏仁 100g

【功效】发汗解表,祛风散寒。

【主治】感冒风寒表实证。症见恶寒重发热轻,无汗,头项强痛,鼻流清涕,咳嗽,痰白稀。

【方解】本方证为风寒束表,肺失宣降所致。风寒束表,皮毛闭塞,则恶寒重发热轻,头痛,无汗;风寒犯肺,肺失宣降,则咳嗽,鼻塞,流清涕。君药麻黄发汗解表,开宣肺气;桂枝助麻黄发汗解表,并温通经脉以除头项强痛。臣药紫苏叶、防风解表散寒;白芷散寒解表,通窍止痛。佐药陈皮、苦杏仁、桔梗宣降肺气,理气止咳化痰;葛根解肌退热;生姜温肺散寒止咳。使药甘草调和诸药。诸药合用,共奏发汗解表,祛风散寒之功。

【规格】①每袋装 10g;②每袋装 5g(无蔗糖)。

【性状】本品为浅棕色至深棕色的颗粒,或为黄棕色至深棕色的颗粒(无蔗糖);味甜、微苦。

【用法用量】口服。一次 1~2 袋,一日 2~3 次;小儿酌减。

【现代应用】普通感冒、流行性感冒、上呼吸道感染等见有风寒束表,肺失宣降者。

【使用注意】高血压、心脏病、糖尿病患者及孕妇慎用。

点滴积累

1. 辛温解表剂具有发散风寒作用,主治外感风寒表证。
2. 桂枝汤发汗力缓,用于外感风寒表虚证。表实感冒颗粒发汗力强,用于外感风寒表实证。小青龙汤、九味羌活汤、感冒清热颗粒三方均能表里同治。但小青龙汤用治外寒内饮之证;九味羌活汤用治外感风寒湿邪,兼有里热之证;感冒清热颗粒用治外感风寒,内有蕴热之证。

第二节　辛凉解表剂

辛凉解表剂,具有疏散风热作用,适用于外感风热表证和温病初起。症见发热,微恶风寒,头痛咳嗽,口渴咽痛,苔薄白或薄黄,脉浮数。

桑　菊　饮
《温病条辨》

【组成】桑叶 7.5g　菊花 3g　杏仁 6g　连翘 5g　薄荷 2.5g　桔梗 6g　生甘草 2.5g　苇根 6g

【功效】疏风清热,宣肺止咳。

【主治】风温初起或风热犯肺轻证。症见咳嗽,身热不甚,口微渴,舌苔薄白,脉浮数。

【方解】本方证为风温犯肺,肺失清肃所致。风温犯肺,肺气不宣,故以咳嗽为主证;邪在肺卫,感邪轻浅,津伤不甚,故身热不甚,口微渴。君药桑叶、菊花入肺经,甘凉轻清,既疏散上焦风热,又善清肺热以止咳。臣药桔梗开肺,苦杏仁降肺,二药合用,一升一降,以复肺之宣降功能而止咳。佐药薄荷助君药疏散内热,连翘透表解毒;芦根清热生津止渴。使药生甘草利咽止咳,兼调和诸药。方中诸药皆为辛凉甘苦、轻清宣透之品,且用量颇轻,故为辛凉轻剂。

【用法用量】水二杯,煮取一杯,日二服(现代用法:水煎温服)。

【其他制剂】

1. 桑菊感冒片(《中华人民共和国药典》) 薄膜衣片,每片重0.62g。本品为浅棕色至棕褐色片;或为糖衣片或薄膜衣片,除去包衣后显浅棕色至棕褐色片;气微香,味微苦。口服。一次4~8片,一日2~3次。

2. 桑菊感冒合剂(《中华人民共和国药典》) ①每瓶装100ml;②每支装10ml。本品为棕褐色至棕黑色的液体;气芳香,味微苦。口服。一次15~20ml,一日3次,用时摇匀。

3. 桑菊感冒丸(《中华人民共和国药典》) 每100粒重15g。本品为棕褐色浓缩水丸;气微香,味微苦、辛。口服。一次25~30丸,一日2~3次。

【现代应用】上呼吸道感染、急性扁桃体炎、肺炎、麻疹、流行性乙型脑炎、百日咳等属风热犯肺轻者。

【使用注意】因方中药物均为轻清之品,故不宜久煎。

银 翘 散
《温病条辨》

【组成】金银花30g 连翘30g 桔梗18g 牛蒡子18g 薄荷18g 淡竹叶12g 荆芥穗12g 淡豆豉15g 生甘草15g

【功效】辛凉透表,清热解毒。

【主治】温病初起。症见发热无汗,或汗出不畅,微恶风寒,头痛口渴,咳嗽咽痛,舌尖红,苔薄白或薄黄,脉浮数。

【方解】本方证为温病初起,肺卫被郁所致。温热毒邪袭表,卫气被郁,则发热头痛,微恶风寒,无汗或有汗不畅;温邪上受犯肺,壅滞咽喉,灼伤津液,则咳嗽咽痛,口渴。君药金银花、连翘,苦寒而质轻,既轻宣透表,又清热解毒。臣药薄荷、牛蒡子,助君疏散风热;荆芥穗、淡豆豉辛而微温不燥,助君增强透表之力。佐药桔梗宣肺止咳化痰;淡竹叶清心除烦,引热下行。使药甘草调和药性。本方特点:一是辛凉与少量辛温相合,既利疏透,又不违辛凉之意;二是疏散与解毒相伍,既散风热,又解热毒。全方清疏兼顾,以疏为主,为"辛凉平剂"。

> **课堂活动**
>
> 何为"上杵为散"?

【用法用量】上杵为散。每服18g,鲜芦根汤煎,香气大出,即取服,勿过煎(现代用法:作汤剂,水煎服,用量按原方比例酌定)。

【其他制剂】

1. 银翘解毒片（《中华人民共和国药典》） ①素片，每片重0.5g；②薄膜衣片，每片重0.52g。本品为浅棕色至棕褐色的片或薄膜衣片，除去包衣后显浅棕色至棕褐色；气芳香，味苦、辛。口服。一次4片，一日2~3次。

2. 银翘解毒丸（《中华人民共和国药典》） 每丸重3g。本品为棕褐色的浓缩蜜丸；气芳香，味微甜而苦、辛。口服。用芦根水或温开水冲服。一次1丸，一日2~3次。

3. 银翘解毒颗粒（《中华人民共和国药典》） ①每袋装15g；②每袋装2.5g（含乳糖）。本品为浅棕色的颗粒；味甜、微苦，或味淡、微苦（含乳糖）。开水冲服。一次15g或5g（含乳糖），一日3次；重症者加服1次。

4. 银翘解毒胶囊（《中华人民共和国药典》） 每粒装0.4g。本品为硬胶囊，内容物为浅棕色至棕褐色的颗粒和粉末；气芳香，味苦、辛。口服。一次4粒，一日2~3次。

【现代应用】普通感冒、流行性感冒、急性扁桃体炎、麻疹初起、流行性腮腺炎、乙型脑炎初起见有风热表证或温病初起者。

【使用注意】风寒感冒者忌用。

麻黄杏仁甘草石膏汤
《伤寒论》

【组成】麻黄9g 杏仁9g 甘草6g 石膏18g

【功效】辛凉疏表，清肺平喘。

【主治】外感风邪，邪热壅肺咳喘证。症见身热不解，有汗或无汗，咳逆气急，甚则鼻煽，口渴，舌苔薄白或黄，脉浮而数。

【方解】本方证为风热袭肺，或风寒郁而化热，邪热壅闭于肺所致。邪热壅肺，肺失宣降，则咳逆气急，甚则鼻煽，热壅不解，开合失司，则身热不解，有汗或无汗。君药麻黄开宣肺气，以解表平喘；石膏清泄肺热，以解肌透表。二药一辛温以宣肺为主，一辛寒以清肺为主，相制为用，且石膏用量倍麻黄，辛寒大于辛温，使本方成为辛凉之剂。臣药苦杏仁肃降肺气，以止喘咳。佐使药甘草调和诸药，并防石膏寒凉之性伤中。诸药合用，共奏辛凉疏表，清肺平喘之功。

【用法用量】上四味，以水七升，煮麻黄，减二升，去上沫，内诸药，煮取二升，去滓，温服一升（现代用法：水煎温服）。

【现代应用】感冒、上呼吸道感染、急性支气管炎、支气管肺炎、大叶性肺炎、麻疹合并肺炎等属于热邪壅肺者。

【使用注意】风寒及肺虚等其他原因引起的喘咳，则不宜使用。

【附方】

小儿咳喘灵颗粒（《中华人民共和国卫生部药品标准 中药成方制剂 第八册》） 麻黄、石膏、苦杏仁、瓜蒌、金银花、板蓝根、甘草，每袋装10g。开水冲服。两岁以内一次1g，3~4岁一次1.5g，5~7岁一次2g，一日3~4次。功效：宣肺清热，止咳祛痰，平喘。主治：小儿外感风热所致的感冒、咳喘证。症见发热,恶风,微有汗出,咳嗽咳痰,咳喘气促。

知识链接

小儿咳喘灵颗粒的由来

小儿咳喘灵颗粒是在《伤寒论》中古方"麻黄杏仁甘草石膏汤"的基础上加瓜蒌、金银花、板蓝根,并经剂型改革研制而成,为纯中药制剂。经加味后增强了清热、宣肺、止咳、祛痰之功。为儿科常用药,多用于小儿上呼吸道感染、气管炎、支气管炎、肺炎等属外感风热入里壅肺引起的咳喘、发热。

双黄连口服液
《中华人民共和国药典》

【组成】金银花 375g　黄芩 375g　连翘 750g

【功效】疏风解表,清热解毒。

【主治】外感风热感冒。症见发热,咳嗽,咽痛。

> **课堂活动**
> 本方无黄连,为何叫"双黄连口服液",以何命名?

【方解】本方证为温热毒邪犯肺,肺失宣肃所致。温热毒邪犯肺,肺失宣肃,则发热、咳嗽、咽痛。君药金银花芳香疏散,既清热解毒,又散肺经热邪,以透热达表。臣药黄芩苦寒,善清肺火及上焦实热且解毒;连翘苦寒,既清热解毒,又散上焦风热而清心火。三药合用,药少力专,共奏清热解毒之功。

【规格】每支装① 10ml(每 1ml 相当于饮片 1.5g);② 20ml(每 1ml 相当于饮片 1.5g);③ 10ml(每 1ml 相当于饮片 3.0g)。

【性状】本品为棕红色的澄清液体;规格①、规格②味甜,微苦;或为深棕色的澄清液体;规格③味苦、微甜。

【用法用量】口服。规格①、规格②一次 20ml,或规格③ 10ml,一日 3 次;小儿酌减或遵医嘱。

【其他制剂】

1. 双黄连颗粒(《中华人民共和国药典》)　每袋装 5g,①相当于净饮片 15g;②相当于净饮片 30g(无蔗糖)。本品为棕黄色的颗粒;气微,味甜、微苦或味苦、微甜(无蔗糖)。口服或开水冲服。一次 10g,一日 3 次。无蔗糖颗粒服用量减半。

2. 双黄连栓(《中华人民共和国药典》)　每粒重 1.5g。本品为棕色或深棕色的栓剂。直肠给药。一次 1 粒,一日 2~3 次。

【现代应用】普通感冒、流行性感冒、急性扁桃体炎、麻疹初起、流行性腮腺炎、乙型脑炎初起见有风热表证者。

【使用注意】脾胃虚寒及过敏体质者慎用。

连花清瘟胶囊

《中华人民共和国药典》

【组成】连翘 255g　金银花 255g　炙麻黄 85g　炒苦杏仁 85g　石膏 255g　板蓝根 255g　绵马贯众 255g　鱼腥草 255g　广藿香 85g　大黄 51g　红景天 85g　薄荷脑 7.5g　甘草 85g

【功效】清瘟解毒，宣肺泄热。

【主治】流行性感冒属热毒袭肺。症见发热，恶寒，肌肉酸痛，鼻塞流涕，咳嗽，头痛，咽干咽痛，舌偏红，苔黄或黄腻。

【方解】本方证为温病初起，热毒袭肺所致。温热毒邪外袭，卫气被郁，则发热，恶寒，头痛，肌肉酸痛；热毒袭肺，肺气失宣，则鼻塞流涕，咳嗽，咽干咽痛。君药连翘、金银花疏散风热，清热解毒。臣药炙麻黄、石膏清宣肺热，两者合用，宣肺不助热，清肺不凉遏；炒苦杏仁降肺止咳，三药助君清宣肺热止喘咳。佐药板蓝根清热解毒，凉血利咽；薄荷脑疏风散热，利咽喉；绵马贯众清热解毒；鱼腥草清解肺热；广藿香解表化湿浊；大黄泻热通便，导热下行；红景天清肺止咳。使药甘草，调和诸药。全方配伍，汗、下、清三法并用，卫气同治，为共奏清瘟解毒，宣肺泄热之功。

【规格】每粒装 0.35g。

【性状】本品为棕黄色至黄褐色的颗粒和粉末；气微香，味微苦。

【用法用量】口服。一次 4 粒，一日 3 次。

【其他制剂】

1. 连花清瘟片（《中华人民共和国药典》）　薄膜衣片，每片重 0.35g。本品除去薄膜衣后显黄棕色至棕褐色；气微香，味微苦。口服。一次 4 片，一日 3 次。

2. 连花清瘟颗粒（《中华人民共和国药典》）　每袋装 6g。本品为黄棕色至棕褐色颗粒；气微香，味微苦。口服。一次 1 袋，一日 3 次。

【现代应用】流行性感冒、上呼吸道感染、急性扁桃体炎、单纯疱疹等属热毒袭肺者。

【使用注意】风寒感冒者慎服。

知识链接

连花清瘟胶囊现代研究

连花清瘟胶囊是由中医治疗传染病的经典名方——麻黄杏仁甘草石膏汤和银翘散两方化裁而成。为中医广谱抗病毒药，具有抗多种病毒作用，尤其对甲型流感病毒（H1N1、H3N2）、禽流感病毒（H5N1、H9N2）、乙型流感病毒、腺病毒、疱疹病毒等均有较强抑制或杀灭作用，它清瘟解毒、宣肺泄热的功能，可以改善怕冷、发热、头痛、肌肉酸痛、全身乏力等流行性感冒（简称流感）症状，同时清瘟解毒作用还能有效缓解咽痛、咳嗽、扁桃体肿大等呼吸道炎症，对免疫功能低下的流感患者，可以增强免疫功能，提高人体的抗病康复能力。连花清瘟胶囊（颗粒）已被列入国家卫生健康委员会的《新型冠状病毒感染诊疗方案》中的推荐中成药，在中医治疗新型冠状病毒感染中发挥重要作用。

抗病毒口服液
《中华人民共和国药典》

【组成】板蓝根 128.57g　石膏 57.14g　芦根 60.71g　地黄 32.14g　郁金 25g　知母 25g　石菖蒲 25g　广藿香 28.57g　连翘 46.43g

【功效】清热祛湿,凉血解毒。

【主治】风热感冒,温病发热及上呼吸道感染、流感、腮腺炎等病毒感染疾患。

【方解】本方证为温热或湿温毒邪侵袭肌表所致。君药板蓝根以清热解毒利咽见长,又善清心胃实热而凉血消肿。臣药连翘清热透邪解毒,消肿散结,与君配伍,既增清热解毒之力,又有疏风散表之功;石膏、知母清泻肺热,助君泻肺胃实热;地黄养阴清热,凉血生津;芦根清热生津,防邪热或苦燥之品伤阴。佐药广藿香辛散风寒,芳香化浊,醒脾健胃;石菖蒲、郁金理气化湿浊。诸药合用,共奏清热解毒,凉血祛湿之功。

【规格】每支装 10ml。

【性状】本品为棕红色液体;味辛、微苦。

【用法用量】口服。一次 10ml,一日 2~3 次(早餐前和午、晚餐后各服一次);小儿酌减。

【现代应用】上呼吸道感染、流感、病毒性感冒、腮腺炎、手足口病等病毒感染疾患。

【使用注意】临床症状较重、病程较长合并细菌感染患者,应加服其他治疗药物。

板蓝根颗粒
《中华人民共和国药典》

【组成】板蓝根 1 400g

【功效】清热解毒,凉血利咽。

【主治】肺胃热盛证。症见咽喉肿痛,口咽干燥,腮部肿胀。

【方解】本方证为肺胃热盛,火热上攻所致。肺胃热盛,火性上炎,则咽喉肿痛,口咽干燥,腮部肿胀。君药板蓝根性味苦寒,功能清热解毒,凉血利咽,以解毒利咽消肿痛见长。

【规格】①每袋装 5g(相当于饮片 7g);②每袋装 10g(相当于饮片 14g);③每袋装 3g(无蔗糖,相当于饮片 7g);④每袋装 1g(无蔗糖,相当于饮片 7g)。

【性状】本品为浅棕黄色至棕褐色的颗粒;味甜、微苦或味微苦(无蔗糖)。

【用法用量】开水冲服。一次 5~10g,或一次 1~2 袋(无蔗糖),一日 3~4 次。

【其他制剂】

板蓝根茶(《中华人民共和国药典》)　①每块重 10g;②每块重 15g。本品为棕色或棕褐色的块状物;味甜、微苦。开水冲服。一次 1 块,一日 3 次。

【现代应用】上呼吸道感染、急性扁桃体炎、流行性腮腺炎、流行性乙型脑炎、流行性感冒、传染性肝炎、水痘、病毒性皮肤病等属肺胃热盛者。

【使用注意】脾胃虚寒者慎用。

羚羊感冒片
《中华人民共和国药典》

【组成】羚羊角 3.4g　牛蒡子 109g　淡豆豉 68g　金银花 164g　荆芥 82g　连翘 164g　淡竹叶 82g　桔梗 109g　薄荷素油 0.68ml　甘草 68g

【功效】清热解表。

【主治】流行性感冒。症见发热恶风,头痛头晕,咳嗽,胸闷,咽喉肿痛。

【方解】本方证为温热之邪袭表,肺卫失和所致。温邪袭表,上犯头目,则发热恶风,头痛头晕;肺气失宣,则咳嗽,胸闷,咽喉肿痛。君药羚羊角清热解毒;金银花、连翘既清热解毒,又宣散风热,以透热达表。臣药牛蒡子、桔梗疏散风热,清利咽喉。佐药荆芥、薄荷素油助君辛散表邪,以透邪外出;淡竹叶清热除烦,引热下行。使药甘草既清热解毒,又调和药性。诸药合用,以疏风清热解毒。

【规格】①薄膜衣片,每片重 0.32g;②薄膜衣片,每片重 0.36g。

【性状】本品为糖衣片或薄膜衣片,除去包衣后,显黄棕色至棕褐色;气香,味甜。

【用法用量】口服。一次 4~6 片,一日 2 次。

【现代应用】流行性感冒、病毒性感冒、上呼吸道感染等见有上述病证者。

【使用注意】风寒外感者及过敏体质者慎用。

点滴积累

1. 辛凉解表剂具有疏散风热作用,主治外感风热表证和温病初起。
2. 银翘散透表之中长于清热解毒,用于温病初起表热较甚、热毒偏重者;桑菊饮则重在宣肺止咳,用于风热犯肺咳嗽较甚、表热较轻者;麻黄杏仁甘草石膏汤重在清肺平喘,用于肺热咳喘证;双黄连口服液长于清热解毒,用于热毒犯肺咳嗽;连花清瘟胶囊长于清瘟解毒,宣肺泄热,用于流行性感冒属热毒壅肺者;抗病毒口服液长于清热祛湿,凉血解毒,用于温病发热及上呼吸道感染属病毒感染者;板蓝根颗粒长于解毒利咽,用于热毒上壅,咽喉肿痛者;羚羊感冒片清热解表,用于流行性感冒。

第三节　扶正解表剂

扶正解表剂,具有扶助正气、解除表邪作用,适用于素体虚弱,又感受外邪所致表证。外邪有风寒、风热之别,体质有气虚、血虚、阴虚、阳虚之不同,治疗须随感邪性质和体虚类型不同而选方。

败　毒　散
《中华人民共和国药典》

【组成】党参 100g　枳壳 100g　川芎 100g　独活 100g　前胡 100g　茯苓 100g　甘草 50g　羌

活 100g　柴胡 100g　桔梗 100g

【功效】发汗解表,散风祛湿。

【主治】气虚外感风寒湿表证。症见憎寒壮热,无汗,头身酸痛,鼻塞声重,咳嗽痰多,舌淡苔白腻,脉浮按之无力。

【方解】本方证为正气素虚,感受风寒湿邪所致。风寒湿邪袭于肌表,卫阳被遏,则憎寒壮热,无汗,头身酸痛;风寒湿邪犯肺,肺气不宣,则鼻塞声重,咳嗽痰多,舌淡苔白腻;脉浮按之无力,是虚人外感风寒湿之象。君药羌活、独活通治上、下一身之风寒湿邪。臣药川芎行血祛风止头痛;柴胡辛散解肌。佐药桔梗开肺;枳壳降气,升降结合,宽胸理气;茯苓渗湿以助消痰;前胡降气以祛痰;人参益气扶正,鼓邪外出。使药甘草调和诸药,兼益气和中。诸药合用,散中有补,祛邪不伤正。

课 堂 活 动
败毒散是解表祛邪之剂,方中为何配伍补虚之人参?

【规格】每袋装 9g。

【性状】本品为棕黄色至棕褐色的粉末;气香,味苦、微甘。

【用法用量】另加生姜、薄荷少许炖,取汤服。一次 6~9g,一日 1~2 次。

【现代应用】老年体虚感冒、流行性感冒、急性支气管炎、过敏性皮炎、湿疹属气虚外感风寒湿邪者。

【使用注意】忌生冷、油腻食物。

参 苏 丸
《中华人民共和国药典》

【组成】党参 75g　紫苏叶 75g　葛根 75g　前胡 75g　茯苓 75g　半夏(制)75g　陈皮 50g　枳壳(炒)50g　桔梗 50g　甘草 50g　木香 50g

【功效】益气解表,疏风散寒,祛痰止咳。

【主治】体虚感受风寒所致的感冒。症见恶寒发热,头痛鼻塞,咳嗽痰多,胸闷呕逆,乏力气短。

【方解】本方证为素体虚弱,复感风寒所致。外感风寒,则恶寒发热,头痛;风寒犯肺,肺气不宣,则鼻塞,咳嗽痰多,胸闷呕逆;乏力气短,则是正气不足之象。君药党参益气扶正;紫苏叶发散风寒兼有理气之功,尤以风寒束表兼气滞胸闷者为宜。臣药葛根、前胡解肌退热,宣肺止咳;半夏燥湿化痰,降逆止呕;桔梗宣肺祛痰,止咳利咽。四药合用,助君药疏风解表、祛痰止咳。佐药枳壳、木香宽胸除满;陈皮理气燥湿化痰;茯苓健脾渗湿以助消痰。四药合用,化痰与理气兼顾。使药甘草调和诸药。全方诸药合用,扶正以助驱邪,驱邪而不伤正,使元气复,风寒散,诸症得愈。

【性状】本品为棕褐色的水丸;气微,味微苦。

【用法用量】口服。一次 6~9g,一日 2~3 次。

【现代应用】老年人感冒、上呼吸道感染、急性支气管炎等属体弱感受风寒,内有痰湿者。

【使用注意】风热感冒者慎用。

点滴积累

1. 扶正解表剂,具有扶正解表作用,适用于素体虚弱,又感受外邪所致表证。
2. 败毒散长于发汗解表,散风祛湿,用于气虚外感风寒湿表证。参苏丸长于益气解表,理气化痰止咳,用于体虚感受风寒所致的感冒。

附:解表剂现代常用中成药简表

方名	组成	功效	主治	用法用量	规格
正柴胡饮颗粒	柴胡、防风、陈皮、赤芍、甘草、生姜	发散风寒,解热止痛	外感风寒初起。症见发热,恶寒,无汗,头痛,鼻塞,喷嚏,咽痒咳嗽,四肢酸痛;流感初起、轻度上呼吸道感染见有上述证候者	口服。①含糖颗粒,一次10g,一日3次;②无糖颗粒,一次3g,一日3次	每袋装①含糖颗粒10g;②无糖颗粒3g
通宣理肺丸	紫苏叶、前胡、桔梗、苦杏仁、麻黄、甘草、陈皮、半夏、茯苓、枳壳、黄芩	解表散寒,宣肺止嗽	风寒外束,肺气不宣所致感冒咳嗽。症见发热,恶寒,咳嗽,鼻塞流涕,头痛,无汗,肢体酸痛	口服。水蜜丸一次7g,大蜜丸一次2丸,一日2~3次	①水蜜丸,每100丸重10g;②大蜜丸,每丸重6g
通窍鼻炎片	炒苍耳子、防风、黄芪、白芷、辛夷、炒白术、薄荷	散风固表,宣通鼻窍	鼻渊。症见鼻塞,流涕,前额头痛	口服。一次5~7片,一日3次	薄膜衣片,每片重0.3g
午时茶颗粒	广藿香、紫苏叶、苍术、陈皮、厚朴、白芷、川芎、羌活、防风、山楂、炒麦芽、六神曲(炒)、枳实、柴胡、连翘、桔梗、前胡、红茶、甘草	祛风解表,化湿和中	外感风寒,内伤食积证。症见恶寒发热,头痛身楚,胸脘满闷,恶心呕吐,腹痛腹泻	口服。开水冲服,一次1袋,一日1~2次	每袋装6g
荆防颗粒	荆芥、防风、羌活、独活、川芎、柴胡、前胡、桔梗、茯苓、枳壳、甘草	解表散寒,祛风胜湿	外感风寒挟湿所致的感冒。症见头身疼痛,恶寒无汗,鼻塞流涕,咳嗽	口服。开水冲服,一次1袋,一日3次	每袋装15g

ER 4-2
习题

目标检测

一、简答题

1. 解表剂为何不宜久煎?
2. 简述桂枝汤中桂枝与白芍的用量比例,并说明其意义。
3. 银翘散为辛凉解表剂,方中为何配伍辛温的荆芥和淡豆豉?

二、实例分析

1. 患者,男,62岁,既往有高血压病史。几日前感寒,现症见恶寒发热,头身疼痛,鼻流清涕,咳嗽等症。自认是风寒感冒,到药店购药,请问在治疗风寒感冒的中成药中应为他推荐何药?不能推荐何药?为什么?

2. 下列三方均为同一组药物组成,请分析在制备桂枝汤颗粒剂时应选何组药物,并说明理由。

(1)桂枝 9g 芍药 9g 生姜 9g 炙甘草 6g 大枣 12 枚

(2)桂枝 18g 芍药 9g 生姜 9g 炙甘草 6g 大枣 12 枚

(3)桂枝 9g 芍药 18g 生姜 9g 炙甘草 6g 大枣 12 枚

第五章 泻下剂

ER 5-1

第五章
泻下剂
（课件）

导学情景

情景描述：

在日常生活中，便秘是常见的现象，通常表现为排便次数减少，每周少于 3 次，伴有粪便干硬和 / 或排便困难的症状。便秘不是一个独立的疾病，很多疾病及生活习惯不良都可能引起，在排除相关疾病以及调整饮食和作息习惯后，治宜选用泻下剂。

学前导语：

便秘是由各种原因引起的临床常见病症，给人们的生活造成诸多不便，甚至对身体产生危害，主要应用泻下剂来治疗。临床诊治过程中要根据便秘症状不同进行辨证选方、对证施治。本章将学习泻下剂各方剂的组成、功效、主治及临床应用等内容。

凡以泻下药为主，具有通导大便、荡涤积滞、攻逐水饮等作用，用治里实证的方剂，称为泻下剂。属八法中"下法"范畴。

根据里实证的成因不同及患者体质虚实之别，治法用药随之而异，因热而结者宜寒下，因寒而结者宜温下，因燥而结者宜润下，因水而结者宜逐水，此外虚实夹杂者，又宜攻补兼施，故本章将泻下剂分为寒下剂、温下剂、润下剂、逐水剂、攻补兼施剂五类。

使用注意：①表证未解、里实未成者，不宜用；②表证未解，里实已成者，应先解表后治里；③孕妇，以及产后、月经期及年老体弱者应慎用；④泻下剂易伤胃气，得效即止，不可过剂。

知识链接

泻下剂现代药理研究

泻下剂主要作用为刺激肠道，使蠕动增加，或增加肠容积，促进肠蠕动而致泻。有些药物多含脂肪油，有润滑缓泻等作用。此外还具有抗炎、解热、抗菌、利尿等作用。临床常用于治疗习惯性便秘、老年便秘、痔疮便秘、术后及产后便秘、急性肠梗阻、渗出性胸膜炎、肝硬化腹水等疾病。

第一节 寒下剂

寒下剂,具有泻热通便的作用,主要适用于里热积滞实证。症见大便不通,腹部胀满疼痛或痛而拒按,甚或高热谵语,或厥逆,舌苔黄厚,脉实有力等。

大 承 气 汤
《伤寒论》

【组成】大黄(酒洗)12g　厚朴(去皮,炙)24g　枳实(炙)12g　芒硝9g

【功效】峻下热结。

【主治】阳明腑实证。大便秘结,脘腹痞满而硬,疼痛拒按,手足濈然汗出,甚者日晡潮热,谵语,舌苔焦黄起刺,或焦黑燥裂,脉沉实。或热结旁流,下利清水,色纯青而臭秽,脐腹疼痛,按之坚硬有块,口干舌燥,脉滑实。或热厥、痉病和狂证而见有里热实证者。

【方解】本方证为实热积滞内结肠道,腑气不通所致。腑气不通则大便秘结,脘腹痞满而硬痛拒按;热盛津伤则舌苔焦黄起刺,或焦黑燥裂,形证俱实则脉象沉实有力。君药大黄苦寒泻热通便,荡涤肠胃。臣药芒硝咸寒,既助大黄泻热,又能软坚润燥,二药相须为用,荡涤腑实,体现了"釜底抽薪"之法。佐药厚朴行气除满;枳实消痞破结,二药既可调畅气机以消无形之气滞,又可助大黄、芒硝荡涤积滞。全方药力迅猛,泻下救阴,体现了"急下存阴"之法。

> **课堂活动**
> 大承气汤中大黄为什么要酒洗后下,芒硝为什么溶服?

热结旁流,"旁流"为假象,热结是本质,故用本方峻下热结,使"旁流"可止,乃属"通因通用"之法。

热厥,是以四肢厥冷为假象,里实热结为本质,故用寒下,使热结得下,厥逆可复,乃属"寒因寒用"之法。

【用法用量】用水适量,先煎厚朴、枳实,后下大黄,芒硝溶服。分温再服。得下,余勿服(现代用法:水煎,大黄后下,芒硝溶服)。

【现代应用】急性单纯性肠梗阻、粘连性肠梗阻、蛔虫性肠梗阻、急性胆囊炎、急性胰腺炎,以及某些热性疾病过程中出现高热、谵语、神昏、惊厥、发狂而见大便不通,苔黄脉实者。

【使用注意】气阴亏虚,或表证未解、燥结不甚者不宜使用;年老、体弱者慎用,孕妇禁用。

【附方】

1. **小承气汤(《伤寒论》)**　大黄(酒洗)12g、厚朴(去皮,炙)6g、枳实(炙)9g。水煎分两次温服。功效:轻下热结。主治:阳明腑实轻证。症见大便不通,谵语潮热,脘腹痞满,舌苔老黄,脉滑而疾;或痢疾初起,腹中胀痛,里急后重者。

2. **调胃承气汤(《伤寒论》)**　大黄(去皮,清酒洗)12g、甘草(炙)6g、芒硝12g。先煎大黄、甘草,煎成去渣,内芒硝,微火煮一二沸,一次温服之。功效:缓下热结。主治:阳明肠胃燥热证。症见大便不通,口渴心烦,蒸蒸发热;或腹中胀满,舌苔黄,脉滑数。

当归龙荟丸

《中华人民共和国药典》

【组成】当归(酒炙)100g　龙胆(酒炙)100g　芦荟 50g　青黛 50g　栀子 100g　黄连(酒炙)100g　黄芩(酒炙)100g　黄柏(盐炙)100g　大黄(酒炙)50g　木香 25g　人工麝香 5g

【功效】泻火通便。

【主治】肝胆火旺,实热内结证。症见心烦不宁,头晕目眩,耳鸣耳聋,胁肋疼痛,脘腹胀痛,大便秘结。

【方解】本方证为肝胆火旺,实火上攻,热结肠道所致。肝胆火旺,实火上攻,则心烦不宁,头晕目眩,耳鸣耳聋,胁肋疼痛;热结肠道,则脘腹胀痛,大便秘结。君药龙胆、大黄、芦荟既清泻肝胆之火,又通便泻热,导热下行。臣药黄芩、黄连、黄柏、栀子泻上、中、下三焦火邪,伍以大黄使实火从二便分消;青黛助龙胆清肝泻火。佐药当归补血养肝,兼以润肠。使药木香、麝香行气通窍。本方于清热泻火药中配以泻下药,清泻并举,则诸症可愈。

【规格】每 100 粒重 6g。

【性状】本品为黄绿色至深褐色的水丸;气微,味苦。

【用法用量】口服。一次 6g,一日 2 次。

【其他制剂】

1. 当归龙荟片(《中华人民共和国卫生部药品标准 中药成方制剂 第十册》)　每片重 0.5g。本品为灰褐色的片;气微香,味苦。口服,一次 4 片,一日 2 次。

2. 当归龙荟胶囊(《国家药监局单页标准》)　每粒装 400mg。本品为胶囊剂,内容物为灰褐色的颗粒;气微香、味苦。口服,一次 3 粒,一日 2 次。

【现代应用】高血压、黄疸性肝炎、白血病、精神分裂症等属肝胆火旺,实热内结者。

【使用注意】孕妇禁用。

> **知识链接**
>
> ### 当归龙荟丸的新用
>
> 　　早在 20 世纪 60—70 年代,当归龙荟丸就用来治疗慢性粒细胞白血病,起到了较好的治疗效果。后经对该丸剂的拆方研究,发现方中青黛对白血病小鼠 L7212 有抑制作用,又继临床和实验研究从青黛中分离出抗癌的有效成分靛玉红,用半合成或全合成靛玉红治疗白血病的研究获得成功。该研究在 1981 年获国家科学技术委员会发明奖三等奖。"古方新用"证明了中医药的古老智慧仍然适用于现代,体现了传承精华、守正创新的中医药发展理念,对于增强民族自信和文化自信具有重要意义。

凉　膈　散

《太平惠民和剂局方》

【组成】川大黄　芒硝　甘草(燔)各 600g　山栀子仁　薄荷叶(去梗)　黄芩各 300g　连翘 1 250g

【功效】泻火通便,清上泻下。

【主治】上、中二焦积热证。症见胸膈烦热,面赤唇焦,烦躁口渴,口舌生疮,或咽痛吐衄,便秘溲赤,舌红苔黄,脉滑数。

【方解】本方证为上、中二焦火热壅聚胸膈所致。热聚胸膈伤津,则胸膈烦热,身热口渴;火热上冲,则面赤唇焦,咽痛鼻衄,口舌生疮;燥热内结,不从下泻,则大便秘结,小便热赤;舌红苔黄,脉滑数均为火热之象。君药连翘重用,既能清热解毒,又能透散上焦之热。臣药黄芩、栀子清泄上焦郁热;芒硝、大黄荡涤中焦胃腑热结,四药相伍,令无形、有形之热得以分消。佐药薄荷、淡竹叶外疏内清。使药蜂蜜、甘草既能缓和芒硝、黄芩峻泻之力,又可调和脾胃。综观全方,清上与泻下并行,寓"上病下治""以泻代清"。

【用法用量】上药研为粗末。每服 6g,加淡竹叶 7 片,水煮,蜜少许,食后温服(现代用法:上药共为粗末,每服 6~12g,加淡竹叶 3g,水煎服,亦可作汤剂,用量按原方比例酌减)。

【其他制剂】

凉膈丸(《中华人民共和国卫生部药品标准 中药成方制剂 第二册》) 每 50 粒重 3g,每袋重 6g。本品为棕黄色的水丸;味咸苦。口服。一次 6g,一日 1 次。

【现代应用】口腔黏膜溃疡、急性扁桃体炎、急性牙周炎、鼻腔出血、胆囊炎、急性黄疸性肝炎等属上、中二焦积热者。

【使用注意】服本方得利下,当停服,以免损伤脾胃;孕妇及体虚者慎用。

点滴积累

1. 寒下剂,具有泻热通便的作用,主要适用于里热积滞实证。
2. 大承气汤长于峻下热结,用于阳明腑实证。当归龙荟丸长于泻肝胆实火而通便,用于肝胆火旺,实热内结。凉膈散长于清泄中、上焦实热而通便,用于上、中二焦积热证。

第二节 温下剂

温下剂,具有温里通便的作用,适用于里寒积滞。症见大便秘结,脘腹胀满疼痛,手足不温,脉沉紧。

温 脾 汤
《备急千金要方》

【组成】大黄 12g 附子 9g 干姜 6g 人参 6g 甘草 6g

【功效】攻下寒积,温补脾阳。

【主治】阳虚寒积证。症见便秘,腹痛喜温,手足不温,舌淡苔白,脉沉弦而迟。

【方解】本方证为脾阳不足,寒积中阻所致。寒积中阻肠间,腑气不通,则便秘、腹痛;脾阳不足,失于温煦,则手足不温,腹痛喜温。根据"非温则寒不开,非下则实不去"原则,君药附子辛热,温暖脾阳,散寒止痛;大黄苦寒,泻下通便,荡涤积滞。二药配伍,去其性,取其用,温下并用,以温里祛寒通便。臣药干姜温中祛寒。佐药人参益气健脾。使药甘草助人参益气,又调和药性。诸药合用,使脾阳复、寒邪去、积滞行,则诸症消。

课堂活动

温脾汤治寒积便秘,为何方中配伍苦寒之大黄?

【用法用量】上五味,咬咀,以水八升,煮取二升半,临熟下大黄,分三服(现代用法:水煎服,大黄后下)。

【现代应用】急性单纯性肠梗阻或不全梗阻、尿毒症等属脾阳不足,寒积内阻者。

【使用注意】大便秘结见里热实证者忌用;孕妇慎用。

点滴积累

1. 温下剂,具有温里通便的作用,主要用于里寒积滞证。
2. 温脾汤攻下冷积,温补脾阳,用于阳虚寒积便秘证。

第三节 润下剂

润下剂,具有润下通便的作用,适用于肠燥津亏,大便秘结证。症见大便干燥,难以排出,或兼身热口干,舌燥少津。

麻子仁丸
《伤寒论》

【组成】麻子仁 500g 芍药 250g 枳实(炙)250g 大黄 500g 厚朴(炙)250g 杏仁 250g

【功效】润肠泻热,行气通便。

【主治】胃肠燥热,肠道失润证。症见大便干结,腹微满,口干欲饮,舌苔微黄,脉数。

【方解】本方证为肠胃燥热,津液不足,肠失濡润所致。胃有燥热,脾之津液不足,脾受约束,津液不得四布,但渗于膀胱而不能濡润大肠,故见小便频数,大便干结。君药火麻仁质润多脂,功善润肠通便。臣药苦杏仁肃降肺气,润肠通便;白芍养血滋阴润肠。佐药大黄通便泻热,枳实、厚朴行气通腑。使药蜂蜜甘缓润肠,既助火麻仁润肠通便,又缓小承气汤攻下之力。纵观本方,即小承气汤加火麻仁、苦杏仁、白芍、蜂蜜而成,泻下药与润肠药并用,攻润结合,体现润下之法;用丸小量渐加,意在缓下,故为缓下之剂。

【用法用量】上六味,炼蜜为丸,如梧桐子大,饮服十丸,日三服。渐加,以知为度(现代用法:上药为末,炼蜜为丸,每服 9g,每日 1~2 次,温水送服)。

【其他制剂】

1. 麻仁胶囊(《中华人民共和国卫生部药品标准 新药转正标准 第二册》) 每粒装 0.35g。本品为深棕色至棕黑色颗粒状粉末;气香,味苦。口服,每次 2~4 粒,早、晚各一次,或睡前服用。

2. 麻仁合剂(《中华人民共和国卫生部药品标准 中药成方制剂 第十一册》) 本品为深棕色的液体;气香,味苦、微甜。有大量油脂浮于液面。口服,一次 10~20ml,一日 2 次。用时摇匀。

3. 麻仁软胶囊(《中华人民共和国卫生部药品标准 新药转正标准 第十五册》) 每粒装 0.6g。本品为深绿色软胶囊剂,内容物为棕褐色;气香,味苦涩。早晚口服,一次 3~4 粒,一日 2 次。小儿服用减半,并搅拌溶解在开水中加适量蜂蜜后服用。

【现代应用】习惯性便秘、痔疮术后便秘、老人便秘及妇人产后便秘等证属肠胃燥热者。

【使用注意】津亏血少之便秘,不宜久服;孕妇慎用。

【附方】

麻仁润肠丸(《中华人民共和国药典》) 火麻仁 120g、苦杏仁(炒)60g、大黄 120g、木香 60g、陈皮 120g、白芍 60g。口服。一次 1~2 丸,一日 2 次。功效:润肠通便。主治:肠胃积热。症见胸腹胀满,大便秘结。现常用于虚人便秘、老人肠燥便秘、产妇便秘、习惯性便秘、痔疮便秘等肠胃积热者。

济 川 煎
《景岳全书》

【组成】当归 9~15g　牛膝 6g　肉苁蓉 6~9g　泽泻 4.5g　升麻 1.5~3g　枳壳 3g

【功效】温肾益精,润肠通便。

【主治】肾精亏损,肠道失润证。症见大便秘结,小便清长,腰膝酸软,头目眩晕,舌淡苔白,脉沉迟。

【方解】本方证为肾阳虚弱,气不化津,肠失濡润所致。肾开窍于二阴而司二便,肾阳虚弱,则下元不温,气化无力,摄纳失司,开合失常,故小便清长而见大便秘结。腰为肾之

> 课 堂 活 动
> 济川煎为何方名为济川?

府,肾虚则腰膝酸软。治宜温肾养精,润肠通便。君药肉苁蓉温肾益精,暖腰润肠。臣药当归养血和血,润肠通便;牛膝补肝肾,强腰膝,性善下行。佐药枳壳下气宽肠而助通便;泽泻渗利小便而泄肾浊。尤妙在稍加升麻以升清阳,清阳升则浊阴自降,配合诸药,以加强通便之效。综观本方用药,是寓通于补,寄降于升之剂。方名"济川",乃济助河川之水以行舟之意。

【用法用量】水一盅半,煎七分,食前服(现代用法:作汤剂,水煎服)。

【现代应用】习惯性便秘、老年便秘、产后便秘等属于肾虚精亏肠燥者。

【使用注意】热结及阴虚便秘者慎用。

济川煎主治肾虚便秘,方中为何不用泻下药,反配伍升举之升麻?

济川煎主治肾虚便秘,其便秘是因肾阳虚,气不化津,肠道失润。治宜温肾通便,切不可妄投攻下之品,以伤正气。故方中用肉苁蓉温肾益精,润肠通便;当归养血和血,润肠通便,以温润治本,即"寓通于补之中"。其妙在稍加升举之升麻以升清阳,使清阳升而则浊阴自降,相反相成,以助通便,寓"欲降先升"之意。

通便灵胶囊

《中华人民共和国卫生部药品标准 中药成方制剂 第七册》

【组成】番泻叶 1 200g 当归 150g 肉苁蓉 150g

【功效】泻热导滞,润肠通便。

【主治】热结便秘、长期卧床便秘、一时性腹胀便秘、老年习惯性便秘。

【方解】本方证为血虚肠燥津枯引起的便秘。君药重用番泻叶既能泻热导滞,又能润燥通便。臣药当归养血润肠通便;肉苁蓉补益精血,润燥滑肠。诸药合用,共奏泻热导滞,养血润燥,滑肠通便之功。

【规格】每粒装 0.25g。

【性状】本品为黑褐色的颗粒或粉末;气微,味微苦、咸。

【用法用量】口服。一次 5~6 粒,一日 1 次。

【现代应用】功能性便秘属长期卧床、老年体虚、气血不足、胃肠蕴热所致。

【使用注意】服药期间忌食生冷、辛辣油腻之物;孕妇忌服。

苁蓉通便口服液

《中华人民共和国卫生部药品标准 新药转正标准 第十二册》

【组成】肉苁蓉 750g 何首乌 1 500g 枳实(麸炒)250g 蜂蜜 500g

【功效】滋阴补肾,润肠通便。

【主治】中老年人病后、产后虚型便秘及虚型习惯性便秘。

【方解】本方证为肾虚气弱或阴津耗伤,肠道失养。君药肉苁蓉甘咸质润而降,以润肠通便。臣药何首乌养血润燥通便;枳实导滞通便;蜂蜜润肠益脾胃。全方滋阴补肾,润肠通便。

【规格】①每瓶装 10ml;②每瓶装 100ml。

【性状】本品为深棕色液体;味甜、微苦涩。

【用法用量】口服。一次 10~20ml,一日 1 次,睡前或清晨服用。

【现代应用】功能性便秘属中老年人,以及病后、产后、气血阴阳亏虚所致。

【使用注意】肝功能不全者禁用;服用本药出现大便稀溏时应立即停服。

1. 润下剂,具有润下通便作用,适用于肠燥津亏,大便秘结证。
2. 麻子仁丸长于润肠泻热而通便,用于肠胃燥热,脾津不布之便秘证。麻仁润肠丸长于润肠泻热,
   行气通便,用于肠胃积热兼气滞者。济川煎长于温肾益精,润肠通便,用于肾虚精亏便秘。通便
   灵胶囊长于泻热导滞,润肠通便,用于气血不足、胃肠蕴热所致功能性便秘。苁蓉通便口服液长
   于滋阴补肾,润肠通便,用于气血阴阳亏虚所致功能性便秘。

第四节　逐水剂

　　逐水剂,具有攻逐水饮的作用,适用于水饮壅盛于里的实证,症见胸腔积液、腹水,二便不利,脉实有力等证。

十　枣　汤
《伤寒论》

　　【组成】芫花(熬)　甘遂　大戟各等分

　　【功效】攻逐水饮。

　　【主治】悬饮。症见咳唾胸胁引痛,心下痞硬,干呕短气,头痛目眩,或胸背掣痛不得息,舌苔白滑,脉沉弦。

　　水肿。症见一身悉肿,尤以身半以下为重,腹胀喘满,二便不利,脉沉实。

　　【方解】本方证为水饮壅盛于里,停于胸胁,或内停脘腹,或外溢肌肤所致。饮停胸胁,上迫犯肺,故胸胁引痛,咳唾短气,甚或胸背掣痛不得息;水停心下,气结于中,胃失和降,则心下痞硬,干呕;饮邪停聚,上扰清阳,则头痛目眩;若饮停脘腹,则腹胀喘满,二便不利;若水饮泛溢肌肤,则见全身水肿;饮邪壅盛,水性趋下,则身半以下为重;苔滑脉沉弦,均为内有水饮之象。君药甘遂善逐经隧之水湿。臣药大戟善泻脏腑之水邪;芫花善消胸胁伏饮痰癖。三药合而用之,将胸腹积水攻逐体外,疗效迅速。然三药逐水力猛,且有毒,佐以大枣 10 枚煎汤送服,一则取其甘缓之性,既缓其烈性,又制其毒性;二则益气护胃,使下不伤正;三则补脾以制水,邪正兼顾。寓有深意,故以"十枣"名之。

　　【用法用量】三味等分,各别捣为散。以水一升半,先煮大枣肥者十枚,取八合去滓,内药末。强人服一钱匕,羸人服半钱,温服之,平旦服。若下后病不除者,明日更服,加半钱,得快下利后,糜粥自养(现代用法:上三味各等分为末,或装入胶囊,每服 0.5~1g,每日 1 次,以大枣 10 枚煎汤送服,清晨空腹服。得下之后,服糜粥以调养胃气)。

【其他制剂】

十枣丸(《中华人民共和国卫生部药品标准 中药成方制剂 第七册》) 每50粒重约3g。本品为褐色的水丸;气微,味辛,微甘。口服,一次3g,一日1~2次;或遵医嘱。

【现代应用】 渗出性胸膜炎、肝硬化腹水、肾炎水肿,以及晚期血吸虫病所致的腹水等属水饮内停里实证者。

【使用注意】 本方为逐水峻剂,用时宜从小量开始,逐渐加量,中病即止,勿使过剂。年老体虚慎用。孕妇忌服。忌与甘草配伍。

> **点滴积累**
>
> 1. 逐水剂,具有攻逐水饮的作用,主要用于水饮壅盛于里的实证。
> 2. 十枣汤攻逐水饮力猛,用于悬饮、水肿实证。

第五节　攻补兼施剂

攻补兼施剂,具有泻下通便、扶正补虚的作用,适用于里实正虚之大便秘结证。症见大便秘结,脘腹胀满而兼气血阴津不足之证。

增液承气汤
《温病条辨》

【组成】 玄参30g　麦冬24g　细生地黄24g　大黄9g　芒硝4.5g

【功效】 滋阴增液,泄热通便。

【主治】 阳明热结阴亏证。症见大便秘结,下之不通,脘腹胀满,口干唇燥,舌红苔黄,脉细数。

【方解】 本方证为阳明温病,热结肠胃,津液不足所致。热伤阴津,肠道失去濡润,则大便秘结,此属"无水舟停"之证。君药玄参养阴清热,润肠通便。臣药麦冬、生地黄,甘寒养阴生津润燥。三药合用为"增液汤",滋阴清热,润燥

> **课堂活动**
> 何为"增水行舟"?

滑肠,以"增水"。佐药大黄、芒硝泻热软坚,润燥通便,以"行舟"。诸药合用,滋阴增液,润肠通便,即"增水行舟"之意,为攻补兼施之剂。本方是由增液汤与调胃承气汤(去甘草)而来,故曰增液承气汤。

【用法用量】 水八杯,煮取三杯,先服一杯,不知,再服(现代用法:水煎服,芒硝溶服)。

【现代应用】 习惯性便秘、痔疮便秘、流行性出血热少尿期、大叶性肺炎、颅脑术后昏迷等证属阴虚热结便秘者。

【使用注意】服药期间忌食生冷、辛辣油腻之物；虚寒性便秘禁用。

> **点滴积累**
>
> 1. 攻补兼施剂，具有泻下通便、扶正补虚的作用，适用于里实正虚之大便秘结证。
> 2. 增液承气汤长于滋阴增液，泄热通便，主用于热结阴亏便秘证。

附：泻下剂现代常用中成药简表

方名	组成	功效	主治	用法用量	规格
舟车丸	甘遂、大戟（醋炒）、芫花（醋炒）、大黄、木香、槟榔、青皮、陈皮（去白）、牵牛、轻粉	行气逐水	水停气滞所致水肿。症见蓄水腹胀，四肢浮肿，胸腹胀满，停饮喘急，大便秘结，小便短少	口服。一次 3g，一日 1 次	每袋装 3g
大黄清胃丸	大黄、木通、槟榔、黄芩、胆南星、羌活、滑石粉、白芷、牵牛子（炒）、芒硝	清热通便	胃火炽盛。症见口燥舌干，头痛目眩，大便燥结	口服。一次 1 丸，一日 2 次	每丸重 9g
九制大黄丸	大黄、黄酒	通便润燥，消食化滞	肠胃滞热。症见牙痛口苦，舌干，大便燥结，小便赤黄	口服。一次 6g，一日 1 次	每袋装 6g
增液口服液	玄参、生地黄、麦冬	养阴生津，增液润燥	高热后，阴津亏损之便秘证。症见便秘，兼见口渴咽干，口唇干燥，小便短赤，舌红少津等	口服。一次 20ml，一日 3 次	每支装 10ml
尿毒清颗粒	大黄、黄芪、桑白皮、苦参、白术、茯苓、白芍、制何首乌、丹参、车前草、半夏、柴胡、菊花、甘草	通脐降浊，健脾利湿，活血化瘀	脾肾亏损，湿浊内停，瘀血阻滞证。症见少气乏力，腰膝酸软，恶心呕吐，肢体浮肿，以及慢性肾衰竭、氮质血症期及尿毒症期	口服。温开水冲服，一日 4 次，6、12、18 时各服 1 袋，22 时服 2 袋，每日最大量为 8 袋，两次服药量间隔勿超过 8 小时	每袋装 5g

ER 5-2 习题

ER 5-3 复习导图

目标检测

一、简答题

1. 当归龙荟丸主治何证？方中龙胆、大黄、黄连、黄芩为何要酒炙？

2. 简述大黄配芒硝、大黄配附子、大黄配火麻仁的作用特点。

3. 济川煎与苁蓉通便口服液均治肾虚便秘，两者有何异同？

二、实例分析

某患者，数日不大便，脘腹胀满疼痛，苔黄厚而干，脉沉实有力。经医生诊治后，开具处方：大黄 15g　厚朴 10g　枳实 15g　芒硝 10g。请问医生开具的处方为何方？方药如何煎煮？为什么？

第六章　和解剂

学习目标

1. **掌握**　小柴胡汤、四逆散、逍遥散的药物组成、功效、主治、配伍意义、临床应用及用法用量、使用注意；大柴胡汤的功效、主治、临床应用及用法用量、使用注意；能对方剂与中成药进行基本的处方分析。
2. **熟悉**　痛泻要方、防风通圣散的功效、主治及临床应用；和解剂概述内容。
3. **了解**　香附丸的方名、功效、主治、剂型。

导学情景

情景描述：

　　患者，女，19 岁。主诉：腹泻时作 3 年，近 3 日加重。病史：3 年来，每因精神紧张或情志不畅即腹痛泄泻，3 天前因期末考试紧张，又出现腹泻，大便日行 3~5 次，便前腹痛肠鸣，泻后痛减，胸胁作胀，不思饮食，舌淡苔白，脉弦。前来就诊，医生诊断为泄泻（肝脾不和），治宜调和肝脾。

学前导语：

　　"和"即和解、调和之义，是临床应用非常广泛的一种治法。和解的目的是营造机体和谐的内环境，使表里、脏腑、气血、阴阳不和之证归于平衡，达到以平为期。本章将学习和解剂各方剂的组成、功效、主治及临床应用等内容。

　　凡具有和解少阳、调和肝脾、表里双解等作用，治疗伤寒邪在少阳、肝脾不和及表里同病的方剂，统称为和解剂。属八法中"和法"范畴。

　　和解剂原为足少阳胆经的病证而设，故宜和解少阳，少阳属胆，胆附于肝，肝胆受邪，自身功能失调，常常相互影响，累及脾胃，易致肝脾不和；若太阳、少阳之邪未解，又内传阳明，易致表里同病。故本章方剂分为和解少阳剂、调和肝脾剂和表里双解剂三类。

　　和解剂作用虽然平和，但仍以祛邪为主，凡邪在肌表，未入少阳，或邪已入里，阳明热盛者，皆不宜使用和解剂。

知识链接

和解剂的特点

　　和解剂为中医治法"八法"中之"和法"范畴。其组方配伍较为独特，是以五脏和谐为治疗根本。方药配伍常常祛邪与扶正、透表与清里、疏肝与调脾、温里与清热、解表与治里等法兼施，使表里寒热虚实、脏腑气血阴阳的偏盛偏衰归于平衡。全方无明显寒热补泻之偏，作用平和，照顾全面，主要是利用药物的疏通、调和作用，以达到祛除病邪的目的。和解剂最能体现中医辨证论治和中医"和"文化特色。

第一节　和解少阳剂

和解少阳剂,适用于少阳病,症见往来寒热,心烦喜呕,默默不欲饮食,胸胁苦满,口苦咽干,目眩等。

小 柴 胡 汤
《伤寒论》

【组成】柴胡 24g　黄芩 9g　人参 9g　半夏 9g　炙甘草 9g　生姜 9g　大枣 4 枚

【功效】和解少阳。

> **课 堂 活 动**
> 小柴胡汤中的"和法"体现在哪些方面?

【主治】伤寒少阳证。症见往来寒热,胸胁苦满,默默不欲饮食,心烦喜呕,口苦咽干,舌苔薄白,脉弦。或热入血室,黄疸、疟疾及内伤杂病见少阳证者。

【方解】本方证为正虚邪犯,邪入少阳所致。少阳位于表里之间,邪犯少阳,徘徊于半表半里之间,故往来寒热;邪在少阳,胆气不利,化热犯胃,则胸胁苦满,默默不欲饮食,心烦喜呕,口苦咽干。君药柴胡功善透疏,既透少阳半表之邪外出,又善疏肝解郁,为治少阳病之专药。臣药黄芩苦寒,清泄少阳半里之热。君臣相合,外透内清,和解少阳。佐药半夏、生姜和胃降逆止呕,且生姜又制半夏毒性;人参、大枣健脾扶正,既防病邪内传,又防肝病犯脾。使药甘草助人参、大枣扶正,又调和药性。诸药合用,补中扶正,和胃降逆,和解少阳。

【用法用量】上七味,以水一斗二升,煮取六升,去滓,再煎,取三升,温服一升,日三服(现代用法:水煎服)。

【其他制剂】

1. **小柴胡片**(《中华人民共和国药典》)　每片重 0.4g。本品为灰棕色至黑褐色的片;或为薄膜衣片,除去包衣后显灰棕色至黑褐色;气微,味甜、微苦。口服。一次 4~6 片,一日 3 次。

2. **小柴胡颗粒**(《中华人民共和国药典》)　①每袋装 10g;②每袋装 4g(无蔗糖);③每袋装 2.5g(无蔗糖)。本品为黄色至棕褐色的颗粒;味甜。或为棕黄色的颗粒,味淡、微辛(无蔗糖)。开水冲服。一次 1~2 袋,一日 3 次。

3. **小柴胡泡腾片**(《中华人民共和国药典》)　每片重 2.5g。本品为浅棕色至黄棕色的片,表面有不均匀的深色斑点;味酸甜。温开水冲溶后口服。一次 1~2 片,一日 3 次。

4. **小柴胡胶囊**(《中华人民共和国药典》)　每粒装 0.4g。本品为硬胶囊,内容物为灰棕色至黑褐色的颗粒及粉末;气微,味甜、微苦。口服。一次 4 粒,一日 3 次。

【现代应用】感冒发热、消化性溃疡、急慢性胆囊炎、胆石症、急性胰腺炎、疟疾、胸膜炎、淋巴结炎、急性乳腺炎等属少阳证者。

【使用注意】风寒表证者不宜使用。

和解少阳剂具有和解少阳之功,主要用于邪在少阳之半表半里证,症见往来寒热,胸胁苦满等证,代表方剂小柴胡汤。其治疗在于调和枢机,使人体达到"和合"的状态,即"阴平阳秘"的状态。

第二节　调和肝脾剂

调和肝脾剂,适用于肝脾不和证。其证多由肝气郁结,横逆犯脾;或因脾虚不运,肝木乘脾所致。症见胸闷胁痛,脘腹胀满,不思饮食,大便泄泻。

四　逆　散
《伤寒论》

【组成】炙甘草 6g　枳实 6g　柴胡 6g　白芍 6g

【功效】透邪解郁,疏肝理脾。

【主治】阳郁厥逆证。症见手足不温,或身微热,或咳,或悸,或小便不利,或腹痛,或泄利,脉弦。或肝脾不和证,胁肋胀闷,脘腹疼痛,脉弦。

【方解】本方证为肝脾气滞,阳气被郁,不达四末所致。阳郁不达四末,则手足不温,或身微热;肝郁脾滞,气机不畅,则胁肋胀闷,脘腹疼痛,或泄利下重,脉弦。君药柴胡入肝胆经,疏肝解郁,透热外出。臣药白芍敛阴养血,柔肝缓急,君臣相配以养肝体,复肝用。佐药枳实理气破滞而畅脾运,与柴胡相伍,升降互用,疏畅气机。使药甘草调和诸药,益脾和中。诸药合用,共成疏肝理脾之剂。

【用法用量】上四味,捣筛,白饮和服方寸匕,日三服(现代用法:作汤剂,水煎服)。

【现代应用】慢性肝炎、胆囊炎、胆石症、胆道蛔虫症、肋间神经痛、胃溃疡、胃炎、胃肠神经症、附件炎、输卵管阻塞、急性乳腺炎等属肝胆气郁,肝脾不和者。

【使用注意】孕妇忌服。

逍　遥　散
《太平惠民和剂局方》

【组成】柴胡 9g　白芍 9g　当归 9g　茯苓 9g　白术 9g　甘草 4.5g

【功效】疏肝解郁,养血健脾。

【主治】肝郁血虚脾弱证。症见两胁作痛,头痛目眩,神疲食少,口燥咽干,或往来寒热,或月经不调,乳房胀痛,脉弦而虚者。

【方解】本方证为肝郁血虚,脾失健运所致。肝气郁结,气郁化火,则两胁胀痛,或乳房胀痛,口燥咽干，头痛目眩；脾弱不运，则神疲食少；肝郁血虚，冲任失调，则月经不调。君药柴胡入肝经，疏肝解郁。臣药白芍养血敛阴，柔肝缓急；当归养血补肝。三药合用，疏肝、养肝、柔肝并举，重在治肝。佐药白术、茯苓、甘草健脾益气。三药合用，重在治脾，既实土抑木，又使气血生化有源。薄荷少许，助柴胡透达肝经郁热；煨姜降逆和中，辛散达郁；甘草调和诸药，兼作使药。诸药合用，疏肝实脾，气血兼顾，疏养并施。

【用法用量】上为粗末，每服二钱，水一大盏，烧生姜一块切破，薄荷少许，同煎至七分，去滓热服，不拘时候（现代用法：共为散，每服 6~9g，煨姜、薄荷少许，共煎汤温服，一日 3 次。亦可作汤剂，水煎服，用量按原方比例酌减。亦有丸剂，每服 6~9g，一日 2 次）。

【其他制剂】

1. **逍遥丸**（《中华人民共和国药典》） ①小蜜丸，每 100 丸重 20g，大蜜丸，每丸重 9g。本品为棕褐色的小蜜丸或大蜜丸；味甜。口服。小蜜丸一次 9g，大蜜丸一次 1 丸，一日 2 次。②水丸为黄棕色至棕色水丸，或黑棕色水丸；味甜。口服。一次 6~9g，一日 1~2 次。③浓缩丸，每 8g 相当于饮片 3g。为亮黑色的浓缩丸；气微，味甜、辛而后苦。口服。一次 8 丸，一日 3 次。

2. **逍遥颗粒**（《中华人民共和国药典》） ①每袋装 15g；②每袋装 4g；③每袋装 5g；④每袋装 6g；⑤每袋装 8g。本品为浅黄色至黄棕色颗粒；气微香，味甜或味淡。开水冲服。一次 1 袋，一日 2 次。

3. **逍遥片**（《中华人民共和国药典》） 每片重 0.35g。本品为薄膜衣片，除去包衣后显黄棕色至棕褐色；气香，味微苦。口服。一次 4 片，一日 2 次。

4. **逍遥胶囊**（《中华人民共和国药典》） 每粒装① 0.4g；② 0.34g。本品为硬胶囊，内容物为黄棕色至棕褐色的颗粒和粉末；气香，味微苦。口服。［规格①］一次 5 粒，［规格②］一次 4 粒，一日 2 次。

【现代应用】慢性肝炎、肝硬化、胃及十二指肠溃疡、慢性胃炎、胃肠神经症、急慢性乳腺炎、乳腺小叶增生、围绝经期综合征、经前期紧张综合征、癔症、盆腔炎、不孕症等证属肝郁血虚脾弱者。

【使用注意】孕妇忌服。

> **知识链接**
>
> **逍遥散的由来**
>
> 逍遥散出自宋代，为《太平惠民和剂局方》创制的名方。它脱胎于医圣张仲景的四逆散、当归芍药散。后人将其广泛地应用于内、外、妇、儿、五官等各科病证，尤其备受妇科、精神科医生所推崇，被清代著名医学家叶桂称为"女科圣药"。目前研究发现逍遥散具有确切而广泛的临床治疗效果，尤其是治疗抑郁性神经症、疲劳综合征及心脑血管病、糖尿病、肿瘤等疾病继发的抑郁状态。因其疏肝解郁效果显著，服之使人气血调和，精神爽快，人无病痛之忧，故有"逍遥"之美称。

【附方】

加味逍遥丸（《内科摘要》） 柴胡 6g、白芍 6g、当归 6g、茯苓 6g、白术 6g、甘草 3g、栀子 3g、牡丹皮 3g。水煎服。功效：疏肝清热，健脾养血。主治：肝郁血虚内热证。症见烦躁易怒，或自汗盗汗,或头痛目涩,或颊赤口干,或月经不调,少腹胀痛,或经期吐衄,舌红苔薄黄,脉弦虚数。

痛 泻 要 方
《丹溪心法》

【组成】白术(炒)9g　白芍(炒)6g　陈皮(炒)4.5g　防风 3g

【功效】补脾柔肝,祛湿止泻。

【主治】脾虚肝旺之痛泻。症见肠鸣腹痛,大便泄泻,泻必腹痛,泻后痛缓,反复发作,舌苔薄白,脉两关不调,左弦而右缓者。

【方解】本方证为脾虚肝乘,肝脾不和,脾运失常所致。脾气素虚,复因情绪的变化,脾受肝制,致升降运化失常,清浊不分,而致痛泻。君药白术补脾燥湿。臣药白芍柔肝缓急止痛,与白术相配,土中泻木,体现了"扶土抑木"之法。佐药陈皮理气燥湿,醒脾和胃。佐使药防风,助白术、白芍散肝舒脾,又胜湿止泻。四药相合,泻肝补脾,扶土抑木,以治痛泻。

【用法用量】上细切,分作八服,水煎或丸服(现代用法:作汤剂,水煎服,用量按原方比例酌减)。

【现代应用】急性肠炎、慢性结肠炎、肠易激综合征、溃疡性结肠炎、小儿消化不良等证属脾虚肝旺者。

【使用注意】脾肾阳虚者慎用本方。

香 附 丸
《中华人民共和国药典》

【组成】香附(醋制)300g　当归 200g　川芎 50g　白芍(炒)100g　熟地黄 100g　白术(炒)100g　砂仁 25g　陈皮 50g　黄芩 50g

【功效】疏肝健脾,养血调经。

【主治】肝郁血虚,脾失健运所致的月经不调、月经前后诸证。症见经行前后不定期,经量或多或少,有血块,经前胸闷、心烦、双乳胀痛、食欲不振。

【方解】本方证为肝郁血虚,脾失健运所致。肝血不足,疏泄不利,则月经后期,胸闷,乳房胀痛;肝郁化火,扰动冲任则月经先期;脾虚不运,则食欲不振。君药香附疏肝理气,调经止痛。臣药白芍、熟地黄滋阴补血以柔肝;当归、川芎养血和血以调经,四药合之为四物汤,以养血柔肝调经。佐药白术甘温益气,培补脾胃;砂仁、陈皮理气化湿,健脾和胃,以助化源;使药黄芩清泄郁热。诸药合用,使血旺肝舒脾健,气血畅达,共达理气养血之效。

【规格】①水蜜丸,每 10 丸重 1g;②大蜜丸,每丸重 9g。

【性状】本品为棕褐色水蜜丸或大蜜丸;气香,味微甘、微苦辛。

【用法用量】用黄酒或温开水送服。水蜜丸一次 9~13g,大蜜丸一次 1~2 丸,一日 2 次。

【现代应用】急慢性乳腺炎、乳腺小叶增生、围绝经期综合征、经前期综合征、盆腔炎等证属肝郁血虚,脾失健运者。

【使用注意】外感发热者不宜服用。

> **点滴积累**
>
> 1. 调和肝脾剂,具有疏肝健脾或理脾的作用,用治肝脾不和之证。
> 2. 四逆散为疏肝理脾之剂,用于阳郁厥逆,肝郁脾滞证。逍遥散为疏肝健脾养血之剂,用于肝郁血虚脾弱之情志不畅,胁痛,食少,月经不调。痛泻要方为补脾柔肝,祛湿止泻之剂,用于脾虚肝旺之痛泻。香附丸为疏肝理气,养血调经之剂,用于肝郁血虚,脾失健运所致的月经不调、月经前后诸症。

第三节　表里双解剂

表里双解剂,具有表里同治、内外双解的作用,用于表里同病。此时单纯解表,则在里之邪不去,单纯治里,则在表之邪不解,唯有表里同治,方可治愈。

大柴胡汤
《金匮要略》

【组成】柴胡 15g　生姜 15g　黄芩 9g　白芍 9g　半夏 9g　枳实 9g　大枣 4 枚　大黄 6g

【功效】和解少阳,内泻热结。

> **课堂活动**
> 小柴胡汤和大柴胡汤有何联系?

【主治】少阳阳明合病。症见往来寒热,胸胁苦满,呕不止,郁郁微烦,心下痞硬,或心下满痛,大便不解或下利,舌苔黄,脉弦数有力。

【方解】本方证为少阳邪热未解,邪入阳明化热成实所致。少阳邪热未解而加重,则见往来寒热,胸胁苦满之证,呕不止,郁郁微烦;邪热初入阳明,但里实不甚,则心下满痛,大便不解或协热下利。君药柴胡专入少阳,和解清热,以除少阳之邪。臣药黄芩清解少阳郁热,两者合用,和解清热,以除少阳之邪;大黄泻热通腑;枳实行气消痞,与大黄合用,内泻阳明热结。佐药白芍柔肝缓急止痛;半夏、生姜和胃降逆止呕。使药大枣和中益气,调和药性。本方系小柴胡汤与小承气汤两方加减合成,是和解与泻下并用之剂。其作用较小柴胡汤为强,故名"大柴胡"汤。

【用法用量】上八味,以水一斗二升,煮取六升,去滓,再煎,温服一升,日三服(现代用法:水煎温服)。

【现代应用】急性胰腺炎、急性胆囊炎、胆石症、胃及十二指肠溃疡等属少阳阳明合病者。

【使用注意】脾胃虚弱者慎用。

防风通圣散
《宣明论方》

【组成】防风 6g　荆芥穗 3g　薄荷 6g　麻黄 6g　大黄 6g　芒硝 6g　栀子 3g　滑石 20g　桔梗 12g　石膏 12g　川芎 6g　当归 6g　白芍 6g　黄芩 12g　连翘 6g　甘草 10g　白术 3g

【功效】疏风解表,清热通便。

【主治】风热壅盛,表里俱实证。症见憎寒壮热,头目昏眩,目赤睛痛,口苦而干,咽喉不利,胸膈痞闷,咳呕喘满,涕唾稠黏,大便秘结,小便赤涩,舌苔黄腻,脉数有力。并治疮疡肿毒,肠风痔漏,瘾疹等。

【方解】本方证为外感风邪,内有积热,表里俱实所致。风邪在表,则恶寒壮热,头痛无汗;内有蕴热,则口苦咽干,小便短赤,大便秘结;若风热壅滞肌肤,则见疮疡肿毒,丹斑瘾疹。君药麻黄、荆芥穗发汗解表。臣药防风、薄荷疏风解表,助麻黄、荆芥穗解表,使风从表解;黄芩、石膏清泄肺胃;桔梗、连翘清宣上焦,以清上中二焦之邪热;大黄、芒硝通腑泄热;滑石、栀子利湿清热,四药合用,使在里之积热从二便而解。佐药川芎、白芍、当归养血和血滋阴,防汗、清、下伤正;白术、生姜益气和中。使药甘草调和诸药。诸药合用,上下分消,表里并治,攻补兼施,使汗不伤表,下不伤里,补不留邪,为表里、气血、三焦通用之剂。

【用法用量】上为末。每服 6g,水一大盏,加生姜三片,煎至六分,温服(现代用法:作汤剂,滑石包煎,加生姜三片,水煎服)。

【其他制剂】

1. **防风通圣丸(《中华人民共和国药典》)**　水丸,每 20 丸重 1g。本品为包衣或不包衣的水丸,丸芯颜色为浅棕色至黑褐色;味甘、咸、微苦。口服。一次 6g,一日 2 次。

2. **防风通圣颗粒(《中华人民共和国药典》)**　每袋装 3g。本品为棕黄色至棕褐色的颗粒;气香,味甘、咸、微苦。口服。一次 1 袋,一日 2 次。

【现代应用】感冒、头面部疖肿、急性结膜炎、高血压、肥胖症、习惯性便秘、痔疮、荨麻疹、接触性皮炎、药疹、湿疹、疱疹、皮肤瘙痒症等,属风热壅盛,表里俱实者。

【使用注意】孕妇慎用。

点滴积累

1. 表里双解剂,具有表里同治,内外双解的作用,主治表里同病。
2. 大柴胡汤为解表攻里之剂,用治少阳、阳明合病;防风通圣散是解表、清里、攻下合用,用治风热壅盛,表里俱实证。

附: 和解剂现代常用中成药简表

方名	组成	功效	主治	用法用量	规格
少阳感冒颗粒	柴胡、黄芩、人参、甘草、半夏、干姜、大枣、青蒿	解表散热,和解少阳	外感病邪犯少阳证。症见寒热往来,胸胁苦满,食欲不振,心烦喜呕,口苦咽干	口服。一次1袋,一日2次,小儿酌减	颗粒剂,每袋8g
葛根芩连片	葛根、黄芩、黄连、炙甘草	解肌清热,止泻止痢	湿热蕴结所致的泄泻、痢疾。症见身热烦渴、下痢臭秽、腹痛不适	口服。一次3~4片,一日3次	①素片每片重0.3g;②素片每片重0.5g;③糖衣片(片心重0.3g);④薄膜衣片每片重0.3g
双清口服液	大青叶、金银花、连翘、郁金、知母、广藿香、甘草、地黄、桔梗、石膏	清透表邪,清热解毒	风温肺热,卫气同病。症见发热兼微恶风寒,咳嗽,痰黄,头痛,舌红苔黄或兼白,脉滑数或浮数,以及急性支气管炎见上述证候者	口服。一次20ml,一日3次	每支10ml

习题

复习导图

目标检测

一、简答题

1. 简述小柴胡汤中柴胡与黄芩的配伍意义。

2. 简述逍遥散的配伍特点。

3. 逍遥散是如何体现"疏肝实脾"治疗法则的?

4. 小柴胡汤、逍遥散两方均以柴胡为君,请分析柴胡在两方中的用量有何不同,并说明原因。

5. 香附丸中香附为何要醋制?

二、实例分析

1. 下列方剂为何方? 请分析方中药物采用何种炮制方法,并说明原因。

   白术 6g 白芍 6g 陈皮 4.5g 防风 3g

2. 患者,女,46岁。始恼怒后觉心胸满闷,不欲饮食。后又外感风寒,往来寒热,休作有时伴见胸胁苦满,头痛身疼。脉弦,舌苔白滑。为少阳受邪,气郁不舒,枢机不利之证。应选用何方进行治疗? 方中药物配伍意义如何?

3. 患者,女,38岁。患者自述近半年来工作压力较大,易烦躁。两胁胀痛,每遇情绪波动或劳累后加重。同时伴乳房胀痛,月经周期紊乱,不思饮食。就诊时,面色微黄,舌淡红,苔薄白,脉弦。中医诊断为肝郁血虚脾弱证,应选用何方进行治疗? 方中药物配伍意义如何?

第七章　清热剂

学习目标

1. **掌握** 西黄丸、龙胆泻肝汤、导赤散、六一散的药物组成、功效、主治、配伍意义、临床应用及用法用量、使用注意；白虎汤、清营汤、黄连解毒汤、普济消毒饮、牛黄解毒片、清胃散、十滴水、青蒿鳖甲汤的功效、主治、临床应用及用法用量、使用注意；能对方剂与中成药进行基本的处方分析。
2. **熟悉** 犀角地黄汤、清热解毒口服液、六神丸、一清颗粒、牛黄至宝丸、芩连片、左金丸、黄连上清丸、清暑益气汤、六合定中丸的功效、主治及临床应用；清热剂概述内容。
3. **了解** 银黄口服液、梅花点舌丸、新雪颗粒、抗癌平丸、甘露消毒丸的方名、功效、主治、剂型。

导学情景

情景描述：

　　某中年男士，一周前突然出现耳鸣，伴有面色红赤、失眠多梦、心烦口苦、舌红、苔黄腻。自行到药房购药，药师了解病情后，推荐使用龙胆泻肝丸；这时另外一名女士也到药房，描述自己腰部及臀部有许多水疱，如串珠状，灼热刺痛难忍。药师通过了解，还伴有口苦咽干、烦躁易怒、小便黄等症状，也推荐使用龙胆泻肝丸。中年男士看到自己和该女士症状完全不一样，药师却推荐使用相同的药物，表示不理解。药师耐心地向两位患者解释各自的病情和龙胆泻肝丸的功效主治后，两位患者都购买了该药，服用 3 天后都见到了明显的效果。

学前导语：

　　上述男患者以耳鸣为主症，伴有面色红赤、失眠多梦、心烦口苦、舌红、苔黄腻，辨证为肝胆实火上炎；而女患者以腰部及臀部疱疹，如串珠状，灼热刺痛难忍为主症，伴有口苦咽干、烦躁易怒、小便黄，辨证为肝胆湿热证。上述两位患者虽然症状不同，但均以肝胆湿热为主要病机。中医治疗疾病最主要的是抓病机，病机相同，治亦相同，因此均选用具有清肝胆湿热的龙胆泻肝丸予以治疗。本章将学习清热剂各方剂的组成、功效、主治及临床应用等内容。

　　凡以清热药为主，具有清热、泻火、凉血、解毒等作用，用以治疗里热证的方剂称为清热剂。属"八法"中"清法"的范畴。

　　因里热有在气分、血分、脏腑等的不同，又有虚热与实热之别，故清热剂分为清气分热剂、清营凉血剂、清热解毒剂、清脏腑热剂、清热祛暑剂、清虚热剂六类。

　　使用注意：①辨别热证所在部位及热证之真假、虚实；②注意护胃保津，因寒凉药物易伤阳败胃，应中病即止，勿过量使用；③如邪热炽盛，服寒凉药入口即吐者，为格拒不纳之象，可加姜汁数滴，或采用凉药热服的方法。

清热剂现代研究

　　本类方药具有解热、抗菌、抗病毒、抗炎、调节免疫功能等作用。多用于治疗病毒性感染、细菌性感染、非感染性疾病而有热象者。此外，清热解毒剂尚有一定抗肿瘤的作用。

第一节　清气分热剂

　　清气分热剂，具有清热泻火、生津止渴等作用，适用于气分热盛证。症见壮热面赤，多汗烦渴，脉洪大或滑数。

白　虎　汤
《伤寒论》

　　【组成】石膏 50g　知母 18g　粳米 9g　炙甘草 6g

　　【功效】清热生津。

　　【主治】气分实热证。症见壮热头痛，烦渴引饮，面赤恶热，大汗出，舌红苔黄，脉洪大有力或滑数。

　　【方解】本方证为伤寒化热或温邪入里，里热炽盛所致。里热内盛，既热灼津伤，又逼津外泄，则以"大热、大渴、大汗、脉洪大"为其用方要点。君药石膏辛甘大寒，入

> **课堂活动**
> 粳米在白虎汤中的作用是什么？

肺胃二经，既清肺胃邪热，解肌透热，又可生津止渴。臣药知母苦寒质润，既助石膏清泻里热，又滋阴润燥，除烦止渴。石膏与知母相须为用，清热生津之功倍增。佐药粳米、炙甘草益胃护津，并可防石膏、知母过寒伤胃，炙甘草兼以调和诸药为佐使药。四药合用，泻火之中寓有生津之效，清热而无苦寒燥津之弊，使邪热清解，津液恢复，则诸症自除。

　　【用法用量】上四味，以水一斗，煮米熟，汤成去滓，温服一升，日三服。

　　【其他制剂】

　　白虎合剂（《中华人民共和国卫生部药品标准 中药成方制剂 第五册》）　每瓶装 100ml。本品为棕黑色的澄清液体；味微苦。口服，一次 20~30ml，一日 3 次。

　　【现代应用】感染性疾病如大叶性肺炎、流行性乙型脑炎、流行性出血热、牙龈炎、牙髓炎属气分热盛者。

　　【使用注意】表证未解的无汗发热、口不渴者，脉见浮细或沉者；血虚发热，脉洪不胜重按者；真寒假热的阴盛格阳证等者均不可误用。

点滴积累

1. 清气分热剂,具有清热泻火、生津止渴等作用,主要用于热在气分病证。
2. 白虎汤为辛寒之剂,既清气分大热,又滋阴保津,用于阳明气分热盛见大热、大渴、大汗、脉洪大之证。

第二节　清营凉血剂

清营凉血剂,具有清营透热、凉血解毒的作用,适用于邪热传营,入血之诸证。邪热传营见身热夜甚,神烦少寐,时有谵语或斑疹隐隐,舌绛而干;热入血分则见出血,发斑,如狂,神昏谵语,舌绛起刺等。

清　营　汤
《温病条辨》

【组成】水牛角 30g　生地黄 15g　玄参 9g　竹叶心 3g　麦冬 9g　丹参 6g　黄连 5g　金银花 9g　连翘 6g

【功效】清营解毒,透热养阴。

【主治】热入营分证。症见身热夜甚,心烦少寐,时有谵语,口渴或不渴,斑疹隐隐,舌绛而干,脉细数。

【方解】本方证为邪热内传营分,气分余热尚存。邪热传营,扰乱心神,则见身热夜甚,时有谵语,神烦少寐;邪热由气分初入营分,故初时气、营之证并见,则见口渴或不渴;舌绛而干,脉细数为热伤营阴之象。君药水牛角清解营分之热毒,散瘀化斑。臣药生地黄、麦冬、玄参清热凉血,养阴生津。热邪初入营分尚有外透之机,佐药黄连、竹叶心、连翘、金银花清心解毒,并透热于外,使营分热邪转出气分而解,此即为"入营犹可透热转气"之意;丹参清热凉血,并能活血散瘀,以防血与热结。诸药合用,共奏清营解毒、透热养阴之效。

【用法用量】上药,水八杯,煮取三杯,日三服(现代煎法:水煎服)。

【现代应用】乙型脑炎、流行性脑脊髓膜炎、败血症、肠伤寒等热性病属热入营分者。

【使用注意】舌诊,应是舌绛而干。若舌质绛而苔白滑,是夹有湿邪,误用本方,则助湿留邪,延误病情。

犀角地黄汤
《备急千金要方》

【组成】水牛角 30g　生地黄 24g　芍药 12g　牡丹皮 9g

【功效】清热解毒,凉血散瘀。

【主治】热入血分证。症见高热烦躁,神昏谵语,斑色紫黑,吐血,衄血,便血,尿血,舌绛起刺,脉细数。

【方解】本方证为温热邪毒深陷血分,扰神动血所致。热入血分,一则热扰心神,致躁扰昏狂;二则迫血妄行,致使血不循经,则见吐血、衄血、便血、尿血,外溢肌肤则见发斑。君药水牛角清热凉血,清心解毒,使火平热降,血止神安。臣药生地黄,清热养阴,凉血止血,既助水牛角清解血分之热,又复已失之阴血。佐使药牡丹皮、赤芍清热凉血,活血散瘀,既能增强凉血之力,又可防止瘀血停滞。四药相配,共奏清热解毒、凉血散瘀之效。

【用法用量】上药四味,以水九升,煮取三升,分三服(现代用法:水煎服)。

【现代应用】上消化道出血、急性重型肝炎、肝性脑病、弥散性血管内凝血、尿毒症、过敏性紫癜、败血症、急性白血病等属热入血分者。

【使用注意】本方药性寒凉,阳虚或气虚之失血、脾胃虚弱者忌用。

点滴积累

1. 清营凉血剂,具有清营透热、凉血解毒的作用,适用于邪热传营,入血之诸证。
2. 清营汤长于清营解毒透热,用于邪热初入营分,气分余热尚存之证;犀角地黄汤长于凉血解毒散瘀,用于热入血分,心神被扰及热盛动血之证。

第三节　清热解毒剂

清热解毒剂,具有清热泻火解毒的作用,适用于瘟疫、温毒或疮疡疔毒等热毒证。症见狂乱烦躁,错语不眠,吐衄发斑,头面红肿焮痛,咽喉肿痛,口舌生疮,便秘溲赤,舌红苔黄,脉数有力等。

黄连解毒汤
《外台秘要》

【组成】黄连 9g　黄芩 6g　黄柏 6g　栀子 9g

【功效】泻火解毒。

【主治】三焦火毒热盛证。症见大热烦躁,口燥咽干,错语不眠,或吐衄发斑,舌红苔黄,脉数有力,以及外科痈肿疔毒证。

【方解】本方证为热毒壅盛,充斥三焦所致。火毒炽盛,内外皆热,上扰神明,故烦热错语不眠;血为热迫,随火上逆,则见吐衄;热伤络脉,血溢肌肤,则为发斑;热盛津伤,故口燥咽干;热壅肌肉,则为痈肿疔毒。君药黄连,既清泻上焦心火,又能泻中焦火热。臣药黄芩泻上焦之火。佐药黄柏泻下焦之火;栀子泻三焦之火,导热下行,引邪热从小便而解。四药合用,集苦寒之品于一方,苦寒直折,三焦同治,使火邪去而热毒解,诸症可愈。

【用法用量】上四味切,以水六升,煮取二升,分二服(现代用法:水煎服)。

【现代应用】败血症、脓毒血症、痢疾、肺炎、流行性脑脊髓膜炎、尿路感染、乙型脑炎、急性黄疸性肝炎等属热毒者。

【使用注意】本方为大苦大寒之剂,不宜久服或过量服用,非火盛者不宜使用。

普济消毒饮
《东垣试效方》

【组成】黄芩(酒炒)15g 黄连(酒炒)15g 陈皮6g 生甘草6g 玄参6g 柴胡6g 桔梗6g 连翘3g 板蓝根3g 马勃3g 牛蒡子3g 薄荷3g 僵蚕2g 升麻2g

【功效】清热解毒,疏风散邪。

【主治】大头瘟。症见恶寒发热,头面红肿焮痛,目不能开,咽喉不利,口干舌燥,舌红苔黄,脉浮数有力。

【方解】本方证为风热疫毒之邪,壅于上焦,攻冲头面所致。初起风热之毒侵袭肌表,卫阳被郁,正邪相争,则见恶寒发热;风热疫毒上攻头面,气血壅滞,则见头面红肿焮痛,目不能开;温毒壅滞咽喉,则见咽喉不利;里热炽盛,津液被灼,则口干舌燥,舌红苔黄,脉浮数有力。君药酒黄芩、酒黄连清热泻火,祛上焦头面热毒。臣药牛蒡子、连翘、薄荷、僵蚕辛凉宣泄,疏散上焦头面风热。佐药玄参、板蓝根、桔梗、马勃、生甘草清利咽喉,并能加强黄芩、黄连清热解毒之力;陈皮理气而疏通壅滞。升麻、柴胡疏散风热,并引君药上达头面,以清散头面热毒,寓有“火郁发之”之意。甘草又能调和诸药,兼为使药。诸药合用,共奏清热解毒,疏散风热之功。

【用法用量】上药为末,汤调,时时服之,或蜜拌为丸,嚼化之(现代用法:水煎服)。

【现代应用】流行性腮腺炎、化脓性腮腺炎、颜面丹毒、急性扁桃体炎、颌下腺炎、头面部蜂窝织炎、淋巴结炎伴淋巴管回流障碍、流行性出血热等疾病属风热邪毒者。

【使用注意】素体阴虚及脾虚便溏者慎用。

牛黄解毒片
《中华人民共和国药典》

【组成】人工牛黄5g 雄黄50g 石膏200g 大黄200g 黄芩150g 桔梗100g 冰片25g 甘草50g

【功效】清热解毒。

【主治】火热内盛证。症见咽喉肿痛,牙龈肿痛,目赤肿痛,口舌生疮,舌红苔黄,脉数。

【方解】本方证为火热毒盛所致。火热毒邪上攻,则见咽喉肿痛,牙龈肿痛,目赤肿痛,口舌生疮。君药人工牛黄清热解毒。臣药雄黄、冰片助君药清热解毒、消肿散结;生石膏、黄芩助君药清热泻火。佐药大黄泻下热结,导热下行;桔梗通利肺气而利咽喉。使药甘草调和诸药。诸药合用共奏清热解毒之效。

【规格】①每片重 0.3g(小片);②每片重 0.6g(大片)。

【性状】本品为素片或包衣片,除去包衣后显棕黄色;有冰片香气,味微苦、辛。

【用法用量】口服。小片一次 3 片,大片一次 2 片,一日 2~3 次。

【其他制剂】

1. 牛黄解毒丸(《中华人民共和国药典》) ①水蜜丸,每 100 丸重 5g;②大蜜丸,每丸重 3g。本品为棕黄色的大蜜丸或水蜜丸;有冰片香气,味微甜而后苦、辛。水蜜丸一次 2g,大蜜丸一次 1 丸,一日 2~3 次。

2. 牛黄解毒胶囊(《中华人民共和国药典》) ①每粒相当于饮片 0.78g,每粒装 0.3g,每粒装 0.4g,每粒装 0.5g;②每粒相当于饮片 0.52g,每粒装 0.3g。本品为硬胶囊,内容物为棕黄色的颗粒和粉末或粉末;有冰片香气、味微苦、辛。口服。[规格①]一次 2 粒,或[规格②]一次 3 粒,一日 2~3 次。

【现代应用】急性咽炎、急性喉炎、急性扁桃体炎、急性牙龈炎、急性角膜炎、带状疱疹等见上述证候者。

【使用注意】孕妇禁用。

> **知识链接**
>
> **牛黄解毒片的不良反应**
>
> 牛黄解毒片长期大量服用,可引起慢性砷中毒。因牛黄解毒片的配方中含雄黄,有毒,其主要成分为三硫化二砷,正常剂量正确使用不会产生毒性,但如长期或过量服用则可能导致慢性砷中毒。中毒症状为毛发脱落,皮肤角化、变黑,肝脏损害和神经感觉异常,严重时会出现四肢瘫痪、肝硬化和皮肤癌。可影响到神经系统、消化系统、造血系统和泌尿系统等。不合理用药是造成中成药出现毒副反应的主要原因。作为药学工作者,应努力提高专业技术水平,根据患者具体情况,辨证审因,选用适宜的药物,采用合理的剂量与疗程,使药证相符,达到最佳治疗效果。

清热解毒口服液
《中华人民共和国药典》

【组成】生石膏 670g　金银花 134g　玄参 107g　地黄 80g　连翘 67g　栀子 67g　甜地丁 67g　黄芩 67g　龙胆 67g　板蓝根 67g　知母 54g　麦冬 54g

【功效】清热解毒。

【主治】热毒壅盛证。症见发热面赤,烦躁口渴,咽喉肿痛,舌红苔黄。

【方解】本方证为外感时邪,热毒壅盛所致。热毒上攻,则发热面赤,烦躁口渴,咽喉肿痛,舌红苔黄。君药生石膏、知母清热泻火,善清肺胃之火。臣药金银花、连翘、板蓝根既清热解毒,又透热达表,以表里双解;甜地丁清热解毒,凉血消肿,上药助君药清热泻火、解毒。佐药栀子、黄芩、龙胆苦寒清热泻火,以解热毒;生地黄、玄参、麦冬养阴生津。诸药合用,共奏清热解毒之效。

【规格】每支装 10ml。

【性状】本品为棕红色液体；味甜、微苦。

【用法用量】口服。一次 10~20ml，一日 3 次；儿童酌减，或遵医嘱。

【其他制剂】

清热解毒片（《中华人民共和国药典》）　每片重① 0.52g；② 0.37g；③ 0.35g。本品为糖衣片或薄膜衣片，除去包衣后显棕黄色至棕褐色；气微，味苦。口服。一次 4 片，一日 3 次，儿童酌减。

【现代应用】流感、上呼吸道感染、痤疮、儿童手足口病属于热毒炽盛者。

【使用注意】风寒感冒者慎用，服药期间忌辛辣食物。

六 神 丸

《中华人民共和国卫生部药品标准 中药成方制剂 第十八册》

【组成】珍珠粉 4.5g　牛黄 4.5g　麝香 4.5g　雄黄 3g　冰片 3g　蟾酥 3g

【功效】清热解毒，消肿利咽，化腐止痛。

【主治】外感疫毒或热毒蕴结证。症见烂喉丹痧，咽喉肿痛，喉风喉痈，单双乳蛾，小儿热疖，痈疡疔疮，乳痈发背，无名肿毒。

【方解】本方证为外感疫毒或热毒蕴结所致。疫毒上攻，则烂喉丹痧，咽喉肿痛，喉风喉痈，单双乳蛾；热毒凝聚肌肤，则见小儿热疖，痈疡疔疮，乳痈发背，无名肿毒。君药牛黄清心开窍，清热解毒；珍珠清热解毒，生肌敛疮。臣药蟾酥、雄黄解毒散结、止痛。佐药冰片、麝香芳香走窜，活血消肿止痛。诸药配伍共奏清热解毒、消肿止痛、生肌敛疮之效。

【规格】每 1 000 粒重 3.125g。

【性状】本品为黑色有光泽的小水丸，味辛辣。

【用法用量】外用：取 10 粒用温开水或米醋调成糊状，每日敷搽数次。内服：含服或温开水送服，一次 8~10 粒，一日 1~2 次。

【现代应用】慢性咽炎、扁桃体炎、牙周炎、中耳炎等属于热毒炽盛者。

【使用注意】孕妇忌用。本品外用不可入眼。

知识链接

烂喉丹痧病名的由来

　　烂喉丹痧是外感疫毒而引起的一种急性传染病。临床以发热、咽喉肿痛溃烂、肌肤丹痧密布为主要特征，多发于冬春二季。本病因有咽喉溃烂、肌肤丹痧赤若涂丹，故称为"烂喉丹痧"，由于可互相传染引起流行，属于时疫之邪，多见于现代医学之猩红热。

一 清 颗 粒

《中华人民共和国药典》

【组成】黄连 165g　大黄 500g　黄芩 250g

【功效】清热泻火解毒,化瘀凉血止血。

【主治】火毒血热证。症见身热烦躁,目赤口疮,咽喉、牙龈肿痛,大便秘结,吐血、咯血、衄血、痔血,舌红苔黄,脉滑数。

【方解】本方证为火毒血热上攻所致。火热毒邪上攻,则目赤口疮,咽喉、牙龈肿痛;热病伤阴,导致肠燥便秘。君药大黄苦寒降泄,既泻火解毒,凉血化瘀止血,又泻热通便,导热毒下行。臣药黄芩既清肺胃之火,又凉血止血;黄连既清上焦心火,又泻中焦胃火。诸药合用,共奏清热泻火止血之功。

【规格】每袋装 7.5g。

【性状】本品为黄褐色的颗粒;味微甜、苦。

【用法用量】开水冲服。一次 7.5g,一日 3~4 次。

【现代应用】上呼吸道感染、咽炎、扁桃体炎、牙龈炎等火毒血热炽盛者。

【使用注意】出现腹泻时,可酌情减量。

牛黄至宝丸
《中华人民共和国药典》

【组成】连翘 120g　栀子 120g　大黄 60g　芒硝 60g　石膏 60g　青蒿 60g　陈皮 60g　木香 45g　广藿香 75g　人工牛黄 5g　冰片 10g　雄黄 15g

【功效】清热解毒,泻火通便。

【主治】胃肠积热证。症见头痛眩晕,目赤耳鸣,口燥咽干,大便燥结,舌红绛,苔黄腻,脉滑数。

【方解】本方证为胃肠积热,循经上攻所致。积热上攻,则头痛眩晕目赤;热耗伤阴津,则口燥咽干,大便燥结。君药人工牛黄清热泻火解毒。臣药大黄、芒硝清热泻火,通腑泄热;冰片泻火解毒,消肿止痛;石膏、栀子、连翘清热解毒,泻火除烦;青蒿清透解肌,以透邪热外出。佐药广藿香和中止呕;木香理气和胃;陈皮理气燥湿,和胃化痰;雄黄辟秽解毒。全方配伍,共奏清热解毒,泻火通便之功。

【规格】每丸重 6g。

【性状】本品为浅棕黄色的大蜜丸;气微香,味苦、辛。

【用法用量】口服。一次 1~2 丸,一日 2 次。

【现代应用】功能性便秘属胃肠积热者。

【使用注意】孕妇忌用。

梅花点舌丸
《中华人民共和国药典》

【组成】牛黄 60g　珍珠 90g　人工麝香 60g　熊胆粉 30g　雄黄 30g　朱砂 60g　葶苈子 30g　硼砂 30g　血竭 30g　沉香 30g　冰片 30g　乳香(制)30g　没药(制)30g　蟾酥(制)60g

【功效】清热解毒,消肿止痛。

【主治】火热内盛证。症见疔疮痈肿初起,局部皮肤红肿热痛,咽喉、牙龈肿痛,口舌生疮,口渴,舌红苔黄燥。

【方解】本方证为火热毒盛。火热毒盛,壅聚肌肤,气血瘀滞不畅,则见疔疮痈肿,皮肤红肿热痛;火毒上攻,则咽喉、牙龈肿痛,口舌生疮。君药牛黄清热解毒,为治痈疮咽痛之要药;人工麝香活血消肿止痛;蟾酥解毒消肿止痛。臣药熊胆粉、冰片清热解毒,消痈散结;乳香、没药、血竭活血行气,消痈止痛。佐药硼砂、雄黄解毒消肿止痛;珍珠收敛生肌;沉香行气止痛;葶苈子泻热利水,引热下行;朱砂安神解毒。诸药合用,共奏清热解毒,消肿止痛之功。

【规格】每 10 丸重 1g。

【性状】本品为朱红包衣水丸,除去包衣后显棕黄色至棕色;气香,味苦、麻舌。

【用法用量】口服。一次 3 丸,一日 1~2 次。原服法是先饮温开水一口,将药放在舌上,以口麻为度,再用温开水或温黄酒送下。外用,用醋化开,敷于患处。

【现代应用】疖肿、咽炎、扁桃体炎、牙周炎等。

【使用注意】孕妇忌用。

梅花点舌丸现代抗肿瘤的研究

梅花点舌丸抗肿瘤的研究较多,也取得了较好的疗效。中医认为热毒内蕴是肿瘤的病机之一,临床中有不少肿瘤患者伴有热郁火毒之证,一是伴发肿瘤周围炎症;二是伴发全身感染。炎症和感染是促使肿瘤恶化和发展的因素之一。本方能清热解毒,对某些恶性肿瘤或恶性肿瘤的某个阶段有一定疗效,这是由于清热解毒药能控制肿瘤周围炎症或控制全身感染的缘故,在一定程度上能控制肿瘤的进展。

银黄口服液
《中华人民共和国药典》

【组成】金银花提取物(以绿原酸计)2.4g　黄芩提取物(以黄芩苷计)24g

【功效】清热疏风,利咽解毒。

【主治】外感风热,肺胃热盛证。症见发热,咽痛,咽干,喉核肿大,口渴,舌红苔黄。

【方解】本方证为风热外袭,肺胃热盛。风热袭表,则发热;风热上壅肺胃,灼伤津液,则咽痛,咽干,喉核肿大,口渴。君药金银花疏散风热,清热解毒。臣药黄芩助君药清热解毒,并清泻肺热。二药合用共奏清热解毒之效。

【规格】每支装 10ml。

【性状】本品为红棕色的澄清液体;味甜、微苦。

【用法用量】口服。一次 10~20ml,一日 3 次;小儿酌减。

【现代应用】呼吸道感染、急性扁桃体炎、咽炎、流行性腮腺炎等见上述证候者。

【使用注意】素体脾胃虚寒者慎用,服药期间忌食辛辣、生冷、油腻之物。

新 雪 颗 粒

《中华人民共和国药典》

【组成】磁石 516g　石膏 258g　滑石 258g　南寒水石 258g　硝石 516g　芒硝 516g　栀子 132g　竹心 1 320g　广升麻 258g　穿心莲 1 320g　珍珠层粉 54g　沉香 78g　人工牛黄 54g　冰片 13.8g

【功效】清热解毒。

【主治】外感热病，热毒壅盛证。症见高热，烦躁，口渴，失眠，咽痛，舌红苔黄，脉数。

【方解】本方证治为外感热病，热毒壅盛所致。感受温热之邪，故高热；温邪上受犯肺，壅滞咽喉，灼伤津液，则咽痛、口燥咽干；热毒壅盛，上扰神明，故烦躁、失眠。治宜清热解毒。方中石膏、滑石、南寒水石、人工牛黄甘寒清热，清心解毒，凉肝息风，共为君药。硝石、芒硝泄热通便，清火消肿；栀子、竹心清心除烦，泻火解毒；广升麻、穿心莲清热解毒；珍珠层粉清热安神；磁石重镇安神，合为臣药。沉香降气宣通；冰片芳香开窍，均为佐药。诸药合用，共奏清热解毒之功。

【规格】每袋(瓶)装：① 1.5g；② 1.53g(薄膜衣颗粒)。

【性状】本品为红褐色至棕褐色的颗粒或薄膜衣颗粒；气香，味苦、微咸。

【用法用量】口服。一次 1 袋(瓶)，一日 2 次。

【现代应用】常用于急性肺炎、咽炎、扁桃体炎、上呼吸道感染、气管炎等证属外感热病、热毒壅盛者。

【使用注意】阴虚发热及脾胃虚寒者慎用。

芩 连 片

《中华人民共和国药典》

【组成】黄芩 213g　连翘 213g　黄连 85g　黄柏 340g　赤芍 213g　甘草 85g

【功效】清热解毒，消肿止痛。

【主治】脏腑蕴热证。症见头痛目赤，口鼻生疮，热痢腹痛，湿热带下，疮疖肿痛。

【方解】本方证治为脏腑蕴热所致。方中黄连善清中焦之火，并能燥湿解毒，为君药；黄芩清上焦之火，黄柏清下焦之火，与黄连合用，清三焦之火，合为臣药。连翘清热解毒，消痈散结，为疮家之圣药；赤芍清热凉血、祛瘀止痛共为佐药。甘草清热解毒，缓急止痛，调和诸药为使药。诸药合用，共奏清热解毒，消肿止痛之功。

【规格】每片重 0.55g。

【性状】本品为黄色至棕黄色的片；气微香，味苦。

【用法用量】口服。一次 4 片，一日 2~3 次。

【现代应用】疖肿、口腔炎、牙龈炎、痢疾等属于脏腑蕴热者。

【使用注意】中焦虚寒及阴虚热盛者慎用。

抗 癌 平 丸

《中华人民共和国卫生部药品标准 中药成方制剂 第二十册》

【组成】珍珠菜 1 340g 藤梨根 1 340g 香茶菜 1 340g 肿节风 1 340g 蛇莓 720g 半枝莲 1 730g 兰香草 720g 白花蛇舌草 720g 石上柏 720g 蟾酥 3g

【功效】清热解毒,散瘀止痛。

【主治】热毒瘀血壅滞肠胃而致的胃癌、食管癌、贲门癌、直肠癌等消化道肿瘤。症见胁下痞块,以及癥瘕积聚,腹中疼痛,肌肉消瘦,饮食减少等。

【方解】本方证治为热毒瘀血壅滞肠胃所致。火热病邪郁结,壅滞肠胃日久,导致正气逐渐衰弱,气血运行不畅,热毒之邪与气血相搏结,聚积成形,留于胁下而成痞块、癥瘕。治宜清热解毒,散瘀止痛。方中半枝莲清热解毒、散瘀止痛,为君药。珍珠菜、香茶菜、藤梨根、肿节风清热解毒、散瘀消肿,共为臣药。蛇莓、白花蛇舌草、石上柏、兰香草、蟾酥五药合用,助君臣药清热解毒,活血化瘀,消肿止痛,共为佐药。诸药合用,共奏清热解毒、散瘀止痛之功。

【规格】每瓶装 1g。

【性状】本品为黑褐色的浓缩微丸,味苦。

【用法用量】口服。一次 0.5~1g,一日 3 次。饭后半小时服,或遵医嘱。

【现代应用】常用于胃癌、食管癌、贲门癌、直肠癌等证属热毒瘀血壅滞肠胃者的治疗及辅助治疗,改善中晚期癌症患者的临床症状,提高生活质量。

【使用注意】脾胃虚寒者慎用,服药期间忌食辛辣、油腻、生冷食物。本品含蟾酥有毒,不可过量、久用。

西 黄 丸

《中华人民共和国药典》

【组成】牛黄或体外培育牛黄 15g 麝香或人工麝香 15g 醋乳香 550g 醋没药 550g

【功效】清热解毒,消肿散结。

【主治】热毒壅结所致的痈疽疔毒、瘰疬、流注、癌肿。

【方解】本方证治为热毒壅结所致。热壅肌肉,气血瘀滞,则为痈疡疔毒、瘰疬、流注,热毒壅结日久则为癌肿。治宜清热解毒,消肿散结。方中牛黄苦凉清泄,善清热泻火解毒,为君药。乳香、没药活血化瘀,散结止痛,"破癥结宿血",共为臣药。麝香辛温香窜,既行血分之滞而活血通经,又能散结消肿止痛,故为佐药。诸药合用,共奏清热解毒、消肿散结之功。

【规格】每 20 丸 1g。

【性状】本品为棕褐色至黑褐色的浓缩糊丸,气芳香,味微苦。

【用法用量】口服。一次 3g,一日 2 次。

【现代应用】常用于各种癌症的治疗及辅助治疗,改善中晚期癌症患者的临床症状,提高生活质量。

【使用注意】孕妇禁服,脾胃虚寒者慎用,服药期间忌食辛辣刺激食物。

> **点滴积累**
>
> 1. 清热解毒剂具有清热解毒作用,适用于瘟疫、温毒或疮疡疔毒等热毒之症。
> 2. 黄连解毒汤能泻火解毒,用治三焦热盛证。牛黄解毒片、清热解毒口服液均能清热解毒,前者用治火热内盛,偏内伤实火;后者用治热毒壅盛,偏外感时邪。梅花点舌丸偏于清热解毒,消肿止痛,用治火热内盛之疔疮痈肿。六神丸清热解毒,消炎止痛,用治热毒蕴结所致的烂喉丹痧。一清颗粒、牛黄至宝丸长于清热解毒、泻火通便,前者用于火毒血热证,有化瘀凉血止血之功;后者主要用于胃肠积热证。普济消毒饮、银黄口服液长于疏风解毒,前者用治疫毒上攻之大头瘟;后者用治外感风热,肺胃热盛之发热、咽痛。新血颗粒、芩连片均能清热解毒,前者主要用于外感热病,热毒壅盛证;后者主要用于消肿止痛,治疗脏腑蕴热所致口鼻生疮、热痢腹痛。抗癌平丸、西黄丸善于清热解毒,消痈散结,现代多用于癌肿的辅助治疗。

第四节　清脏腑热剂

清脏腑热剂,具有清泻脏腑热盛的作用,适用于邪热偏盛于某一脏、某一腑或脏腑均热之证。根据热在脏腑之不同,分别选用相应的清热药。

导 赤 散
《小儿药证直诀》

【组成】生地黄　木通　生甘草梢各等分

【功效】清心养阴,利水通淋。

【主治】心经热盛证。症见心胸烦热,面赤口渴,喜冷饮,口舌生疮,或小便赤涩刺痛,舌红,脉数。

【方解】本方证为心火亢盛或心热下移小肠。心火上炎,则心胸烦热,面赤口渴,喜冷饮,口舌生疮;下移小肠,则小便赤涩刺痛。君药生地黄凉血滋阴以制心火。臣药木通上清心经之热,下通利小肠,利水通淋,导热从小便而出。君臣相伍,清心、滋肾、利水。佐药淡竹叶清心除烦,淡渗利窍,导心火下行。使药甘草梢通淋止痛,清热解毒,防木通、生地黄之寒凉伤胃。诸药合用,上可清心火以治口舌生疮,下可利小便以治小便短赤刺痛。导心经之热从小便排出,故名"导赤散"。

【用法用量】上药为末,每服 9g,水一盏,加淡竹叶 3g,同煎至五分,食后温服(现代用法:可作汤剂,加入淡竹叶适量,水煎服,用量参照原方比例酌定)。

【现代应用】口腔炎、舌炎、小儿鹅口疮、小儿夜啼、急性尿路感染等证属心经热盛,或移热于小肠者。

【使用注意】脾胃虚弱者慎用。

龙胆泻肝汤

《医方集解》

【组成】龙胆草(酒炒)6g　黄芩(炒)9g　栀子(酒炒)9g　泽泻12g　木通6g　当归(酒炒)3g　生地黄(酒炒)9g　柴胡6g　车前子9g　生甘草6g

【功效】泻肝胆实火,清肝经湿热。

【主治】肝胆实火上炎证。症见头痛目赤,胁痛,口苦,耳聋,耳肿等。

肝经湿热下注证。症见阴肿,阴痒,阴汗,小便淋浊,带下黄臭,舌红苔黄或腻,脉弦数有力。

【方解】本方证为肝胆实火上炎或肝胆湿热循经下注。实火上炎,则头痛目赤,胁痛,口苦,耳聋,耳肿;湿热下注,则阴肿,阴痒,阴汗,小便淋浊,带下黄臭。君药龙胆,既能清泻肝胆实火,又能清利肝经湿热。臣药黄芩、栀子苦寒泻火,燥湿清热,加强君药泻火除湿之力。佐药泽泻、木通、车前子清热利湿,与君药合用,既泻实火,又除湿热,使肝胆实火与湿热从小便而出;当归、生地黄养血滋阴,使邪去而阴血不伤;柴胡调畅肝胆之气,并能引诸药入肝胆经。使药甘草益气和中,调和诸药,以免苦寒之品伤胃,并可缓肝之急,兼有佐药之用。诸药合用使肝火得泻,湿热得清,诸症自解,为治疗肝胆经实火及湿热下注的良方。

【用法用量】水煎服。

【其他制剂】

龙胆泻肝丸(《中华人民共和国药典》)　蜜丸为黄褐色的小蜜丸或大蜜丸;味苦、微甜。水丸为暗黄色的水丸;味苦。口服。小蜜丸一次 6~12g(30~60 丸),大蜜丸一次 1~2 丸,一日 2 次;水丸一次 3~6g,一日 2 次。

【现代应用】传染性肝炎、肝脓肿、尿路感染、高血压、甲状腺功能亢进症、神经性头痛、肺炎、腹股沟淋巴结炎、急性胆囊炎、急性阑尾炎、急性睾丸炎、带状疱疹、痤疮、尖锐湿疣、外阴炎、阴道炎、急性盆腔炎、乳腺炎、中耳炎、鼻窦炎等具有肝胆实火或湿热证者。

【使用注意】孕妇慎用。

知识链接

异 病 同 治

异病同治是指表现不同的疾病,由于发病机理相同,采取相同治法的治疗原则。中医诊治疾病的着眼点是对病机的辨析,异病可以同治,既不取决于病因,也不取决于症状,关键在于辨识不同疾病有无共同的病机。异病同治是中医治疗疾病的重要原则,不仅体现了中医临床特色,还彰显了辨证论治的精髓。

清 胃 散

《兰室秘藏》

【组成】生地黄6g　当归6g　牡丹皮9g　黄连6g　升麻9g

【功效】清胃凉血。

【主治】胃火牙痛。症见牙痛牵引头痛,面颊发热,其齿喜冷恶热,或牙龈出血,或牙龈红肿溃烂,或唇舌腮颊肿痛,口气热臭,口干舌燥,舌红苔黄,脉滑数。

【方解】本方证为胃有积热,循经上攻。胃中热盛,循经上攻,故牙痛牵引头痛,面颊发热,唇舌腮颊肿痛;胃热上冲则口气热臭;胃热伤及血络,则见牙龈出血,甚则牙龈溃烂。君药黄连直泻胃腑之火。臣药升麻升散火郁而解毒,寓"火郁发之"之意。与黄连配伍,苦降与升散并用,使上炎之火得散,内郁之热得降。佐药生地黄凉血滋阴;牡丹皮凉血清热;当归养血和血。升麻兼以引经为使。诸药合用,共奏清胃凉血之效。

【用法用量】上药为末,都作一服,水一盏半,煎至七分,去滓,放冷服之(现代用法:作汤剂,水煎服)。

【现代应用】口腔炎、牙周炎、三叉神经痛等属胃火上攻者。

【使用注意】牙痛属风寒及肾虚火炎者不宜服用。

左 金 丸
《丹溪心法》

【组成】黄连 180g　吴茱萸 30g

【功效】泻火,疏肝,和胃,止痛。

【主治】肝火犯胃证。症见脘胁疼痛,口苦嘈杂,呕吐酸水,舌红苔黄,脉弦数。

【方解】本方证为肝郁化火犯胃。肝郁则胁肋疼痛;犯胃则呕吐吞酸,口苦嘈杂,脘痞嗳气。君药重用黄连,一药三用:一泻肝火,使肝火清自不横逆犯胃;二清胃热,胃火降则其气自降而胃和;三泻心火,即"实则泻其子"之意。然重用苦寒黄连既恐伤肝,使郁结不开,又恐伤其中阳,故少佐辛热之吴茱萸,一则取其疏肝下气之用,助黄连和胃降逆;二则取其辛热之性,防止黄连过于苦寒而伤中阳,使泻火无凉遏之弊。与君药相伍相反相成,共奏清肝泻火、降逆止呕之效。

> **课 堂 活 动**
> 左金丸为清脏腑热剂,为何配伍辛热的吴茱萸?

【用法用量】上药为末,水丸或蒸饼为丸,白汤下五十丸(现代用法:为末,水泛为丸,每服 3g,开水吞服)。

【其他制剂】

左金胶囊(《中华人民共和国药典》) 每粒装 0.35g。本品为硬胶囊,内容物为红棕色至棕褐色的颗粒和粉末;气特异,味苦。口服。一次 2~4 粒,一日 2 次,餐后服。15 日为一疗程。

【现代应用】急慢性胃炎、胃及十二指肠溃疡、食管炎、急慢性肝炎、胆囊炎、胆石症等属肝火犯胃者。

【使用注意】吐酸属脾胃虚寒者忌用。

黄连上清丸
《中华人民共和国药典》

【组成】黄连 10g　栀子(姜制)80g　连翘 80g　蔓荆子(炒)80g　防风 40g　荆芥穗 80g　白

芷 80g　黄芩 80g　菊花 160g　薄荷 40g　大黄(酒炙)320g　黄柏(酒炒)40g　桔梗 80g　川芎 40g　石膏 40g　旋覆花 20g　甘草 40g

【功效】散风清热,泻火止痛。

【主治】风热上攻,肺胃热盛证。症见头晕目眩,暴发火眼,牙龈肿痛,口舌生疮,咽喉红肿,耳痛耳鸣,大便秘结,小便短赤。

【方解】本方证为风热上攻,肺胃热盛。君药黄连、黄芩、石膏清泄肺胃之火。臣药连翘、菊花、荆芥穗、川芎、白芷、蔓荆子、防风、薄荷疏散风热,清利头目。佐药栀子通泄三焦之火,导热下行;大黄荡涤邪热,导滞下行,使邪热从二便分消;黄柏酒炒清上焦之热;桔梗清热利咽,载药上行;甘草清热解毒利咽喉;旋覆花下行,以降上焦壅塞之气,使上炎之火下行。甘草调和诸药,又为使药。诸药合用,共奏散风清热,泻火止痛之功。

【规格】①水丸,每袋装 6g;②水蜜丸,每 40 丸重 3g;③小蜜丸,每 100 丸重 20g;④大蜜丸,每丸重 6g。

【性状】本品为暗黄色至黄褐色水丸、黄棕色至棕褐色水蜜丸或黑褐色大蜜丸或小蜜丸;气芳香,味苦。

【用法用量】口服。水丸或水蜜丸一次 3~6g,小蜜丸一次 6~12g(30~60 丸),大蜜丸一次 1~2 丸,一日 2 次。

【现代应用】急性口腔炎、急性扁桃体炎、急性角膜炎、急性中耳炎、急性胃肠炎、眩晕、血管神经性头痛、牙痛、口腔溃疡等属风热上攻,肺胃热盛者。

【使用注意】忌食辛辣食物;孕妇慎用;脾胃虚寒者禁用。

点滴积累

1. 清脏腑热剂具有清泻脏腑热盛的作用,用于邪热偏盛于某一脏腑所致的病症。
2. 导赤散长于清心利尿养阴,用治心火热盛,下移小肠之证;龙胆泻肝汤既泻肝胆实火,又清下焦湿热,用治肝胆实火上炎及湿热下注之证;清胃散,清胃凉血,善治胃火上攻之证;左金丸能清泻肝火,降逆止呕,用治肝火犯胃之证;黄连上清丸散风清热,用治风热上攻,肺胃热盛证。

第五节　清热祛暑剂

清热祛暑剂,具有祛除暑热的作用,适用于夏月暑病。症见汗多,心烦,口渴,体倦少气,尿少而黄,精神不振等。

六 一 散
《中华人民共和国药典》

【组成】滑石 180g　甘草 30g

【功效】清暑利湿。

【主治】暑热夹湿证。症见身热,心烦口渴,小便不利,或泄泻,舌红苔黄,脉数。又治小便赤涩淋痛及砂淋。

【方解】本方证为暑热夹湿。夏月伤暑,则见身热,心烦口渴;湿阻气机,膀胱气化不利,则见小便不利,下渗大肠,则泄泻。君药滑石既能清热解暑,又能利水通淋,上清水源,下利膀胱,除三焦湿热,使内蕴湿热从小便而出。甘草清热泻火,益气和中,调和药性,与滑石相配既有甘寒生津之妙,以防清利太过反伤津液,又可缓滑石寒滑重坠伐胃之性,为佐使药。二药合用,可使暑湿之邪从内而清,从下渗泄,则身热可退,烦渴可解,吐泻可止,小便自利。因其用量比例为6∶1,故名"六一散"。

【用法用量】为细末,每服9g,加蜜少许,温水调下,或无蜜亦可,每日三服。或欲冷饮者,新井泉调下亦得(现代用法:为细末,每服9~18g,包煎,或温开水调下。日2~3服。亦常加入其他方药中煎服)。

【现代应用】膀胱炎、尿道炎和急性肾盂肾炎等属暑湿或湿热下注者。

【使用注意】孕妇及小便清长者慎用,服药期间忌食辛辣。

十 滴 水
《中华人民共和国药典》

【组成】樟脑 25g　干姜 25g　大黄 20g　小茴香 10g　肉桂 10g　辣椒 5g　桉油 12.5ml

【功效】健胃,祛暑。

【主治】中暑。症见头晕,恶心,腹痛,胃肠不适。

【方解】本方证为夏月外感暑湿,气机不畅所致。暑湿内蕴,阻遏气机,清阳不升,则头晕;湿阻中焦,胃气上逆,则恶心,腹痛,胃肠不适。君药樟脑通窍辟秽,温中止痛。臣药干姜、肉桂温健脾胃,散寒止痛;小茴香、辣椒温中散寒,开胃止呕。佐药大黄泻下通便,导湿热下行;桉油祛风解暑。诸药合用,共奏养胃、祛暑之功。

【规格】每支装 5ml。

【性状】本品为棕红色至棕褐色的澄清液体;气芳香,味辛辣。

【用法用量】口服。一次2~5ml;儿童酌减。

【其他制剂】

十滴水软胶囊(《中华人民共和国药典》)　每粒装 0.425g。本品为棕色的软胶囊,内容物为含有少量悬浮固体浸膏的黄色油状液体;气芳香,味辛辣。口服。一次1~2粒;儿童酌减。

【现代应用】中暑、胃肠炎、小儿痱子、小面积烧伤等属暑热证者。

【使用注意】孕妇忌用。驾驶员和高空作业者慎用。

清暑益气汤
《温热经纬》

【组成】西洋参 5g　石斛 15g　麦冬 9g　黄连 3g　淡竹叶 6g　荷梗 15g　知母 6g　粳米 15g　甘草 3g　西瓜翠衣 30g

【功效】清暑益气,养阴生津。

【主治】暑热气津两伤证。症见身热多汗,口渴心烦,小便短赤,体倦少气,精神不振,脉虚数。

【方解】本方证为暑热伤人,伤津耗气。暑热伤人则身热心烦口渴;暑性升散,致使腠理开泄,则见汗多;暑热耗气,则体倦少气,脉虚数。君药西瓜翠衣清热解暑,除烦止渴;西洋参益气生津,养阴清热。臣药荷梗助西瓜翠衣清热解暑;石斛、麦冬助西洋参养阴生津。佐药黄连苦寒泄热,以助清热祛暑之功;知母清热滋阴;淡竹叶清热除烦。使药粳米、甘草益胃和中。诸药合用,共奏祛暑利湿,补气生津之功。

【用法用量】水煎服。

【现代应用】中暑先兆、中暑、小孩及老人夏季热、功能性发热、肺炎及多种急性传染病恢复期等属气阴两伤者。

【使用注意】暑病夹湿者不宜使用。

六合定中丸
《中华人民共和国药典》

【组成】广藿香 16g　紫苏叶 16g　香薷 16g　木香 36g　檀香 36g　姜厚朴 48g　枳壳(炒) 48g　陈皮 48g　木瓜 48g　茯苓 48g　桔梗 48g　甘草 48g　炒白扁豆 16g　炒山楂 48g　六神曲(炒)192g　炒麦芽 192g　炒稻芽 192g

【功效】祛暑除湿,和中消食。

【主治】夏伤暑湿,宿食停滞。症见寒热头痛,胸闷恶心,吐泻腹痛。

【方解】本方证为暑湿伤中,食滞交阻。夏伤暑湿,则发热;表邪上扰,而头痛;由脾胃受邪,乘胃则吐,乘脾则泻,而伤湿、伤食,见胸闷恶心,吐泻腹痛。君药广藿香祛暑解表,化湿止呕;紫苏叶疏散风寒,行气宽中止呕;香薷解表祛暑。臣药茯苓、白扁豆淡渗利湿,健脾止泻;陈皮、厚朴、木瓜温中燥湿,行气消积;木香、檀香理气散寒止痛;枳壳行气宽胸。佐药麦芽、稻芽、六神曲、炒山楂消积导滞。使药桔梗入肺开启水之上源,以通调水道而实大便,即"病在下取其上"之意;甘草调和诸药。诸药配伍,有祛暑解表,和中止呕之功效。

【性状】本品为黄褐色的水丸;气微香,味微酸、苦。

【用法用量】口服。一次 3~6g,一日 2~3 次。

【现代应用】夏令时节受暑湿之感冒;夏季热、急性胃肠炎、胃肠型感冒、消化不良等见上述证候者。

【使用注意】湿热泄泻、湿热积滞胃痛者慎服,服药期间忌用滋补性中药。

甘露消毒丸
《中华人民共和国药典》

【组成】滑石 300g　黄芩 200g　茵陈 220g　石菖蒲 120g　川贝母 100g　木通 100g　广藿香 80g　连翘 80g　豆蔻 80g　薄荷 80g　射干 80g

【功效】芳香化湿,清热解毒。

【主治】湿温时疫,邪在气分,湿热并重证。症见发热倦怠,胸闷腹胀,肢酸咽痛,身目发黄,颐肿口渴,小便短赤,泄泻淋浊等,舌苔白或厚腻或干黄,脉濡数或滑数。

【方解】本方证治为湿热时疫,留恋气分,湿热并重,郁蒸不解所致。由于湿热郁蒸,湿遏热伏,故身热倦怠;阻滞气机,则胸闷腹胀;热毒上壅,则咽痛、颐肿;湿热熏蒸肝胆,则发为黄疸;舌苔黄腻,脉濡数,均为湿热内蕴之象。治宜利湿化浊,清热解毒。方中滑石、茵陈、黄芩三药用量重,其中滑石清热解暑,利水渗湿;茵陈清利湿热,利胆退黄;黄芩清热燥湿。三药合用则清热利湿之功显著,与湿热并重之病机相符,共为君药。木通清热利湿;川贝母、射干化痰散结,消肿利咽;连翘清热解毒;薄荷疏表透热兼利咽喉,共为臣药。广藿香、豆蔻、石菖蒲芳香化浊,宣畅气机,俱为佐药。诸药合用,共奏利湿化浊,清热解毒之功。

【性状】本品为灰黄色的水丸;气微香,味苦、微辛。

【用法用量】口服。一次 6~9g,一日 2 次。

【现代应用】常用于肠伤寒、急性胃肠炎、黄疸性传染性肝炎、钩端螺旋体病、胆囊炎等证属湿热并重者。

【使用注意】服药期间忌食辛辣、生冷、油腻食物。

点滴积累

1. 清热祛暑剂,具有祛除暑热的作用,适用于夏月暑病。
2. 十滴水长于健胃祛暑,用治夏月中暑引起的头晕、恶心、腹痛、胃肠不适。六一散、清暑益气汤、六合定中丸均能清暑利湿,六一散长于清热利湿,用治暑热夹湿之身热,心烦,小便不利;清暑益气汤长于补气生津,用治暑热气津两伤之身热多汗,体倦少气;六合定中丸长于祛暑消食和中,用治夏伤暑湿,宿食停滞之寒热头痛,胸闷恶心,吐泻腹痛。甘露消毒丸能芳香化湿,清热解毒,用于湿温时疫,邪在气分,湿热并重证。

第六节　清虚热剂

清虚热剂,具有清退虚热作用,适用于热病后期,余邪未尽,阴液已伤,久热不退的虚热证。症见夜热早凉,或肝肾阴虚,以致骨蒸潮热,盗汗面赤。

青蒿鳖甲汤

《温病条辨》

【组成】青蒿 6g　鳖甲 15g　细生地 12g　知母 6g　牡丹皮 9g

【功效】养阴透热。

【主治】温热病后期,邪伏阴分证。症见夜热早凉,热退无汗,形体消瘦,舌红苔少,脉细数。

【方解】本方证为温病后期,余热未尽,阴液耗伤,邪热深伏阴分。人体卫阳之气,日行于表,夜入于里。阴分本有伏热,阳气入阴则助长邪热,两阳相加,阴不制阳,故入夜身热。晨时卫气行于表,阳出于阴,则热退身凉;温病后期,阴液已耗伤,加之邪热深伏阴分,则热退无汗。阴虚有热则见舌红苔少,脉象细数。君药鳖甲咸寒直入阴分,滋阴以退虚热;青蒿芳香透散,引阴分伏热外达,二药配伍有"先入后出之妙"。臣药生地黄、知母养阴清热,共助鳖甲以退虚热。佐药牡丹皮凉血透热,泻阴中之火,助青蒿以清透阴分之伏热。五药合用,清热、透邪、滋阴三法并施,标本兼顾,共奏养阴透热之功。

【用法用量】上药以水五杯,煮取二杯,日再服(现代用法:水煎服,一日 3 次)。

【现代应用】各种传染病恢复期之低热、慢性肾盂肾炎、肾结核、肺结核、小儿夏季热、原因不明之发热等属阴虚内热,低热不退者。

【使用注意】阴虚欲作动风者不宜使用。

点滴积累

1. 清虚热剂,具有清退虚热的作用,适用于热病后期,余邪未尽,阴液已伤之证。
2. 青蒿鳖甲汤功专养阴透热,用治温热病后期邪伏阴分之夜热早凉,热退无汗。

附:清热剂现代常用中成药简表

方名	组成	功效	主治	用法用量	规格
黛蛤散	青黛、蛤壳	清肝利肺,降逆除烦	肝肺实热。症见头晕耳鸣,咳嗽吐衄;肺痿肺痈,咽膈不利,口渴心烦	口服。一次 6g,一日 1 次,随处方入煎剂	每袋装 30g
清胃黄连丸	黄连、石膏、桔梗、甘草、知母、玄参、地黄、牡丹皮、天花粉、连翘、栀子、黄柏、黄芩、赤芍	清胃泻火,解毒消肿	肺胃火盛。症见口舌生疮,齿龈、咽喉肿痛	口服。一次 9g,一日 2 次	大蜜丸每丸重 9g,水丸每袋装 9g
牛黄上清胶囊	人工牛黄、薄荷、菊花、荆芥穗、白芷、川芎、栀子、黄连、黄柏、黄芩、大黄、连翘、赤芍、当归、地黄、桔梗、甘草、石膏、冰片	清热泻火,散风止痛	热毒内盛、风火上攻。症见头痛眩晕,目赤耳鸣,咽喉肿痛,口舌生疮,牙龈肿痛,大便燥结	口服。开水冲服,一次 3 粒,一日 3 次	每粒装 0.3g

目标检测

一、简答题

1. 清热剂分几类？各类的功效和主治是什么？

2. 六神丸的功效和主治是什么？

3. 抗癌平丸的功效和主治是什么？

4. 左金丸配伍辛热之吴茱萸的意义是什么？

二、实例分析

1. 请说出下列方剂的方名及主治和使用注意。配伍当归、生地黄的意义是什么？

   龙胆 6g　黄芩 9g　栀子 9g　泽泻 12g　木通 6g　当归 3g　生地黄 9g　柴胡 6g　车前子 9g

   生甘草 6g

2. 下述处方的功效和主治是什么？试分析方中配伍柴胡、升麻的意义。

   黄芩(酒炒)15g　黄连(酒炒)15g　陈皮 6g　生甘草 6g　玄参 6g　柴胡 6g　桔梗 6g　连翘 3g

   板蓝根 3g　马勃 3g　牛蒡子 3g　薄荷 3g　僵蚕 2g　升麻 2g

第八章　温里剂

ER 8-1

第八章
温里剂
（课件）

学习目标

1. **掌握** 理中丸、小建中汤、四逆汤的药物组成、功效、主治、配伍意义、临床应用及用法用量、使用注意；当归四逆汤、艾附暖宫丸的功效、主治、临床应用及用法用量、使用注意；能对方剂与中成药进行基本的处方分析。

2. **熟悉** 温胃舒胶囊、香砂养胃丸、参附汤的功效、主治及临床应用；温里剂概述内容。

导学情景

情景描述：

"寒"是自然界的六气之一，为冬季的主气。具有阴冷、凝结、阻滞的特性。在正常生理情况下，寒的运动变化可维持人体闭藏功能。一旦人体阳气不足或自然界的寒气太过，影响了人体脏腑功能或气血的正常运行，使气血津液凝结，经脉阻滞，"寒"的病理变化就会出现。如寒邪犯胃，则胃脘冷痛暴作；寒邪凝滞经脉，则经脉收缩，挛急作痛；阳虚寒厥，则四肢厥逆。此时可选用干姜、附子、肉桂等温里药治之。

学前导语：

临床疾病中浅表性胃炎、功能性消化不良、痛经、休克等见大便稀溏、畏寒、四肢厥冷、腹冷痛等症，多属脾胃虚寒及心肾阳虚之证，主要应用温里剂治疗。临床诊治过程中要各根据症状不同进行辨证选方、对证施治。本章将学习温里剂各方剂的组成、功效、主治及临床应用等内容。

凡以温热药为主，具有温里散寒、助阳通脉等作用，用治里寒证的方剂，称为温里剂。属八法中"温法"范畴。

温里剂主要用治里寒证。因里寒证的病位有脏腑经络的不同，病势又有轻重缓急之异，温里剂可分为温中祛寒剂、回阳救逆剂、温经散寒剂三类。

使用注意：①本方药物多辛温燥热，对热证、阴虚证、真热假寒证等均应禁用；②回阳救逆剂中多用附子，宜久煎，以降低其毒性；③寒盛拒药不纳者，可热药冷服或少佐寒凉之品。

知识链接

温里剂现代研究

温里剂具有改善胃肠功能、抗溃疡、强心、抗心律失常、改善血液循环、抗缺氧、增强免疫、抗休克、镇痛、解痉等作用。主要用于治疗消化系统、心血管系统及免疫系统等疾病。

第一节 温中祛寒剂

温中祛寒剂,具有温中祛寒的作用,适用于中焦虚寒证。症见脘腹冷痛,喜温喜按,呕恶下利,不思饮食,口淡不渴,手足不温,舌淡苔白,脉沉细或沉迟等。

理 中 丸
《伤寒论》

【组成】人参 干姜 甘草(炙) 白术各9g

【功效】温中祛寒,补气健脾。

【主治】中焦虚寒证。症见脘腹绵绵作痛,喜温喜按,呕吐,大便稀溏,脘痞食少,畏寒肢冷,舌质淡,苔白润,脉沉细或沉迟无力。或脾胃虚寒引起的阳虚失血证、小儿慢惊、喜吐涎沫、胸痹及霍乱。

【方解】本方证为中焦虚寒,运化无权,升降失常所致。脾胃虚寒,失于温煦,症见脘腹疼痛,喜温喜按,畏寒肢冷或胸痹证;运化失力,升降失常,则见腹满食少,呕吐下利;摄纳无权,症见阳虚失血,或病后喜唾涎沫等。君药干姜温中祛寒,扶阳抑阴。臣药人参益气健脾,补虚助阳,君臣相配,温中健脾,虚寒并治。佐药白术健脾补虚,燥湿运脾。使药炙甘草助人参、白术健脾,和中缓急,调和诸药。四药合用,温补并用,以温为主。

【用法用量】上四味,捣筛,蜜和为丸,如鸡子黄许大(9g)。以沸汤数合,和一丸,研碎,温服之,日三四服,夜二服。腹中未热,益至三四丸,然不及汤(现代用法:上药共研细末,炼蜜为丸,重9g,每次1丸,温开水送服,每日2~3次。或作汤剂,水煎服,用量酌定)。

【其他制剂】

理中片(《国家中成药标准汇编 内科 脾胃分册》) 基片重0.3g。本品为糖衣片,除去糖衣显棕黄色;味苦、微酸。口服,一次5~6片,一日2次。

【现代应用】急慢性胃肠炎、胃及十二指肠溃疡、胃痉挛、胃下垂、胃扩张、慢性结肠炎、功能性子宫出血等证属脾胃虚寒者。

【使用注意】忌食生冷、油腻、不易消化的食物。

【附方】

1. 附子理中丸(《太平惠民和剂局方》) 附子(制)、党参、炒白术、干姜、甘草。①小蜜丸每100丸重20g;②大蜜丸每丸重9g。口服。水蜜丸一次6g,小蜜丸一次9g,大蜜丸一次1丸,一日2~3次。功效:温中健脾。主治:脾胃虚寒证。症见脘腹冷痛,呕吐泄泻,手足不温。

2. 桂附理中丸(《中华人民共和国药典》) 肉桂、附片、党参、炒白术、炮姜、炙甘草。①水蜜丸每10丸重0.24g;②大蜜丸每丸重9g。用姜汤或温开水送服。水蜜丸一次5g,小蜜丸一次9g,大蜜丸一次1丸,一日2次。功效:补肾助阳,温中健脾。主治:肾阳衰弱、脾胃虚寒证。症见脘腹冷痛,呕吐泄泻,四肢厥冷。

小 建 中 汤
《伤寒论》

【组成】桂枝 9g　甘草(炙)6g　大枣 4 枚　芍药 18g　生姜 9g　胶饴 30g

【功效】温中补虚,和里缓急。

【主治】中焦虚寒,肝脾失调,阴阳不和证。症见脘腹拘急疼痛,时发时止,喜温喜按;或心中悸动,虚烦不宁,面色无华;兼见手足烦热,咽干口燥等,舌淡苔白,脉细弦。

课堂活动
小建中汤何以"建中"命名?

【方解】本方证为中焦虚寒,肝脾失调,阳损及阴,化源不足所致。中焦虚寒,土虚木乘,筋脉拘急,症见腹中拘急疼痛,且喜温喜按;化源不足,则心悸,虚烦不宁,面白无华。阳损及阴,阴阳不和,则手足烦热,口燥咽干。君药饴糖温中补虚,缓急止痛。臣药桂枝温阳以祛寒,与饴糖合用辛甘化阳,温建中阳祛寒邪;芍药益阴缓急以止痛,为治诸痛之良药,与饴糖合用酸甘化阴,益阴缓急而止痛。佐药生姜温胃散寒助桂枝温中;大枣益气补血助白芍养血。佐使药炙甘草益气和中,缓急止痛,调和诸药。上药合用,使中阳健,化源足,五脏得养,虚劳里急诸症可除,本方能平调阴阳,建立中气,故名"建中"。

【用法用量】上六药,以水七升,煮取三升,去滓,内饴,更上微火消解。温服一升,日三服(现代用法:水煎取汁,兑饴糖,文火加热溶化,分两次温服)。

【其他制剂】

1. 小建中颗粒(《中华人民共和国药典》)　每袋装 15g。本品为浅棕色或至棕黄色颗粒;气香,味甜。口服。一次 1 袋,一日 3 次。

2. 小建中合剂(《中华人民共和国药典》)　每瓶装 120ml。本品为棕黄色液体;气微香,味甜、微辛。口服。一次 20~30ml,一日 3 次。用时摇匀。

3. 小建中片(《中华人民共和国药典》)　每片重 0.6g。本品为薄膜衣片,除去包衣后显棕褐色至黑褐色;气微香,味甜、微辛。口服。一次 2~3 片,一日 3 次。

【现代应用】胃及十二指肠溃疡、慢性肝炎、慢性胃炎、神经衰弱、再生障碍性贫血、功能性发热等证属中焦虚寒,肝脾不和者。

【使用注意】实热或阴虚发热者禁用。脾虚湿停以及吐蛔者忌用。

知识链接

小建中汤与桂枝汤

小建中汤的方药是以桂枝汤倍用芍药再加饴糖而组成,其功效为温中补虚、和里缓急,主治中焦虚寒、肝脾失调、阴阳不和证。而桂枝汤功效为解肌发表、调和营卫,主治外感风寒表虚证。两方药物组成相似,然功效及主治大不相同,体现了古人制方的严谨,根据患者具体病情、体质和证候的不同调整药物及剂量,充分体现了中医学的辨证施治原则。

香砂养胃丸
《中华人民共和国药典》

【组成】木香210g 砂仁210g 白术300g 陈皮300g 茯苓300g 半夏(制)300g 香附(醋制)210g 枳实(炒)210g 豆蔻(去壳)210g 厚朴(姜制)210g 广藿香210g 甘草90g 生姜90g 大枣150g

【功效】温中和胃。

【主治】胃阳不足,湿阻气滞所致胃痛、痞满。症见胃痛隐隐、脘闷不舒、呕吐酸水、嘈杂不适、不思饮食、四肢倦怠。

【方解】本方证为胃阳不足,寒湿阻滞,运化无力所致。寒湿阻滞,气机不畅,则胃脘满闷不舒,胃痛隐隐,四肢倦怠。君药白术甘温益气,健脾燥湿;砂仁化湿醒脾,行气温中,为治寒湿气滞之佳品;木香和胃止痛,三药相合以健脾化湿,行气止痛。臣药豆蔻、广藿香化湿行气,温中和胃止呕;陈皮、厚朴行气宽中,燥湿除满;香附理气止痛。佐药茯苓健脾利湿;枳实破气消痞;半夏既祛中焦寒湿,又降逆止呕;生姜、大枣调和脾胃,以资化源。使药甘草调和药性。诸药合用,共奏温中健脾和胃,行气祛湿之功。

【规格】浓缩丸每8丸相当于饮片3g。

【性状】本品为黑色水丸,除去包衣后显棕褐色;气微,味辛、微苦。

【用法用量】口服。一次8丸,一日3次。

【其他制剂】

香砂养胃颗粒(《中华人民共和国药典》) 每袋装5g。本品为黄棕色至棕色的颗粒;气芳香,味微甜、略苦。开水冲服。一次1袋,一日2次。

【现代应用】慢性胃炎、功能性胃肠病、胃及十二指肠溃疡等证属胃阳不足,寒湿阻滞者。

【使用注意】胃阴虚者慎用。

温胃舒胶囊
《中华人民共和国药典》

【组成】党参183g 附子(黑顺片)150g 黄芪(炙)183g 肉桂90g 山药183g 肉苁蓉(酒蒸)183g 白术(清炒)183g 南山楂(炒)225g 乌梅225g 砂仁60g 陈皮150g 补骨脂183g

【功效】温中养胃,行气止痛。

【主治】中焦虚寒证。症见胃脘冷痛,腹胀嗳气,纳差食少,大便稀溏,畏寒无力。

【方解】本方证为脾胃虚弱,阳气不足所致。阳气不足,失于温煦,则胃脘冷痛,腹胀嗳气,畏寒无力,脾虚不运,则纳差食少,大便稀溏。君药党参补气健脾;附子助阳暖脾以治本。臣药黄芪、白术、山药补气健脾,和中止泻;肉桂、肉苁蓉、补骨脂温肾暖脾以止泻。佐药陈皮、砂仁辛香醒脾,行气消胀止痛;南山楂消食化滞;乌梅涩肠止泻。诸药合用,温胃健脾,行气止痛。

【规格】每粒装 0.4g。

【性状】本品为硬胶囊,内容物为棕黄色至棕褐色细粉和颗粒;味微酸、苦。

【用法用量】口服。一次 3 粒,一日 2 次。

【现代应用】慢性萎缩性胃炎、浅表性胃炎、慢性胃炎等证属脾胃虚寒者。

【使用注意】胃大出血时禁用;忌食生冷、油腻及不易消化的食物。

点滴积累

1. 温中祛寒剂,具有温中祛寒的作用,用治中焦虚寒证。
2. 理中丸能温补脾胃,为治脾胃虚寒之腹痛吐利的基础方;小建中汤温中补虚缓急,为治虚劳里急腹痛的代表方;香砂养胃丸重在温中和胃,用治胃虚湿阻气滞之胃脘满闷不舒之证;温胃舒胶囊则温中养胃,行气止痛,用治脾胃阳虚之胃脘冷痛。

第二节　回阳救逆剂

回阳救逆剂,具有回阳救逆、助阳通脉的作用,适用于阳气衰微,阴寒内盛,甚至阴盛格阳、戴阳证之危候。症见四肢厥逆,恶寒蜷卧,呕吐腹痛,下利清谷,神衰欲寐,脉沉细或沉微等。

四 逆 汤
《伤寒论》

【组成】附子 15g　干姜 9g　甘草(炙)6g

【功效】回阳救逆。

【主治】心肾阳衰寒厥证。症见四肢厥逆,恶寒蜷卧,神衰欲寐,面色苍白,腹痛下利,呕吐不渴,舌苔白滑,脉微细。

> **课 堂 活 动**
> 四逆汤之"四逆"与四逆散中"四逆"有何不同?

【方解】本方证为心肾阳衰,阴寒内盛所致。心肾阳虚,不能温煦周身四末,则见四肢厥逆,恶寒蜷卧;火不暖土,脾阳不足,则腹痛吐利;阳虚鼓脉无力,则脉微细。面色苍白,口不渴,舌苔白滑,是为阴寒内盛之象。君药附子大辛大热,温壮心肾,祛寒救逆,为回阳救逆之要药。臣药干姜辛热,温中散寒,助阳通脉,与附子相须为用,以增温里破阴回阳之力,故古人有"附子无姜不热"之说。佐使药炙甘草益气补中,缓和干姜、附子峻烈之性,调和诸药。三药合用,心脾肾兼顾,药简力专,为回阳救逆之峻剂。

【用法用量】上三味,以水三升,煮取一升二合,去滓,分温再服。强人可将附子与干姜加倍(现代用法:水煎服,生附子先煎 60 分钟,再加余药同煎,取汁温服)。

【其他制剂】

四逆汤(《中华人民共和国药典》) 每支装 10ml。本品为棕黄色液体；气香，味甜、辛。口服。一次 10~20ml，一日 3 次；或遵医嘱。

【现代应用】心肌梗死、心力衰竭、急慢性胃肠炎剧烈吐泻，或某些急症大汗见休克，证属阴盛阳衰者。

【使用注意】附子生用有毒，应审慎其用量，并宜久煎，以免乌头碱中毒。

参 附 汤
《正体类要》

【组成】人参 12g　附子(炮)9g

【功效】益气回阳固脱。

【主治】阳气暴脱证。症见四肢厥逆，冷汗淋漓，呼吸微弱，脉微欲绝。

【方解】本方证为元气大亏，阳气暴脱所致。元阳暴脱，四末失于温煦，则四肢厥逆，阳脱失守，则冷汗不止，呼吸微弱，脉微欲绝均为阳气虚脱之象。方中人参甘温，大补元气以固脱；附子辛热，温壮元阳以救逆，参、附相伍上助心阳，下补肾阳，中补脾土，共奏回阳救逆，益气固脱之功。

【用法用量】上为末，分作三服，水二盏，生姜十片，煎至八分，去滓，食前温服(现代用法：水煎服。附子久煎)。

【其他制剂】

参附注射液(《中华人民共和国卫生部药品标准 中药成方制剂 第十八册》) ①每支装 2ml；②每支装 10ml。本品为淡黄色或淡黄棕色的澄明液体。肌内注射：一次 2~4ml，一日 1~2 次。静脉滴注：一次 20~100ml(用 5%~10% 葡萄糖注射液或 0.9% 氯化钠注射液 250~500ml 稀释后使用)。静脉推注：一次 5~20ml(用 5%~10% 葡萄糖注射液 20ml 稀释后使用)。或遵医嘱。

【现代应用】大出血、产后失血、创伤性休克、心力衰竭等证属阳气暴脱者。

【使用注意】方中人参不可用党参替代。病情危重者可加大参、附用量。

点滴积累

1. 回阳救逆剂，具有回阳救逆的作用，用治阳气衰微，阴寒内盛，亡阳厥逆证。
2. 四逆汤重在回阳救逆，用治心肾阳衰寒厥证，症见四肢厥逆；参附汤重在益气回阳固脱，用治阳气暴脱之厥脱证。

第三节　温经散寒剂

温经散寒剂,具有温经散寒的作用,适用于阳气不足,营血虚弱,寒邪凝滞经脉所致诸证。症见手足不温,肢体麻木疼痛,妇女经期错后或痛经。

当归四逆汤
《伤寒论》

【组成】当归 9g　桂枝 9g　芍药 9g　细辛 3g　甘草(炙)6g　通草 6g　大枣 12g

【功效】温经散寒,养血通脉。

【主治】血虚寒厥证。症见手足厥寒,或腰、股、腿、足、肩臂疼痛,口不渴,舌淡苔白,脉沉细或细而欲绝。

【方解】本方证为营血亏虚,经脉受寒所致。血虚受寒,寒邪凝滞,阳气不能达于四肢末端,则手足厥寒,脉细欲绝。君药当归补血和血,既补营血之虚,又行血脉之滞;桂枝温经散寒,畅通血脉。臣药白芍养血和营,助当归补血充脉;细辛外温经脉,内温脏腑,通达表里,助桂枝温通行血,以散寒邪。佐药通草通经脉,畅血行;重用大枣补气养血,既助当归、白芍补益阴血,又防桂枝、细辛燥烈太过,伤及阴血。使药甘草益气健脾,调和诸药。上药合用,温而不燥,补而不滞,共奏温经通脉之功效。

【用法用量】上七味,以水八升,煮取三升,去滓,温服一升,日三服(现代用法:水煎服)。

【现代应用】血栓闭塞性脉管炎、雷诺病、小儿下肢麻痹、冻疮、妇女痛经、风湿性关节炎等属血虚寒凝者。

【使用注意】服用期间应避免生冷食物;孕妇慎用。

艾附暖宫丸
《中华人民共和国药典》

【组成】当归 120g　地黄 40g　白芍(酒炒)80g　川芎 80g　黄芪(炙)80g　艾叶(炭)120g　吴茱萸(制)80g　肉桂 20g　续断 60g　香附(醋制)240g

【功效】理气养血,暖宫调经。

【主治】月经不调、痛经。症见行经后错,经量少,有血块,小腹疼痛,经行小腹冷痛喜热,腰膝痠痛。

【方解】本方证为血虚气滞、下焦虚寒所致。血虚气滞,血行不畅,则月经不调,经行后错,量少有血块;下焦虚寒,经行小腹冷痛,腰膝酸痛。君药艾叶暖宫散寒,温经止痛;香附理气解郁,调经止痛。臣药吴茱萸、肉桂温经散寒,通经脉以止痛。佐药当归、川芎养血活血,调经止痛;地黄、白芍滋阴养血;黄芪补脾益气,以助化源;续断补益肝肾,活血通经。诸药配伍,暖宫调经,温补气血。

【规格】大蜜丸,每丸重 9g。

【性状】本品为棕褐色至黑色的小蜜丸或大蜜丸;气微,味甘而后苦、辛。

【用法用量】口服。小蜜丸一次 9g,大蜜丸一次 1 丸,一日 2~3 次。

【现代应用】不孕症、月经紊乱、闭经、宫颈炎等证属子宫虚寒者。

【使用注意】孕妇禁用。热证、实证者慎用。忌食寒冷食物。

点滴积累

1. 温经散寒剂,具有温经散寒、养血通脉的作用,用治血虚寒凝经脉诸证。
2. 当归四逆汤为温经散寒、养血通脉之主方,用治血虚寒凝经脉之手足厥冷;艾附暖宫丸则重在理气养血,暖宫调经,用治子宫虚寒之月经不调,经行错后。

附:温里剂现代常用中成药简表

方名	组成	功效	主治	用法用量	规格
虚寒胃痛颗粒	白芍、大枣、党参、干姜、甘草、高良姜、桂枝、黄芪	益气健脾,温胃止痛	脾虚胃弱所致的胃痛、十二指肠球部溃疡及慢性萎缩性胃炎。 症见胃脘隐痛,喜温喜按,遇冷或空腹加重	开水冲服。一次 1 袋,一日 3 次	颗粒剂,每袋装 5g 或 3g
痛经丸	当归、白芍、川芎、熟地黄、香附、木香、青皮、山楂、延胡索、干姜(炮)、肉桂、丹参、茺蔚子、红花、益母草、五灵脂	温经活血,调经止痛	下焦寒凝血瘀所致的痛经、月经不调。 症见经行错后,经量少有血块,行经小腹冷痛,喜暖	口服。一次 6~9g,一日 1~2 次,临经时服用	丸剂,每瓶装 60g
香砂平胃丸	苍术、陈皮、厚朴(姜制)、木香、砂仁、甘草	健胃,舒气,止痛	胃肠衰弱、消化不良。 症见胸膈满闷,胃痛呕吐	口服,一次 6g,一日 1~2 次	丸剂,每瓶装 6g 或 60g

习题

复习导图

目标检测

一、简答题

1. 简述理中丸的功效、主治。

2. 四逆汤中何药为君药?其作用是什么?

3. 为什么有"附子无姜不热"之说?

4. 温胃舒胶囊与四逆汤均以附子为君药,二方附子用法有何不同,并说明原因。

5. 香砂养胃丸中厚朴为何用姜制?

二、实例分析

1. 下列二方各为何方,方中桂枝与芍药用量比例有何不同,其功效、主治发生怎样的变化?

(1) 桂枝 9g　芍药 9g　炙甘草 6g　生姜 9g　大枣 12 枚

(2) 桂枝 9g　芍药 18g　炙甘草 6g　生姜 9g　大枣 12 枚　饴糖 30g

2. 患者,女,70 岁。主诉:突发心前区疼痛 2 小时。病史:今晨 5 时突发心前区疼痛,头晕,面色苍白,大汗淋漓,四肢厥冷。遂送医院救治。

诊断:胸痹心痛(阳气虚衰)

处方:附子(生)15g　干姜 9g　甘草(炙)6g

请分析该方的煎服法,并说明原因。

第九章　补益剂

ER 9-1

第九章
补益剂
（课件）

学习目标

1. 掌握　四君子汤、补中益气汤、生脉散、四物汤、归脾汤、当归补血汤、八珍汤、六味地黄丸、七宝美髯颗粒、左归丸、肾气丸、右归丸、龟鹿二仙膏的药物组成、功效、主治、配伍意义、临床应用及用法用量、使用注意；参苓白术散、妇科十味片的功效、主治、临床应用及用法用量、使用注意；能对方剂与中成药进行基本的处方分析。
2. 熟悉　养胃颗粒、阿胶补血口服液、乌鸡白凤丸、大补阴丸、百合固金汤的功效、主治及临床应用；补益剂概述内容。
3. 了解　消渴丸、养胃舒颗粒、五子衍宗丸的方名、功效、主治、剂型。

导学情景

情景描述：

在中医临床治疗中，我们普遍遵循"虚则补之"的治疗原则来应对虚证。该原则的目标是通过补益疗法来改善患者的虚弱状况，增强其抵御疾病的能力，从而促进恢复健康。但是，补益并非适用于所有情况，若使用不当，比如对非虚证者进行补益或补益方法不适合，非但无法取得预期的疗效，反而可能导致"误补致害"，出现"虚不受补"的问题。例如，人参、鹿茸等温补药材虽有补气、补阳的功效，但如果阴虚患者错误使用，可能会加剧体内热邪，导致口干舌燥等症状加重；同理，枸杞子、熟地黄等滋阴药材虽有补血、补阴的作用，但对于阳虚且伴有痰湿体质的人使用，可能会加重湿邪，导致胸闷等症状恶化。因此，在使用补益剂时，必须依据患者气血阴阳的亏损状况及体质差异，运用中医理论指导合理用药，进行辨证论治，确保补药精准有效，用法得当。正确的补益方法是良药，反之，则可能成为损害健康的毒药。

学前导语：

虚证，是中医学中对于人体气、血、阴、阳等生命基本物质不足所表现出的一类病证。它涵盖了气虚、血虚、气血两虚、阴虚、阳虚、阴阳两虚等多种类型。在本章中，我们将深入学习补益剂的方剂组成、药理作用、临床应用以及注意事项。通过本章学习，学生们将掌握如何根据患者体质和病情，精准运用补益剂，以实现有效治疗，避免"误补致害"。

凡以补益药为主，具有补益人体气、血、阴、阳等作用，治疗各种虚证的方剂，称为补益剂。属于八法中的"补法"范畴。

补益剂专为虚证而设，无论先天不足或后天失调所致的五脏虚损，均可应用。因虚证有气虚、血虚、阴虚、阳虚之不同，补益剂亦相应分为补气剂、补血剂、气血双补剂、补阴剂、补阳剂等五类。

使用注意：①注意脾胃功能，因补益药多黏腻，不易吸收，反而碍胃，脾胃功能低下者，在补益的同时,多配伍理气醒脾药,使之补而不滞;②补益药宜慢火久煎,使药效尽出;③服药以空腹服或餐前服为佳。

第一节　补气剂

补气剂,具有补益脾肺的作用,适用于脾肺气虚的病证。症见肢体倦怠乏力,少气懒言,语声低微,动则气促,面色萎白,食少便溏,舌淡苔白,脉虚弱,甚或虚热自汗,或脱肛、子宫脱垂等。

四 君 子 汤
《太平惠民和剂局方》

【组成】人参(去芦)9g　白术 9g　茯苓(去皮)9g　甘草(炙)6g

【功效】益气健脾。

【主治】脾胃气虚证。症见面色㿠白,语音低微,气短乏力,食少便溏,舌淡苔白,脉虚弱。

【方解】本方证为脾胃气虚,运化无力,气血生化不足所致。脾胃虚弱,化源不足,则面色㿠白,语声低微,气短乏力,舌淡苔白,脉虚弱。脾失健运,水湿内生,故饮食减少,大便溏薄。君药人参大补元气,健脾养胃。臣药白术苦温,健脾燥湿,以助脾运,为培补脾胃之要药。佐药茯苓渗湿健脾;苓、术合用,互增健脾祛湿之力。使药炙甘草益气和中,调和诸药。本方四药皆味甘入脾,合而用之,补中兼运,温而不燥,平补不峻,为补气之基础方。

【用法用量】上为细末。每服 15g,水一盏,煎至七分,通口服,不拘时候;入盐少许,白汤点亦得(现代用法:水煎服)。

【其他制剂】

1. **四君子丸**(《中华人民共和国药典》)　本品为棕色的水丸;味微甜。口服。一次 3~6g,一日 3 次。

2. **四君子颗粒**(《中华人民共和国药典》)　每袋装 15g。本品为黄棕色的颗粒;味甜,微苦。口服。一次 15g,一日 3 次。

【现代应用】慢性胃炎、胃及十二指肠溃疡、胃肠功能减退、消化不良等证属脾胃气虚者。

【使用注意】实证忌用,服药期间忌食寒凉、不易消化食物。

【附方】

1. 异功散(《小儿药证直诀》) 即四君子汤加陈皮而成。功效:益气健脾,行气化滞。主治:脾胃气虚兼气滞证。症见饮食减少,大便溏薄,胸脘痞闷不舒,或呕吐泄泻等。现代用于小儿消化不良属脾虚气滞者。

2. 六君子汤(《医学正传》) 即四君子汤加陈皮、半夏而成。功效:益气和胃,燥湿化痰。主治:脾胃气虚兼有痰湿证。症见饮食减少,大便溏薄,胸脘痞闷,呕逆。

3. 香砂六君子汤(《古今名医方论》) 即六君子汤加木香、砂仁而成。功效:益气和胃,行气温中。主治:脾胃气虚,痰湿气滞证。症见呕吐痞闷,不思饮食,脘腹胀痛,倦怠消瘦。

参苓白术散
《太平惠民和剂局方》

【组成】莲子肉(去皮)500g 薏苡仁500g 缩砂仁500g 桔梗(炒令深黄色)500g 白扁豆(姜汁浸,去皮,微炒)750g 白茯苓1 000g 人参2 000g 甘草(炒)1 000g 白术1 000g 山药1 000g

> **课堂活动**
> 为什么说参苓白术散是"培土生金"之剂?

【功效】补脾益肺,渗湿止泻。

【主治】脾虚夹湿证。症见饮食不化,胸脘痞闷,肠鸣泄泻,四肢乏力,形体消瘦,面色萎黄,舌淡苔白腻,脉虚缓。

【方解】本方证为脾虚不运,湿阻中焦所致。脾胃不运,水湿内生,湿阻气滞,则见饮食不化,胸脘痞闷,肠鸣泄泻;脾失健运,气血生化不足,则四肢乏力,形体消瘦,面色萎黄,舌淡苔白腻,脉虚缓。君药人参、白术、茯苓益气健脾除湿,参、术相伍补脾功著,苓、术相伍,除湿运脾力强。臣药山药、莲子肉助人参健脾益气,兼能止泻;白扁豆、薏苡仁助白术、茯苓健脾渗湿。佐药砂仁醒脾和胃,行气化湿;桔梗开宣肺气,既通调水道,又载药上行,益肺气,意在"培土生金"。使药甘草健脾和中,调和诸药。全方诸药合用,使脾健湿祛,以恢复脾胃受纳与健运之职,则诸症自除。

【用法用量】上为细末。每服6g,枣汤调下。小儿量岁数加减服之(现代用法:作汤剂,水煎服,用量按原方比例酌减)。

【临床应用】慢性胃肠炎、小儿厌食症、贫血、慢性支气管炎、肺结核、肺心病、慢性肾炎及妇女带下、月经病等证属脾虚夹湿者。

【使用注意】实证忌用,感冒发热者不宜服用。

知识链接

培土生金法

本方体现了"培土生金"的一种治法,即补脾益肺法。多用于脾胃虚弱,不能滋养肺金而致脾肺虚弱之证。脾与肺为土金相生的母子关系,脾为肺之母,肺所主之气来源于脾,肺气盛衰取决于脾运的强弱,根据"虚则补其母"之理,本方用补益脾土的药物而达益肺金的作用,即"培土生金"。《石室秘录》:"治肺之法,正治甚难,当转治以脾。脾气有养,则土自生金。"故肺病不愈,可求治于脾。

补中益气汤

《脾胃论》

【组成】黄芪 18g　甘草（炙）9g　人参（去芦）6g　升麻 6g　柴胡 6g　当归 6g　橘皮（不去白）6g　白术 6g

【功效】补中益气，升阳举陷。

【主治】脾胃气虚证。症见饮食减少，体倦肢软，少气懒言，面色㿠白，大便稀溏，脉大而虚软。

气虚下陷证。症见脱肛，子宫脱垂，久泻久痢，崩漏等。

气虚发热证。症见身热，自汗，渴喜热饮，气短乏力，舌淡，脉虚大无力。

【方解】本方证为脾胃气虚，中气下陷所致。脾胃气虚，则饮食减少，体倦肢软，少气懒言，面色㿠白，大便稀溏；脾虚升举无力，则脱肛，子宫脱垂，久泻久痢，崩漏。君药黄芪味甘微温，补中益气，升阳固表。臣药人参、炙甘草、白术补气健脾；与黄芪合用，以增补中益气之功。佐药当归养血和营；升麻、柴胡升阳举陷，助君药以升提下陷之中气；陈皮理气和胃，使诸药补而不滞。炙甘草调和诸药，亦为使药。诸药合用，一则补气健脾，使后天生化有源，脾虚诸症自除；二则升提中气，恢复中焦升降之能，气升则下陷之证自复其位，气升则阳气上升外达，气虚发热之证自除，故为"甘温除热"之剂。

【用法用量】上药咀，都作一服，水两盏，煎至一盏，去渣，食远稍热服（现代用法：水煎服）。

【其他制剂】

1. 补中益气丸（《中华人民共和国药典》）　大蜜丸每丸重 9g。本品为棕褐色至黑褐色的小蜜丸或大蜜丸；味微甜、微苦、辛。口服。小蜜丸一次 9g，大蜜丸一次 1 丸，一日 2~3 次。

2. 补中益气丸（《中华人民共和国药典》）　本品为黄棕色至棕色的水丸；味微甜、微苦、辛。口服。一次 6g，一日 2~3 次。

3. 补中益气颗粒（《中华人民共和国药典》）　每袋装 3g。本品为棕色的颗粒；味甜、微苦、辛。口服。一次 1 袋，一日 2~3 次。

4. 补中益气合剂（《中华人民共和国药典》）　本品为棕褐色的液体；气香，味甜、微苦。口服。一次 10~15ml，一日 3 次。

【现代应用】内脏下垂、久泻、久痢、脱肛、重症肌无力、乳糜尿、慢性肝炎、眼睑下垂、麻痹性斜视等，以及妇科之子宫脱垂、妊娠及产后癃闭、胎动不安、月经过多等证属脾胃气虚或中气下陷者。

【使用注意】本方甘温升散，故对阴虚火旺及内热炽盛者忌用。

> **知识链接**
>
> ### 甘温除热法
>
> "甘温除热"是用甘温之剂治疗因虚而发热的一种方法。本方所治发热，从西医学角度来讲，并不是体内组织产热有余，而是体虚营养不良，产热不足，不能满足机体的需要，致体温调节中枢失调而发热，而甘温的药物没有直接的退热作用，它是通过机体的调节作用，间接起到退热的作用。

生 脉 散

《医学启源》

【组成】人参 9g　麦冬 9g　五味子 6g

【功效】益气生津，敛阴止汗。

【主治】温热、暑热之气阴两伤证。症见体倦乏力，汗多神疲，气短懒言，口渴咽干，舌干红少苔，脉虚数。或久咳肺虚，气阴两虚证，干咳少痰，短气自汗，口干舌燥，脉虚细。

【方解】本方证为温热、暑热伤阴耗气所致。病位在心肺。汗为心之液，气为肺所主，气津两伤，则汗多，神疲体倦，咳嗽气短乏力，咽干，脉虚。君药人参甘温，既大补元气而固脱止汗，又益气生津补益心肺。臣药麦冬甘寒，养阴清热，润肺生津；麦冬与人参相伍，则益气养阴之功益彰。佐药五味子酸温，既能敛阴止汗，又能敛肺止咳，且生津止渴；与人参、麦冬相伍，酸甘化阴，既可固气津之外泄，又能复气阴之耗损。三药合用，一补一润一敛，共奏益气养阴，生津止渴之效。使气复津生，汗止阴存，脉得气充，则可复生，故名"生脉"。

【用法用量】长流水煎，不拘时服。

【其他制剂】

1. **生脉饮**（《中华人民共和国药典》）　每支装 10ml。本品为黄棕色至红棕色的澄清液体；气香，味酸甜、微苦。口服。一次 10ml，一日 3 次。

2. **生脉胶囊**（《中华人民共和国药典》）　①每粒装 0.3g；②每粒装 0.35g。本品为硬胶囊，内容物为棕黄色至棕褐色的颗粒和粉末；气香，味酸、甜、微苦。口服。一次 3 粒，一日 3 次。

3. **生脉注射液**（《中华人民共和国卫生部药品标准 中药成方制剂 第十五册》）　①每支装 2ml；②每支装 10ml；③每支装 20ml。本品为淡黄色或淡黄棕色的澄明液体。肌内注射，一日 2~4ml，一日 1~2 次。静脉滴注，一日 20~60ml，以 5% 葡萄糖注射液 250~500ml 稀释后使用，或遵医嘱。

知识链接

生脉散剂型改变拓展临床应用

生脉散是中医益气养阴的著名古方，历经上千年的临床应用，安全有效，经久不衰。常用于抢救热伤元气、津液耗伤、脉微欲绝等重症，又可以治疗气阴两虚患者。生脉散经剂型改革后制成的生脉注射液，具有益气养阴、固脱生脉急救的作用，临床可用于治疗急性心肌梗死、心源性休克、中毒性休克、失血性休克及冠心病、内分泌失调等病属气阴两虚证者，也用于肿瘤患者化疗的辅助治疗。

【现代应用】冠心病、心绞痛、心律失常等心血管系统疾病及肺结核、慢性支气管炎、肺心病等呼吸系统疾病属气阴两虚证者；亦用于各类休克、中暑、阿尔茨海默病等证属气阴两伤者。

【使用注意】气滞、湿阻、食积及实热证者慎用。

养胃颗粒

《中华人民共和国药典》

【组成】黄芪(炙)500g　党参333g　白芍500g　甘草281g　陈皮250g　香附500g　乌梅167g　山药500g

【功效】养胃健脾,理气和中。

【主治】脾虚气滞所致的胃痛。症见胃脘不舒,胀满疼痛,嗳气食少。

【方解】本方证为脾虚肝郁,气机郁滞,胃失和降所致。脾虚不运,则食少,气机郁滞,胃失和降,则胃脘不舒,胀满疼痛,嗳气。君药黄芪、党参益气健脾养胃,以固其本。臣药香附疏肝理气除胀满;陈皮理气化湿,和胃止痛,为理气健脾之良药。佐药白芍养血柔肝,缓急止痛;山药味甘性平,补脾益胃。乌梅味酸性平,健脾生津。使药甘草补中缓急,调和药性。诸药合用,共奏养胃健脾,理气和中之功。

【规格】①每袋装15g;②每袋装5g(无蔗糖)。

【性状】本品为棕黄色至棕色的颗粒;气香,味甜、微苦;或味微苦(无蔗糖)。

【用法用量】开水冲服。一次1袋,一日3次。

【现代应用】慢性萎缩性胃炎属脾虚气滞者。

【使用注意】忌生冷、油腻、不易消化及刺激性食物,戒烟酒。孕妇忌用。

点滴积累

1. 补气剂具有补气作用,主治气虚诸证。
2. 四君子汤为补气健脾的基础方,适用于脾胃气虚,运化乏力之证;参苓白术散长于健脾渗湿,用治脾虚夹湿泄泻证;补中益气汤长于补气升阳,用治脾胃气虚,气虚下陷及气虚发热之证;生脉散长于益气养阴,敛汗止咳,用治气阴两伤之证;养胃颗粒长于健脾理气,用于脾虚气滞所致的胃痛。

第二节　补血剂

补血剂,具有补益阴血的作用。适用于血虚证。症见面色萎黄,头晕目眩,唇甲色淡,心悸,失眠,舌淡,脉细,或妇女月经不调,量少色淡,或经闭等。

四　物　汤

《仙授理伤续断秘方》

【组成】熟地黄12g　当归9g　白芍9g　川芎6g

【功效】补血,和血,调经。

【主治】营血虚滞证。症见心悸失眠,头晕目眩,面色无华,或妇人月经不调,量少或经闭,脐腹作痛,舌淡,脉细弦或细涩。

【方解】本方证为营血亏虚,血行不畅所致。血虚无以养心,则心悸失眠;无以上荣,则头晕目眩,面色无华;肝血不足,冲任亏虚,则月经不调,量少或经闭;血行虚滞,不通则痛,故脐腹作痛。君药熟地黄甘温,养血滋阴。臣药当归辛甘温,补血活血,调经止痛。佐药白芍养血柔肝止痛;川芎活血行气,调畅气血。方中地、芍与归、芎相配,则补血而不滞血,活血而不伤血,温而不燥,滋而不腻。共奏补血、活血之功。

【用法用量】上为粗末。每服15g,水一盏半,煎至八分,去渣,空心食前热服(现代用法:水煎服)。

【其他制剂】

1. **四物合剂**(《中华人民共和国药典》) ①每瓶装100ml;②每支装10ml。本品为棕红色至棕褐色液体;气芳香,味微苦、微甜。口服。一次10~15ml,一日3次。

2. **四物颗粒**(《中华人民共和国药典》) 每袋装5g。本品为棕黄色至棕褐色的颗粒;气芳香,味微苦、微甜。温开水冲服。一次5g,一日3次。

【现代应用】妇女月经不调、胎产疾病、荨麻疹等慢性皮肤病、骨伤科疾病以及过敏性紫癜、神经性头痛等证属营血虚滞者。

【使用注意】实热或血热妄行者不宜使用,服用期间需忌食辛辣、油腻食物。

【附方】

1. **桃红四物汤**(《玉机微义》) 即四物汤加桃仁、红花而成。功效:养血活血。主治:血虚而兼血瘀所致的月经不调、血多有块、痛经等。

2. **圣愈汤**(《脉因证治》) 即四物汤加人参、黄芪而成。功效:补气、补血、摄血。主治:气血虚弱,气不摄血之月经先期、量多,四肢乏力等。

3. **芩连四物汤**(《古今医统》) 即四物汤加黄芩、黄连而成。功效:清热养血调经。主治:妇女血热而致月经先期,血色紫黯而量多或赤带黏稠。

归 脾 丸
《中华人民共和国药典》

【组成】党参80g 炙黄芪80g 茯苓160g 炒酸枣仁80g 当归160g 大枣(去核)40g 炒白术160g 炙甘草40g 制远志160g 龙眼肉160g 木香40g

【功效】益气健脾,养血安神。

【主治】心脾两虚证。症见气短心悸,失眠多梦,头昏头晕,肢倦乏力,食欲不振,崩漏便血。

【方解】方中黄芪、党参补脾益气,使气旺血生,为君药。辅以当归、龙眼肉养血补心为臣药;白术、炙甘草补脾益气,助参、芪补脾以资生化之源为臣药。佐以酸枣仁、茯苓、远志养血宁心安神;木香理气醒脾,使之补而不滞;生姜、大枣调和脾胃,以助生化。使以炙甘草调和诸药。诸药相配,共奏益气补血,健脾养心之功。

【用法用量】用温开水或生姜汤送服。水蜜丸一次 6g,小蜜丸一次 9g,大蜜丸一次 1 丸,一日 3 次。

【其他制剂】

1. 归脾合剂(《中华人民共和国药典》) ①每支装 10ml;②每瓶装 100ml;③每瓶装 120ml。本品为红棕色至棕黑色的液体;气芳香,味微甘、微苦。口服。一次 10~20ml,一日 3 次;用时摇匀。

2. 归脾颗粒(《中华人民共和国药典》) 每袋装 3g。本品为棕色至棕褐色的颗粒;气香,味甘、微苦。开水冲服。一次 1 袋,一日 3 次。

【现代应用】神经症、贫血、血小板减少、过敏性紫癜、吐血、崩漏、白细胞减少、高血压性心脏病并心衰、心脏瓣膜病、心律不齐等心脾气血两虚证者。

【使用注意】除心脾气血两虚证以外的病证忌用,服药期间需注意饮食调养,避免生冷、油腻食物。

当归补血汤
《内外伤辨惑论》

【组成】黄芪 30g　当归(酒洗)6g

【功效】补气生血。

【主治】血虚发热证。症见肌热面红,烦渴欲饮,脉洪大而虚,重按无力。亦治疗妇人经期、产后血虚发热头痛,或疮疡溃后,久不愈合者。

【方解】本方证为劳倦内伤,血虚阳浮所致。劳倦内伤,阴血亏虚,阴不维阳,阳浮于外,则见肌热面红,烦渴欲饮,脉洪大而虚。君药黄芪重用,大补脾肺之气,补气以生血,治阳浮之标。臣药当归甘辛而温,养血和营,补虚以治本。二药配伍,使阳生阴长,气旺血生,诸症自除。

【用法用量】上咀。以水两盏,煎至一盏,去渣,空腹时温服(现代用法:水煎服)。

【其他制剂】

当归补血口服液(《中华人民共和国药典》) 每支装 10ml。本品为棕黄色至黄棕色的液体;气香,味甜、微辛。口服。一次 10ml,一日 2 次。

【现代应用】各种贫血、过敏性紫癜等属血虚气弱者。

【使用注意】实证、热证或有出血倾向的患者应慎用。

知识链接

当归补血汤的量效关系

当归补血汤是由补气之黄芪与养血之当归配伍而成。依据气血同源、气血互生的原理配伍组方,为补气生血之代表方。但当黄芪与当归的剂量发生改变时,功效、主治亦随之改变。如黄芪与当归用量为 5:1 时,则偏于补气生血;若黄芪与当归用量为 1:2 时,则偏于养血益气;若黄芪与当归用量为 1:1 时,除益气养血外,还兼有活血的作用。可见同一处方,因其剂量不同,则功效不同,主治不同。在制备成方制剂时,切不可随意增大或减小剂量,以免改变方剂的功效和主治。

阿胶补血口服液
《中华人民共和国药典》

【组成】阿胶 62.5g　熟地黄 125g　党参 125g　黄芪 62.5g　枸杞子 62.5g　白术 62.5g

【功效】补益气血，滋阴润肺。

【主治】气血两虚所致的久病体弱、目昏、虚劳咳嗽。

【方解】本方证为久病体虚，气血不足所致。久病体虚，化源不足，气血衰少，则见目昏、虚劳咳嗽。君药阿胶滋阴补血，润肺止咳，为滋阴补血之要药，长于益肺润燥；熟地黄养血滋阴，益肾固元以补肺。臣药党参、黄芪、白术健脾益肺生津，以"培土生金"；肾为肺之子，肺气根于肾，佐药枸杞子滋补肝肾，明目。全方配伍，具有滋阴补血，健脾益肺之功。

【规格】①每支装 10ml；②每支装 20ml。

【性状】本品为深棕色的液体；味微甜。

【用法用量】口服。一次 20ml，早晚各一次，或遵医嘱。

【现代应用】贫血、再生障碍性贫血，血小板减少，功能失调性子宫出血，产前产后血虚、咯血及肿瘤放疗、化疗引起的继发性的白细胞减少等症。

【使用注意】咳嗽痰多、脘腹胀痛、纳食不消、腹胀便溏者不宜服用。

点滴积累

1. 补血剂具有补血作用，主治血虚诸证。
2. 四物汤为补血的基本方，也是妇女调经的常用方；当归补血汤重在补气生血，用于劳倦内伤，血虚发热；归脾丸益气补血，健脾养心，用治心脾两虚及脾不统血之证；阿胶补血口服液补益气血，滋阴润肺，用于气血两虚所致的久病体弱、目昏、虚劳咳嗽。

第三节　气血双补剂

气血双补剂，适用于气血两虚的病证。症见面色无华，头晕目眩，心悸怔忡，食少倦怠，气短懒言，舌淡，脉虚无力等。

八　珍　汤
《正体类要》

【组成】人参 9g　白术 9g　白茯苓 9g　当归 9g　川芎 9g　白芍 9g　熟地黄 9g　甘草(炙)5g

【功效】益气补血。

【主治】气血两虚证。症见面色苍白或萎黄，头晕目眩，四肢倦怠，气短懒言，心悸怔忡，饮食减少,舌淡苔薄白,脉细弱或虚大无力。

【方解】本方证为久病失治或病后失调,或失血过多,致气血两虚。气血亏虚,则面色苍白,头晕目眩,心悸怔忡,舌淡,脉细弱;脾气虚,则面色萎黄,四肢倦怠,饮食减少,脉虚无力。君药人参配熟地黄甘温益气养血。臣药白术、茯苓健脾渗湿,辅人参益气补脾;当归、白芍养血和营,助熟地黄补益阴血。佐药川芎活血行气,使之补而不滞。使药炙甘草,益气和中,调和诸药。用法中加入姜、枣为引,调和脾胃,以资气血生化之源,亦为佐使之用。诸药配伍,益气养血并重,以气血双补。本方是四君子汤加四物汤而成,故名"八珍汤"。

【用法用量】清水二盅,加生姜三片,大枣二枚,煎至八分,食前服(现代用法:加生姜三片,大枣五枚,水煎服)。

【其他制剂】

1. 八珍丸(《中华人民共和国药典》) 大蜜丸,每丸重9g。本品为棕黑色的水蜜丸或黑褐色至黑色的大蜜丸;味甜、微苦。口服。水蜜丸一次6g,大蜜丸一次1丸,一日2次。

2. 八珍颗粒(《中华人民共和国药典》) ①每袋装8g;②每袋装3.5g(无蔗糖)。本品为浅棕色至棕褐色的颗粒;气味香,味甜、微苦。开水冲服。一次1袋,一日2次。

【现代应用】病后虚弱、贫血、神经衰弱、各种慢性疾病以及妇女月经不调等属气血两虚者。

【使用注意】感冒发热、脾胃虚寒、体质湿热者不宜服用。

【附方】

1. 八珍益母丸(《中华人民共和国药典》) 即八珍丸加益母草组成,侧重于益气养血,活血调经。主治:气血两虚兼有血瘀所致的月经不调,症见月经周期错后,行经量少,精神不振,肢体乏力。

2. 十全大补丸(《中华人民共和国药典》) 即八珍丸加黄芪、肉桂组成,侧重于温补气血。主治:气血两虚,面色苍白,气短心悸,头晕自汗,体倦乏力,四肢不温。

3. 人参养荣丸(《中华人民共和国药典》) 即十全大补丸去川芎,加陈皮、五味子、远志而成,侧重于益气补血,养心安神。主治:心脾不足,气血两亏,形瘦神疲,食少便溏,病后虚弱。

乌鸡白凤丸
《中华人民共和国药典》

【组成】乌鸡(去毛爪肠)640g　鹿角胶128g　鳖甲(醋制)64g　牡蛎(煅)48g　桑螵蛸48g　人参128g　黄芪32g　当归144g　白芍128g　香附(醋制)128g　天冬64g　甘草32g　生地黄256g　熟地黄256g　川芎64g　银柴胡26g　丹参128g　山药128g　芡实(炒)64g　鹿角霜48g

【功效】补气养血,调经止带。

【主治】气血两虚证。症见月经不调,痛经,崩漏带下,腰膝酸软,产后体虚等。亦可用于男子气血两虚证。

【方解】本方证为气血两虚,兼阴虚有热。君药乌鸡甘平,为血肉有情之品,补气养血,滋阴退虚热,善治虚劳羸瘦,气血不足诸证。臣药鹿角胶甘咸,补肝肾,益精血;人参、黄芪、山药补气健脾;

当归、白芍、熟地黄、川芎补血活血调经；鳖甲、银柴胡、生地黄、丹参、天冬滋阴退热,凉血调经。佐药桑螵蛸、牡蛎、芡实、鹿角霜收敛固涩止带；香附疏肝理气,使补而不滞。使药甘草补气,并调和诸药。全方诸药合用,气血同补,阴阳并调,补气行血,调经止带。

【规格】大蜜丸每丸重 9g。

【性状】本品为黑褐色至黑色的水蜜丸、小蜜丸或大蜜丸；味甜、微苦。

【用法用量】口服。大蜜丸一次 1 丸,一日 2 次；小蜜丸一次 9g,一日 2 次；水蜜丸一次 6g,一日 2 次。

【其他制剂】

乌鸡白凤片(《中华人民共和国药典》) 每片重 0.5g。本品为薄膜衣片,除去包衣后显棕色；味甜、微苦。口服。一次 2 片,一日 2 次。

【现代应用】月经不调、痛经、功能失调性子宫出血、带下、子宫肌瘤、产后恶露不尽、产后低热、围绝经期综合征、原发性血小板减少性紫癜、隐匿性肾炎、再生障碍性贫血等证属气血两虚者。

【使用注意】孕妇及感冒发热者不宜服用。

妇科十味片
《中华人民共和国药典》

【组成】香附(醋制)500g　川芎 20g　当归 180g　延胡索(醋制)40g　白术 29g　甘草 14g　大枣 100g　白芍 15g　赤芍 15g　熟地黄 60g　碳酸钙 65g

【功效】养血疏肝,调经止痛。

【主治】血虚肝郁所致的月经不调、痛经、月经前后诸证。症见行经后错,经水量少,有血块,行经小腹疼痛,血块排出痛减,经前双乳胀痛、烦躁、食欲不振。

> **课 堂 活 动**
> 妇科十味片中香附、延胡索为何醋制?

【方解】本方证为营血不足,肝气郁滞所致。血虚气滞,经行不畅,则月经不调,痛经,行经后错,经水量少,有血块,行经小腹疼痛；肝气不舒,则经前双乳胀痛、烦躁。君药当归养血活血,调经止痛；香附辛散入肝经,疏肝行气,调经止痛,共为妇科调经止痛之要药。臣药熟地黄滋阴补血；白芍滋阴柔肝,缓急止痛。二药并用,养血柔肝。佐药川芎善活血调经；赤芍活血化瘀；延胡索疏肝理气,止痛；白术、红枣益气健脾,补气生血。使药甘草调和诸药。碳酸钙补充体内钙质。诸药合用,共奏养血疏肝,调经止痛之效。

【规格】①素片,每片重 0.3g；②薄膜衣片,每片重 0.33g。

【性状】本品为黄褐色的片或薄膜衣片,薄膜衣片除去包衣后显黄褐色；气微香,味微苦。

【用法用量】口服。一次 4 片,一日 3 次。

【现代应用】月经不调、行经腹痛、闭经等属血虚肝郁者。

【使用注意】孕妇禁用。月经期停服。

第四节　补阴剂

补阴剂,适用于阴虚证。症见形体消瘦,头晕耳鸣,潮热颧红,五心烦热,盗汗失眠,腰酸遗精,咳嗽咯血,口燥咽干,舌红少苔,脉细数。

六味地黄丸
《小儿药证直诀》

【组成】熟地黄 24g　山萸肉 12g　干山药 12g　泽泻 9g　牡丹皮 9g　茯苓 9g

【功效】滋阴补肾。

【主治】肾阴虚证。症见腰膝酸软,头晕目眩,耳鸣耳聋,盗汗,遗精,消渴,骨蒸潮热,手足心热,舌燥咽痛,牙齿动摇,足跟作痛,小便淋漓,以及小儿囟门不合,舌红少苔,脉沉细数。

> **课堂活动**
> 六味地黄丸既为补肾之剂,为何配伍三泻(泽泻、牡丹皮、茯苓)?

【方解】本方证为肾阴不足,虚热内扰所致。肾阴不足,骨髓不充,则腰膝酸软无力,牙齿动摇,小儿囟门不合;肾虚髓减,则头晕目眩;阴虚生内热,则骨蒸潮热,消渴,盗汗,小便淋漓,舌红少苔,脉沉细数。君药熟地黄滋阴补肾,填精益髓,为益精血之要药,故重用。臣药山萸肉既补益肝肾,又涩精止遗,为收敛、补益之良药;山药补益脾阴,兼能固精。三药以补为主,称之"三补"。佐药泽泻利湿泄浊,以防熟地黄之滋腻;牡丹皮清泻虚热,并制山萸肉之温涩;茯苓健脾渗湿,既助山药健脾助运,又助泽泻利湿泄浊,三药以泻为主,称之"三泻"。六药合用,三补三泻,补中有泻,寓泻于补,为滋阴补肾之圣剂。

【用法用量】上为末,炼蜜为丸,如梧桐子大。空心温水化下三丸(现代用法:蜜丸,每服 6g,一日 2 次,温开水送服。亦可作汤剂,水煎服)。

【其他制剂】

六味地黄胶囊(《中华人民共和国药典》)　①每粒装 0.3g;②每粒装 0.5g。本品为硬胶囊,内容物为浅棕色至棕色的粉末;味甜、微酸。口服。[规格①]一次 1 粒或[规格②]一次 2 粒,一日 2 次。

【现代应用】慢性肾炎、高血压、糖尿病、肺结核、肾结核、甲状腺功能亢进、中心性视网膜炎及无排卵性功能失调性子宫出血、围绝经期综合征、前列腺炎等证属肾阴不足者。

【使用注意】感冒发热、痰多咳嗽、腹胀便溏者不宜服用。

【附方】

1. 知柏地黄丸　即本方加知母、黄柏而成。上为细末,炼蜜为丸,每服 6g,温开水送下。功效:滋阴降火。主治:阴虚火旺证。症见骨蒸潮热,腰膝酸痛,遗精盗汗,舌红,脉细数。

2. 杞菊地黄丸　即本方加枸杞子、菊花而成。上为细末,炼蜜为丸,每服 9g,空腹服。功效:滋肾养肝明目。主治:肝肾阴虚证。症见两目昏花,视物模糊,眼睛干涩,迎风流泪。

3. 七味都气丸　即本方加五味子而成。上为细末,炼蜜为丸,每服 9g,空腹服。功效:滋肾纳气。主治:肺肾两虚证。症见咳嗽气喘,或呃逆。

4. 麦味地黄丸　即本方加麦冬、五味子而成。上为细末,炼蜜为丸,每服 9g,空心白汤送下。功效:滋肾敛肺。主治:肺肾阴虚证。症见虚烦劳热,喘嗽吐血,潮热盗汗。

大 补 阴 丸
《中华人民共和国药典》

【组成】熟地黄 120g　知母(盐炙)80g　黄柏(盐炙)80g　龟甲(醋炙)120g　猪脊髓 160g

【功效】滋阴降火。

【主治】阴虚火旺证。骨蒸潮热,盗汗遗精,咳嗽咯血,心烦易怒,足膝疼热,或消渴易饥,舌红少苔,尺脉数而有力。

【方解】本方证为肾阴亏虚,相火妄动所致。阴虚火旺,则骨蒸潮热,盗汗遗精,足膝疼热,心烦易怒;虚火灼金,损伤肺络,则咳嗽咯血。君药熟地黄滋补真阴,填精益髓;龟甲滋阴潜阳,强筋壮骨,二药重用,壮水制火以培本。臣药黄柏泻肾火而退虚热,知母滋阴清热润肺燥,相须为用,泻火保阴以清源,君臣相伍,以培本清源。丸以猪脊髓补髓养阴,蜂蜜补中润燥,二药相伍既助君药滋补精髓,又制黄柏之苦燥,为佐药。诸药合用,使阴足而阳潜,火降则虚热自清,共收滋阴填精,清热降火之功。

【用法用量】上为末,猪脊髓蒸熟,炼蜜为丸。每服 2~3g,空心盐白汤送下(现代用法:上为细末,猪脊髓适量蒸熟,捣如泥状;炼蜜,混合拌匀和药粉为丸,每丸约重 9g,早晚各服 1 丸,淡盐水送服;作汤剂,水煎服,用量按原方比例酌减)。

【现代应用】肺结核、肾结核、甲状腺功能亢进、糖尿病属阴虚火旺之证者。

【使用注意】气虚发热及火热实证者忌用。

左 归 丸
《景岳全书》

【组成】大怀熟地黄 240g　山药 120g　枸杞子 120g　山茱萸 120g　川牛膝(酒洗蒸熟)90g　鹿角胶(敲碎,炒珠)120g　龟甲胶(切碎,炒珠)120g　菟丝子(制)120g

【功效】滋阴补肾,填精益髓。

【主治】真阴不足证。症见头晕目眩,腰酸腿软,遗精滑泄,自汗盗汗,口燥舌干,舌红少苔,脉细。

【方解】本方证为真阴不足,精髓亏损,虚热内扰所致。肾阴亏损,精髓不充,封藏失职,故头晕目眩,腰酸腿软,遗精滑泄。君药熟地黄滋肾填精,大补真阴。臣药山茱萸养肝滋肾,涩精敛汗;山药补脾益阴,滋肾固精;枸杞子补肾益精,养肝明目;龟、鹿二胶为血肉有情之品,峻补精髓,龟甲胶滋肾阴,壮筋骨,鹿角胶补肾阳,益精血,在补阴之中配伍补阳药,取"阳中求阴"之义。佐药菟丝子、川牛膝,益肝肾,强腰膝,健筋骨。诸药合用,共奏滋阴补肾,填精益髓之效。

【用法用量】上先将熟地黄蒸烂杵膏,加炼蜜为丸,如梧桐子大。每服百余丸(9g),食前用滚汤或淡盐汤送下(现代用法:蜜丸,每服9g,淡盐汤送服;作汤剂,水煎服,用量按原方比例酌减)。

【现代应用】老年性慢性支气管炎、高血压、阿尔茨海默病、慢性肾炎、腰肌劳损、不孕症等证属真阴亏损者。

【使用注意】孕妇忌服,儿童禁用。

【附方】

左归饮(《景岳全书》) 熟地黄9g、山药6g、枸杞子6g、甘草(炙)3g、茯苓4.5g、山茱萸6g。功效:补益肾阴。主治:肾阴不足证。症见腰膝酸软,盗汗,口燥咽干,口渴欲饮,舌尖红,脉细数。

知识链接

左归饮与左归丸的区别

左归饮与左归丸均为纯补之剂,同治肾阴不足之证。然左归饮是以纯甘壮水之品为主,滋阴补肾之力逊于左归丸,故用饮以取其急治,用于肾阴不足较轻之证;左归丸则在滋阴之中又配以血肉有情之味及助阳之品,补力较峻,常用于肾阴亏损较重者,意在以丸剂缓图之。

百合固金汤
《慎斋遗书》

【组成】百合12g 生地黄9g 熟地黄9g 麦冬9g 玄参3g 川贝母6g 当归9g 白芍6g 桔梗6g 甘草3g

【功效】养阴润肺,化痰止咳。

【主治】肺肾阴虚证。症见燥咳少痰,痰中带血,咽干喉痛,舌红少苔,脉细数。

【方解】本方证为肺肾阴虚,虚火上炎所致。虚火煎灼津液,则见燥咳少痰,痰中带血,咽干喉痛。君药百合、生熟地黄滋养肺肾阴液。臣药麦冬助百合以养肺阴,清肺热;玄参助生地黄、熟地黄以益肾阴,降虚火。君臣相伍,滋肾润肺,金水并补。佐药当归、白芍养血和营;贝母润肺化痰止咳;桔梗载药上行,化痰止咳利咽喉。使药甘草调和诸药。诸药合用,使阴液恢复,肺金得固,诸症可除。

【用法用量】水煎服。成人每日一剂,可根据具体病情和体质调整用量。儿童或体弱者用量酌减。

【其他制剂】

1. **百合固金丸**（《中华人民共和国药典》） ①小蜜丸，每100丸重20g；②大蜜丸，每丸重9g。本品为黑褐色水蜜丸、小蜜丸或大蜜丸；味微甜。口服。水蜜丸一次6g，小蜜丸一次9g，大蜜丸一次1丸，一日2次。

2. **百合固金丸（浓缩丸）**（《中华人民共和国药典》） 每8丸相当于原生药3g。本品为棕色至棕褐色的浓缩丸；味甜、微苦。口服。一次8丸，一日3次。

【现代应用】肺结核、气管炎、支气管扩张、肺炎中后期、肺癌、咽炎等属肺肾阴虚者。

【使用注意】脾胃虚寒，食少便溏者慎用。

消 渴 丸
《中华人民共和国药典》

【组成】葛根265g　地黄159g　黄芪53g　天花粉265g　玉米须265g　南五味子53g　山药26.5g　格列本脲0.25g

【功效】滋肾养阴，益气生津。

【主治】气阴两虚所致的消渴病。症见多饮、多尿、多食、消瘦、体倦乏力、眠差、腰痛等。

【方解】本方证为素体阴虚有热，日久伤阴耗气所致。气阴两伤，津不上承于肺，也不能充养于胃，则见多饮、多食；肾阴亏虚，封藏失职则腰痛、多尿。君药地黄甘寒，滋肾养阴，清热生津。臣药黄芪补气升阳，以资化源；葛根甘凉主升，生津止渴。二药相伍，令津液上布而止渴。佐药天花粉、山药益气养阴，生津止渴；南五味子益气生津，并能益肾缩尿，固敛阴津；玉米须味甘性平，利湿泄浊。格列本脲重在降血糖。诸药合用，共奏滋肾养阴，益气生津之功。

【规格】每10丸重2.5g（含格列本脲2.5mg）。

【性状】本品为黑色的包衣浓缩水丸；味甘、酸、微涩。

【用法用量】口服。一次5~10丸，一日2~3次。餐前用温开水送服。或遵医嘱。

【现代应用】2型糖尿病属气阴两虚者。

【使用注意】本品含格列本脲，严格按处方药使用，并注意监测血糖。

七宝美髯颗粒
《中华人民共和国药典》

【组成】制何首乌128g　当归32g　补骨脂（黑芝麻炒）16g　枸杞子（酒蒸）32g　菟丝子（炒）32g　茯苓32g　牛膝（酒蒸）32g

【功效】滋补肝肾。

【主治】肝肾不足证。症见须发早白，脱发，牙齿松动，遗精早泄，头眩耳鸣，腰酸背痛等。

【方解】本方证为肝肾亏虚，精血耗伤所致。肝肾亏损，精血不足，不能上荣于须发、齿龈，故须发早白，脱发，牙齿松动。君药何首乌补肝肾，益精血，乌须发。臣药枸杞子、菟丝子补肾益精，养肝补血。佐药当归补血养肝；牛膝补肝肾，强筋骨；补骨脂补肾阳，固精气；茯苓健脾宁心，渗利湿浊。

诸药合用,以滋阴养血为主,兼顾补阳,有阴阳并补,精血互生之妙。

【规格】每袋装8g。

【性状】本品为黄棕色的颗粒;味甜、微苦、涩。

【用法用量】开水冲服。一次8g,一日2次。

【现代应用】中年人须发早白、脱发、牙周病,以及男子不育属肝肾不足者。

【使用注意】孕妇、儿童及对本品过敏者禁用。

养胃舒颗粒
《中华人民共和国卫生部药品标准 中药成方制剂 第十八册》

【组成】党参　陈皮　黄精(蒸)　山药　玄参　乌梅　山楂　北沙参　干姜　菟丝子　白术(炒)

【功效】滋阴养胃。

【主治】胃阴不足之慢性胃炎。症见胃脘灼热,隐隐作痛。

【方解】本方证为胃阴不足,胃失濡润所致。胃阴不足,胃失濡润则胃脘灼热,隐隐作痛。君药北沙参甘寒,清胃养阴生津;党参益胃生津,二药滋养并重,以滋阴养胃。臣药山药、白术益气健脾;黄精补脾气,益脾阴,三药合用助君药益胃养阴。佐药玄参清热滋阴润燥;乌梅、山楂甘酸化阴,以滋胃阴;菟丝子补肾益脾;陈皮理气止痛;干姜温健脾胃,以助脾运。

【规格】①每袋装15g;②每袋装5g(无蔗糖)。

【性状】本品为棕黄色至棕色的颗粒;味酸、甜。

【用法用量】开水冲服。一次1~2袋,一日2次。

【现代应用】慢性胃炎属胃阴不足者。

【使用注意】孕妇、湿热胃痛证及重度胃痛患者、儿童、年老体虚者慎用。

点滴积累

1. 补阴剂具有滋阴的作用,主治阴虚诸证。
2. 六味地黄丸为滋阴补肾的代表方,用治肾阴不足之证;大补阴丸侧重于滋阴降火,用治阴虚火旺之证;左归丸滋阴补肾,填精益髓,主治真阴不足,精髓亏损之证;百合固金汤养阴润肺,化痰止咳,主治肺肾阴虚证;消渴丸滋肾养阴,益气生津,用于气阴两虚之消渴;七宝美髯颗粒则专注于滋补肝肾,适用于肝肾不足所致的须发早白、牙齿动摇、腰膝酸软等症状;养胃舒颗粒滋阴养胃,用于胃阴不足之胃脘灼热,隐隐作痛。

第五节　补阳剂

补阳剂,适用于肾阳虚证。症见面色苍白,形寒肢冷,腰膝酸痛,下肢软弱无力,小便不利,或小便频数,男子阳痿早泄,女子宫寒不孕等。

肾 气 丸
《金匮要略》

【组成】干地黄 240g　山药 120g　山茱萸 120g　泽泻 90g　茯苓 90g　牡丹皮 90g　桂枝 30g　附子 30g

【功效】补肾助阳。

【主治】肾阳不足证。症见腰痛脚软,身半以下常有冷感,少腹拘急,小便不利,小便反多,入夜尤甚,阳痿早泄,舌淡而胖,脉虚弱,尺部沉细,以及痰饮、水肿、消渴、脚气、转胞等。

> **课 堂 活 动**
> 肾气丸为何既治小便不利,又治小便反多?

【方解】本方证为肾阳不足,气化失司所致。肾阳不足,则腰痛脚软,身半以下常有冷感,少腹拘急;肾阳虚弱,不能化气利水,则小便不利,少腹拘急,甚或转胞,发为水肿、痰饮、脚气等;肾阳亏虚,水液直趋下焦,津不上承,故消渴、小便反多。君药附子温补肾阳;桂枝温阳化气,二药合用,温肾阳以助气化。臣药干地黄,滋阴补肾;山茱萸、山药补肝脾而益精血。方中补阳药少而量轻,滋阴药多而量重,乃在微微生火,鼓舞肾气,即取"少火生气"之义。佐药泽泻、茯苓利水渗湿,配桂枝又善温化痰饮;牡丹皮苦辛而寒,善入血分,合桂枝则可调血分之滞,此三药寓泻于补,俾邪去而补药得力,防诸滋阴药助湿碍邪之虞。诸药合用,助阳之弱以化水,滋阴之虚以生气,使肾阳振奋,气化复常,则诸症自除。

【用法用量】上为细末,炼蜜和丸,如梧桐子大。酒下十五丸(6g),日再服(现代用法:蜜丸,每服 6~9g,一日 2~3 次,白酒或淡盐汤送;汤剂,水煎服)。

【现代应用】慢性肾炎、糖尿病、醛固酮增多症、甲状腺功能减退、神经衰弱、肾上腺皮质功能减退、慢性支气管哮喘、围绝经期综合征等证属肾阳不足者。

【使用注意】实热证及阴虚火旺者忌用。

【附方】

济生肾气丸(《济生方》)　即肾气丸的基础上桂枝变官桂,加牛膝、车前子而成。上为蜜丸,每服 9g,空腹米汤送服。功效:温补肾阳,利水消肿。主治:肾阳不足,水湿内停。症见水肿,小便不利等。

右 归 丸
《景岳全书》

【组成】大怀熟地黄 240g　山药 120g　枸杞子 120g　山茱萸 120g　鹿角胶(珠炒)120g　菟丝子(制)120g　杜仲(姜汤炒)120g　当归 90g　肉桂 60~120g　附子(制)60~180g

【功效】温补肾阳,填精益髓。

【主治】肾阳不足,命门火衰证。症见年老或久病,气衰神疲,畏寒肢冷,腰膝软弱,阳痿遗精,或阳衰无子,或饮食减少,大便不实,或小便自遗,舌淡苔白,脉沉而迟。

【方解】本方证为肾阳不足，命门火衰所致。肾阳不足，失于温煦，则畏寒肢冷，腰膝软弱，阳痿遗精，或阳衰无子；火不暖土，则气衰神疲，饮食减少，大便不实。君药附子、肉桂壮元阳，以温补命门之火；鹿角胶补肾阳，益精血。臣药熟地黄、山茱萸、山药、枸杞子滋肾阴，养肝脾，填精髓，取"阴中求阳"之义。佐药菟丝子、杜仲补肝肾，强腰膝；当归养血补肝，与补肾之品相合，共补精血。诸药合用，阴阳兼顾，以温补肾阳为主。

【用法用量】上先将熟地黄蒸烂杵膏，加炼蜜为丸，如梧桐子大。每服百余丸(9g)，食前用滚汤或淡盐汤送下(现代用法：蜜丸，每服 9g；汤剂，水煎服，用量按原方比例酌减)。

【现代应用】肾病综合征、老年骨质疏松、精少不育、贫血、白细胞减少等证属肾阳不足者。

【使用注意】肾阴不足或实热证候者忌用。

五子衍宗丸
《证治准绳》

【组成】枸杞子 400g　菟丝子(炒) 400g　覆盆子 200g　五味子(蒸) 50g　盐车前子 100g

【功效】补肾益精。

【主治】肾虚精亏所致的阳痿不育、遗精早泄、腰痛、尿后余沥。

【方解】本方证治为肾虚精亏所致。肾为先天之本，藏精之所，与人的生育繁殖有关。肾虚精亏日久，则见阳痿不育、遗精早泄、腰痛、尿后余沥。君药菟丝子温肾阳，益肾阴，且可补脾以资化源；枸杞子味甘质润，滋补肝肾而益精，二药合用，增强补肾益精之力。臣药覆盆子补肾助阳，固肾涩精；五味子补肾固精，两者助君药加强补肾之功，且可固涩肾精。佐药车前子利湿泄浊，防诸药滋腻恋邪。诸药相伍，使肾虚得补，肾精充盛，则诸症可愈。

【规格】大蜜丸，每丸重 9g。

【性状】本品为棕褐色的水蜜丸、棕黑色的小蜜丸或大蜜丸；味甜、酸、微苦。

【用法用量】上各药俱择地道精新者，焙，晒干，共为细末，炼蜜为丸，如梧子大。每服空心 90 丸，上床时 50 丸，白沸汤或盐汤送下，冬月用温酒送下(现代用法：口服。水蜜丸一次 6g，小蜜丸一次 9g，大蜜丸一次 1 丸，一日 2 次)。

【其他制剂】

五子衍宗片(《中华人民共和国药典》)　片芯重 0.3g。本品为糖衣片，除去糖衣后显棕黄色至褐色；味酸。口服。一次 6 片，一日 3 次。

【现代应用】阳痿不育、遗精早泄、久不生育，以及妇女不孕症、滑胎等属肾虚精亏者。

【使用注意】感冒发热及慢性疾病患者慎用。

点滴积累

1. 补阳剂具有温阳的作用，主治阳虚诸证。
2. 肾气丸为补肾助阳的代表方，用治肾阳不足之证；右归丸温补肾阳，填精益髓，用治肾阳不足，命门火衰之证；五子衍宗丸补肾益精，用治肾虚精亏之阳痿不育、遗精早泄等证。

第六节　阴阳双补剂

阴阳双补剂,适用于阴阳两虚证。症见头晕目眩,腰膝酸软,阳痿遗精,畏寒肢冷,午后潮热等。

龟鹿二仙膏
《中华人民共和国药典》

【组成】龟甲250g　鹿角250g　党参47g　枸杞子94g

【功效】温肾益精,补气养血。

【主治】肾虚精亏证。症见腰膝痠软、遗精、阳痿。

【方解】本方为阴阳并补之剂,鹿角胶温肾壮阳,益精养血,龟甲胶填精补髓,滋阴养血,俱为血肉有情之品;党参健脾益气,枸杞子补肾益精,养肝明目。本方阴阳气血并补,先天后天兼顾,共奏峻补精髓,益气壮阳之功。

【规格】每瓶装200g。

【性状】本品为红棕色稠厚的半流体;味甜。

【用法用量】口服。一次15~20g,一日3次。

【使用注意】脾胃虚弱者慎用。

附:补益剂现代常用中成药简表

方名	组成	功效	主治	用法用量	规格
参芪降糖颗粒	人参(茎叶)皂苷、五味子、黄芪、山药、地黄、覆盆子、麦冬、茯苓、天花粉、泽泻、枸杞子等	益气养阴,滋脾补肾	消渴症。用于2型糖尿病	口服。一次1g,效果不显著或症状较重,一次3g,一日3次	每袋装3g
青娥丸	杜仲(盐炒)、补骨脂(盐炒)、核桃仁(炒)、大蒜	补肾强腰	肾虚腰痛。症见腰痛,起坐不利,膝软乏力	口服。水蜜丸一次6~9g,大蜜丸一次1丸,一日2~3次	大蜜丸,每丸重9g;水蜜丸,每丸重6~9g
玉泉丸	葛根、天花粉、地黄、麦冬、五味子、甘草	养阴生津,止渴除烦,益气和中	胰岛功能减退而引起的物质代谢、碳水化合物代谢紊乱,血糖升高之糖尿病(亦称消渴症),肺胃肾阴亏损,热病后期	口服。一次6g,一日4次;七岁以上小儿一次3g,三至七岁小儿一次2g	每10丸重1.5g
健脾生血颗粒	党参、茯苓、白术(炒)、甘草、黄芪、山药、鸡内金(炒)、龟甲(醋制)、麦冬、南五味子(醋制)、龙骨、牡蛎(煅)、大枣、硫酸亚铁	健脾和胃,养血安神	脾胃虚弱及缺铁性贫血。症见面色萎黄,食少纳呆,腹胀脘闷,大便不调,烦躁多汗,倦怠乏力,舌胖色淡,苔薄白,脉细弱等	餐后用开水冲服,一岁以内一次2.5g;一至三岁5g;三至五岁7.5g;五至十二岁10g;成人一次15g,一日3次	每袋装5g

方名	组成	功效	主治	用法用量	规格
河车大造丸	紫河车、熟地黄、天冬、麦冬、杜仲(盐炒)、牛膝(盐炒)、黄柏(盐炒)、龟甲(醋炙)	滋阴清热,补益肺肾	虚劳,见气血不足,自汗盗汗,夜梦遗精,精神倦怠,四肢无力,腰腿软弱等	一次6~9g,一日2次,开水或淡盐汤送服	每丸重9g
薯蓣丸	薯蓣、当归、桂枝、神曲、干地黄、大豆黄卷、甘草、人参、阿胶、川芎、芍药、白术、麦冬、防风、苦杏仁、柴胡、桔梗、茯苓、干姜、白蔹、大枣	补气养血,疏风散邪	治虚劳气血俱虚,阴阳失调,外兼风邪,头晕目花,消瘦乏力,心悸气短,不思饮食,骨节酸痛,微有寒热,舌淡苔白,脉沉细	研末炼蜜和丸,如弹子大。每次1丸,空腹时用酒送下	每丸重9g,每盒装10丸
人参固本丸	人参、地黄、熟地黄、山茱萸(酒炙)、山药、泽泻、牡丹皮、茯苓、麦冬、天冬	扶元润燥,补血益气,清金降火,生精固本,延年益寿	血虚精亏。须发早白,颜貌衰老;或脾虚烦热,金水不足;或肺气燥热,作渴作嗽。或小便短赤,涩滞如淋,大便燥结等阴虚有火之证	口服,一次1丸,一日2次	每丸重9g

目标检测

ER 9-2

习题

ER 9-3

复习导图

一、简答题

1. 四君子汤与参苓白术散均可用于脾胃气虚证,二方有何不同?

2. 归脾丸为补血之剂,方中为何以补气之黄芪为君?

3. 简述六味地黄丸与肾气丸在组成、配伍、功效及主治方面的异同点。

4. 通过对补益剂的学习,请分析补气剂、补血剂、补阴剂、补阳剂中各类药物的炮制方法有何不同。

5. 在制备乌鸡白凤丸时鳖甲应如何炮制,为什么?

二、实例分析

1. 患者,男,50岁。平素体弱,易感乏力,常自汗,渴喜热饮,气短懒言,食欲不振,身热,面色苍白,舌淡苔白,脉细弱。请根据所学方剂与中成药理论,为该患者推荐常用的方剂与中成药,并进行方药分析。

2. 下列二方各为何方,主治何证?请分析黄芪在方中应采用何种炮制方法。并说明理由。

(1)黄芪 10g　白术 15g　茯苓 15g　炙甘草 6g

(2)黄芪 10g　麦冬 15g　五味子 6g

第十章　固涩剂

ER 10-1

第十章
固涩剂
（课件）

导学情景

情景描述：
　　气、血、精、津液是人体生命活动的物质基础，它与脏腑经络之间相互为用，密切联系。气、血、精、津液旺盛，是保证健康的前提，一旦气、血、精、津液向外耗散滑脱，就会出现多汗、多尿、流涎、滑精、遗精、遗尿、便溏等虚损病证。治宜选用固涩剂。

学前导语：
　　自汗、盗汗、遗精滑泄、小便失禁、久泻、崩漏等病症，由气、血、精、津液滑脱所致，主要应用固涩剂治疗。临床诊治过程中要根据滑脱的病因和发病部位的不同进行辨证选方、对证施治。本章将学习固涩剂各方的组成、功效、主治及临床应用等内容。

　　凡以固涩药为主，具有收敛固涩的作用，用于治疗气、血、精、津液耗散滑脱之证的方剂称为固涩剂。属于"十剂"中的涩剂。

　　根据气、血、精、津散失滑脱病因、病位不同，临床表现各异，常见自汗盗汗、久泻不止、遗精遗尿、崩漏带下等，当以固涩为先，故固涩剂分为固表止汗剂、涩肠固脱剂、涩精止遗剂、固崩止带剂四类。

　　使用注意：①固涩剂所治之证，皆由正气亏虚而致，故多与补益药配伍同用，以标本兼顾；②本章多用于本虚标实之证，实邪所致者均应禁用。

知识链接

固涩剂现代研究

　　固涩剂在临床应用较广，其药理作用包括调节机体免疫功能、收敛、止泻、镇咳、抗病原微生物、抗炎、保肝、降低转氨酶、兴奋或抑制子宫平滑肌等。常用于治疗反复呼吸道感染、慢性荨麻疹、自主神经紊乱所致多汗、滑精、神经性尿频、功能性遗尿、慢性溃疡性结肠炎等。例如，玉屏风散有增强免疫功能、抗变态反应等作用，其药理作用与特定的化学成分相关，如黄芪多糖增强机体免疫功能、抗应激和强心作用；防风多糖抗过敏；白术多糖抗炎。化学成分的协同作用，确保了方剂在临床的有效和安全利用。

第一节　固表止汗剂

固表止汗剂,具有固表止汗的作用,适用于体虚不固,或阳不潜藏,阴液外泄所致的自汗、盗汗。代表方为玉屏风散、牡蛎散等。

玉 屏 风 散
《医方类聚》

【组成】防风 30g　黄芪(蜜炙)60g　白术 60g

【功效】益气固表止汗。

【主治】表虚自汗证。症见汗出恶风,面色㿠白,舌淡,苔薄白,脉浮虚。亦治虚人腠理不固,易感风邪。

【方解】本方证为卫气虚弱,不能固表所致。君药黄芪重用,内可大补脾肺之气,外可固表止汗。臣药白术健脾益气,培土生金。两者相伍,使气旺表实,则汗不外泄,邪不易内侵。佐药防风走表而祛风邪。煎加大枣以增补气之力。本方配伍特点在于:以补气固表药为主,配伍小量祛风解表之品,使补中寓散,固表不留邪,祛邪不伤正。

> **课堂活动**
> 玉屏风散与桂枝汤均可用于治疗表虚自汗证,两者主治、功用有何区别?

【用法用量】上㕮咀,每服三钱,水一盏半,加大枣一枚,煎至七分,去滓,食后热服(现代用法:散剂,每服 6~9g;亦可作汤剂,水煎服)。

【其他制剂】

1. 玉屏风颗粒(《中华人民共和国药典》)　每袋装 5g。本品为棕色至棕红色的颗粒;味涩而后甘。开水冲服。一次 1 袋,一日 3 次。

2. 玉屏风胶囊(《中华人民共和国药典》)　每粒装 0.5g。本品内容物为黄棕色的颗粒和粉末;味苦、微甜。口服,一次 2 粒,一日 3 次。

3. 玉屏风口服液(《中华人民共和国药典》)　每支装 10ml。为棕红色至棕褐色的液体;味甜、微苦、涩。口服。一次 10ml,一日 3 次。

【现代应用】小儿或成人上呼吸道感染、变应性鼻炎、慢性荨麻疹等因外感风邪致反复发作的过敏性疾病,以及肾小球肾炎易于伤风感冒而诱致病情反复者,均可加减用之。

【使用注意】虚人外感,邪多虚少的自汗,以及阴虚发热的盗汗,不宜使用本方。

知识链接

玉屏风散现代研究及应用

玉屏风散是中医扶正固表的经典名方。其方名玉屏风散,是依据它的功效命名,言其功用有似御风屏障,珍贵如玉,说明本方具有防御功能,且疗效高。通过多种动物模型实验证实,玉屏风散能显著提高机体的卫外防御功能,提高机体免疫功能和抗病毒、抗感染能力,具有益气、固表、卫外功能。在预防和治疗风寒感冒、呼吸道感染、变态反应性疾病、支气管哮喘等呼吸系统疾病及提高机体对外环境适应能力等方面有着广泛的应用前景。

牡蛎散
《太平惠民和剂局方》

【组成】黄芪 30g 麻黄根 30g 牡蛎 30g 小麦 30g

【功效】益气固表,敛阴止汗。

【主治】卫外不固,心阳不潜之自汗、盗汗证。症见常自汗出,夜卧尤甚,心悸惊惕,短气体倦,舌质淡红,脉细弱。

【方解】本方证为正气虚弱,营阴外泄,致心阴不足,心阳不潜所致。君药煅牡蛎,敛阴潜阳,止汗镇惊,一可收敛固涩以直接止汗,二可使浮阳内潜而阴守不泄以间接止汗;三能宁心除烦以安神定志。臣药黄芪益气实卫,固表止汗;佐药浮小麦益心气,敛心阴,止虚汗;麻黄根功专止汗。诸药合用,补敛兼施,使气阴得复,汗出自止。

【用法用量】前三味为粗散,每服三钱(9g),水一盏半,小麦百余粒,同煎至八分,去渣热服,日二服,不拘时候(现代用法:作汤剂,水煎服)。

【现代应用】病后、产后、术后、肺结核、自主神经功能紊乱及其他慢性疾病等属体虚多汗者。

【使用注意】阴虚火旺所致盗汗,或大汗淋漓不止属于阳虚欲脱者,不宜使用本方。

龙牡壮骨颗粒
《中华人民共和国药典》

【组成】党参 45g 黄芪 22.5g 山麦冬 45g 龟甲(醋)13.5g 炒白术 27g 山药 54g 南五味子(醋)27g 龙骨 13.5g 牡蛎(煅)13.5g 茯苓 45g 大枣 22.5g 甘草 13.5g 炒鸡内金 22.5g 乳酸钙 66.66g 维生素 D_2 12mg 葡萄糖酸钙 20.24g

【功效】强筋壮骨,和胃健脾。

【主治】治疗和预防小儿佝偻病、软骨病;对小儿多汗、夜惊、食欲不振、消化不良、发育迟缓等症也有治疗作用。

【方解】本方证为脾失健运,化源不足,肾气不充,骨骼发育异常所致。君药黄芪补中益气,升阳固表。臣药党参、大枣、甘草助黄芪健脾益气,以助化源;白术、茯苓、山药健脾渗湿。佐药龙骨、牡蛎、龟甲收敛固涩,滋阴潜阳,益肾壮骨;麦冬、五味子敛阴止汗;鸡内金消食健胃以助运。使药甘草调和诸药。诸药合用,共奏健脾和胃,益肾壮骨之功。

【规格】①每袋装 5g;②每袋装 3g(无蔗糖)。

【性状】本品为淡黄色至黄棕色的颗粒;气香,味甜。

【用法用量】开水冲服。二岁以下一次 5g 或 3g(无蔗糖),二岁至七岁一次 7.5g 或 4.5g(无蔗糖),七岁以上一次 10g 或 6g(无蔗糖),一日 3 次。

【现代应用】治疗和预防小儿佝偻病、软骨病。亦可用治小儿多汗、夜惊、发育迟缓等。

【使用注意】忌辛辣、生冷、油腻食物;服药期间应多晒太阳,多食含钙及易消化的食品;感冒发热患者不宜服用。

> **点滴积累**
>
> 1. 固表止汗剂主治卫气不固之自汗或阴虚有热之盗汗。
> 2. 玉屏风散益气固表止汗,以治本为主,用于表虚不固之自汗及虚人易患感冒;牡蛎散功专固涩敛汗,标本兼顾,用于诸虚不足之自汗、盗汗证;龙牡壮骨颗粒专用于小儿,以健脾壮骨为主,也可治疗小儿多汗。

第二节 涩肠固脱剂

涩肠固脱剂,具有涩肠止泻的作用,适用于脾肾虚寒所致之泻痢日久,大肠滑脱不禁。代表方有真人养脏汤、四神丸等。

真人养脏汤
《太平惠民和剂局方》

【组成】人参18g　当归18g　白术(焙)18g　肉豆蔻(煨)15g　肉桂24g　甘草(炙)24g　白芍48g　木香42g　诃子36g　罂粟壳(蜜炙)108g

【功效】涩肠固脱,温补脾肾。

【主治】久泻久痢,脾肾阳虚证。症见大便滑脱不禁,甚则脱肛坠下,脐腹疼痛,喜按喜温,或下痢赤白,里急后重,倦怠食少,舌淡苔白,脉沉迟。

> **课堂活动**
> 何谓"补火生土法"? 举例说明。

【方解】本方证为脾肾阳虚,肠失固摄所致。君药重用罂粟壳涩肠止泻。臣药肉豆蔻温中涩肠,并能散寒止痛;诃子苦酸温涩,功专涩肠止泻。君臣相须为用,体现"急则治标"之法。佐药肉桂温肾暖脾,益火壮阳,以消阴寒;人参、白术补气健脾,三药合用温补脾肾以治本。泻痢日久,每伤阴血,佐药当归、白芍养血和血,木香调气醒脾,使全方涩补而不致壅滞气机。使药甘草益气和中,调和诸药,且合参、术补中益气,合白芍缓急止痛。诸药合用,涩肠固脱,温补脾肾,养已伤之脏,故以"养脏"名之。

【用法用量】上锉为粗末。每服二大钱(6g),水一盏半,煎至八分,去滓,食前温服(现代用法:可作汤剂,用量按原方比例酌定)。

【现代应用】慢性肠炎、慢性痢疾、溃疡性结肠炎等日久不愈,证属脾肾虚寒者。

【使用注意】不宜久服；积滞热毒泻痢者禁用。忌酒、面，以及生、冷、鱼腥、油腻之物。

【附方】

泻痢固肠丸（《中华人民共和国卫生部药品标准 中药成方制剂 第四册》） 人参、白术（麸炒）、茯苓、甘草、陈皮、肉豆蔻（煨）、白芍、罂粟壳、诃子肉，每100粒重6g。口服。一次6~9g，一日2次。功效：健脾化湿，益气固肠。主治：脾胃虚寒之久痢久泻。症见久痢久泻，脱肛，腹胀腹痛。

知识链接

泻痢固肠丸的由来

泻痢固肠丸是在真人养脏汤的基础上化裁而来，即真人养脏汤去当归、木香、肉桂加茯苓、陈皮而成。是以四君子汤为基础方加涩肠止泻药组成，偏于益气健脾，固肠止泻，用于脾胃虚寒之久痢久泻。现代常用于慢性结肠炎、肠结核、肠易激综合征等属脾肾虚寒者。因本品含罂粟壳，长期服用会产生依赖性，因此应在医师指导下服用。

四 神 丸
《中华人民共和国药典》

【组成】肉豆蔻（煨）200g 补骨脂（盐炒）400g 五味子（醋制）200g 吴茱萸（制）100g 大枣（去核）200g 生姜（压榨取汁）200g

【功效】温肾散寒，涩肠止泻。

【主治】肾阳不足所致泄泻。症见肠鸣腹胀、五更溏泄、食少不化、久泻不止、面黄肢冷。

> **课堂活动**
> 四神丸与真人养脏汤同为涩肠固脱之剂，主治、用药有何区别？

【方解】本方证为肾阳虚泄泻，乃因命门火衰，火不暖土所致。君药补骨脂重用，取其辛苦大温之性，以补命门之火而温暖脾土。臣药肉豆蔻辛温性涩，温脾暖胃，涩肠止泻，助君药补骨脂温肾暖脾之力。佐药五味子酸温，收敛固涩而止泻；吴茱萸温暖肝肾以散阴寒。使药生姜暖胃散寒，大枣补脾养胃，以助运化。诸药合用，固涩与温补并施，标本兼治，以治标为主。

【规格】每袋装9g。

【性状】本品为浅褐色至褐色的水丸；气微香，味苦、咸而带酸、辛。

【用法用量】口服。一次9g，一日1~2次。

【其他制剂】

四神片（《中华人民共和国药典》） ①素片，每片重0.6g；②薄膜衣片，每片重0.3g。本品为黄棕色至棕褐色的片；或为薄膜衣片，除去包衣后显黄棕色至棕褐色；味酸、辛。口服。一次4片，一日2次。

【现代应用】慢性结肠炎、肠结核、肠易激综合征等属脾肾虚寒者。

【使用注意】湿热泄泻、湿热痢疾者忌用。

固本益肠片

《中华人民共和国药典》

【组成】党参 50g　麸炒白术 20g　补骨脂 35g　麸炒山药 50g　黄芪 70g　炮姜 15g　酒当归 35g　炒白芍 35g　醋延胡索 35g　煨木香 15g　地榆炭 35g　煅赤石脂 15g　儿茶 30g　炙甘草 15g

【功效】健脾温肾,涩肠止泻。

【主治】脾肾阳虚所致的泄泻。症见腹痛绵绵,大便清稀或有黏液及黏液血便,食少腹胀,腰酸乏力,形寒肢冷,舌淡苔白,脉虚。

【方解】本方证为脾肾阳虚,脾失健运所致。君药党参、黄芪补中益气,升举清阳;补骨脂温肾暖脾止泻,三药并用,脾肾同治。臣药白术、山药健脾益气;炮姜温中散寒止泻。佐药当归、白芍养血和血;地榆炭、儿茶收涩止血、止泻;延胡索、木香调气和血止痛;赤石脂涩肠止泻。使药甘草补脾益气;儿茶味苦性涩,收湿止泻;白芍缓急止痛。诸药合用,共奏健脾益肾,温中止痛,涩肠止泻之功。

【规格】①素片,每片重 0.32g(小片);②素片,每片重 0.6g(大片);③薄膜衣片,每片重 0.62g(大片)。

【性状】本品为棕色片或薄膜衣片,除去包衣后显棕色;气微香,味微苦。

【用法用量】口服。1 次小片 8 片,大片 4 片,一日 3 次。

【现代应用】慢性肠炎、慢性结肠炎、慢性痢疾等属脾肾阳虚者。

【使用注意】忌食生冷、辛辣、油腻之物。湿热下痢者忌用。

点滴积累

1. 涩肠固脱剂主治脾肾虚寒之泻痢日久,以致大肠滑脱不禁的病证。
2. 真人养脏汤重在涩肠固脱,辅以温补脾肾,主治脾肾虚寒之久泻久痢,滑脱不禁者;四神丸则以温补脾肾为主,兼可涩肠止泻,为治脾肾阳虚,五更泄泻之代表方;固本益肠片则以温补脾胃为主,用于脾肾阳虚,脾失健运所致之泄泻。

第三节　涩精止遗剂

涩精止遗剂,适用于肾虚封藏失职,精关不固之遗精、滑泄;或肾虚不摄,膀胱失约之遗尿、尿频。代表方剂为金锁固精丸、缩尿丸等。

金锁固精丸

《医方集解》

【组成】沙苑蒺藜(炒)60g　芡实(蒸)60g　莲须 60g　龙骨(酥炙)30g　牡蛎(煅)30g

【功效】补肾涩精。

【主治】肾虚不固之遗精证。症见遗精滑泄,神疲乏力,四肢酸软,腰痛耳鸣,舌淡苔白,脉细弱。

【方解】本方证为肾虚失藏,精关不固所致。君药沙苑蒺藜,补肾固精。臣药莲子、芡实,助君药补肾涩精,健脾宁神。佐药莲须、煅龙骨、煅牡蛎,性涩收敛,潜阳涩精,莲须尤为固肾涩精之要药。莲子粉糊为丸,既能助诸药补肾固精,又能养心清心,合而能交通心肾。诸药合用,共奏补肾固精,涩精止遗之功。因其秘肾气,固精关,效如"金锁",故以"金锁固精"名之。

课 堂 活 动
本方为何取名"金锁固精"?

【用法用量】莲子粉糊为丸,盐汤下(现代用法:丸剂,每次 9g,一日 2 次,淡盐汤或开水送服;亦可作汤剂,加入适量莲子肉,水煎服)。

【现代应用】慢性前列腺炎、精囊炎、神经衰弱、乳糜尿、重症肌无力、妇女带下、崩漏、产后尿失禁等属肾虚精气不足,下元不固者。

【使用注意】本方多为收敛之品,偏于固涩。阴虚火旺或湿热下注之遗精者禁用。

缩 泉 丸
《中华人民共和国药典》

【组成】山药 300g　益智(盐炒)300g　乌药 300g

【功效】补肾缩尿。

【主治】膀胱虚寒证。症见小便频数、夜间遗尿。

【方解】本方证为肾气不足,下元虚冷,膀胱约束无权所致。君药益智温补脾肾,固精气,缩小便。臣药乌药调气散寒,除膀胱肾间冷气,止小便频数。用山药末为糊制成小丸,是取山药健脾补肾而涩精气,增强君臣二药补肾益脾之力,可谓补后天之脾而益先天之肾,为佐使之药。三药合用,能使肾虚得补,精气益固,寒气温散,膀胱约束有权,则遗尿自止,好像泉水缩敛一般,故命名"缩泉丸"。

【规格】每 20 粒重 1g。

【性状】本品为淡棕色的水丸;味微咸。

【用法用量】口服。一次 3~6g,一日 3 次。

【其他制剂】

缩泉胶囊(《中华人民共和国药典》)　每粒装 0.3g。本品为硬胶囊,内容物为棕黄色至棕褐色的颗粒及粉末;气香,味微苦。口服。成人一次 6 粒,五岁以上儿童一次 3 粒,一日 3 次。

【现代应用】小儿遗尿、前列腺炎、前列腺肥大、尿崩症、慢性肾小球肾炎等属膀胱虚寒者。

【使用注意】肝经湿热、阴虚之尿频、遗尿者不宜使用。

第四节　固崩止带剂

固崩止带剂,适用于脾虚或肾虚所致崩中或漏下不止,以及带下淋漓不断等证。代表方固经丸、完带汤、千金止带丸、妇科千金片等。

固　经　丸
《中华人民共和国药典》

【组成】关黄柏(盐)300g　黄芩(酒)200g　椿皮(麸炒)150g　香附(醋)150g　白芍(炒)300g
龟甲(醋)400g

【功效】滋阴清热,固经止带。

【主治】阴虚血热之月经先期、带下病。症见月经先期,经血量多、色紫黑,赤白带下。

【方解】本方证为阴虚火旺,损伤冲任,迫血妄行所致。君药龟甲益肾滋阴而降火;白芍敛阴养血以柔肝止痛;黄芩苦寒清热泻火而止血。三药重用,滋阴清热止血。臣药黄柏苦寒泻火坚阴,既助黄芩清热而止血,又助龟甲滋阴退虚热。佐药椿皮苦涩而凉,清热固经止血;佐用少量香附疏肝理气以调血,又可防君臣药寒凉太过止血留瘀。诸药合用,共奏滋阴清热,固经止血之功。

【规格】每10粒重1g。

【性状】本品为黄色至黄棕色的水丸;味苦。

【用法用量】口服。一次6g,一日2次。

【现代应用】功能性子宫出血、更年期综合征、慢性盆腔炎、慢性附件炎而致经行量多、淋漓不尽属阴虚血热者。

【使用注意】虚寒性崩漏及实火所致血热妄行者不宜使用本方。

完　带　汤
《傅青主女科》

【组成】白术(炒)30g　山药(炒)30g　人参6g　白芍(酒炒)15g　车前子(酒炒)9g　苍术9g　甘草3g　陈皮2g　黑芥穗2g　柴胡2g

【功效】补脾疏肝,祛湿止带。

【主治】脾虚肝郁,湿浊之带下。症见带下量多色白,清稀无臭,面色㿠白,倦怠便溏,舌淡苔白,脉缓或濡弱。

【方解】本方证为脾虚肝郁,带脉失约,湿浊下注所致。君药重用炒白术、炒山药补气健脾,使脾运湿消,且山药能补肾固精,复带脉之约而止带下。臣药人参补中益气;苍术辛香苦燥,燥湿健脾,助君药补脾运脾之力;车前子利湿清热断带下之源;白芍养血柔肝。佐以陈皮理气化湿,柴胡疏肝解郁,荆芥穗辛散祛风以胜湿,炒黑增收涩止带之力。使药甘草健脾和中,调和诸药。诸药合用,使肝气舒畅,脾气健旺,带下自止。

【用法用量】水煎服。一日2次。

【现代应用】阴道炎、宫颈炎、宫颈糜烂、盆腔炎等属脾虚肝郁,湿浊下注者。

【使用注意】湿热带下者不宜使用本方。

知识链接

以人为本,关怀弱势群体

完带汤出自明末清初医学家傅山所著《傅青主女科》,本方治疗脾虚肝郁,湿浊之带下病。傅山虽出生于官宦书香之家,但深切关注弱势女性群体,为此对带下病进行倾心研究,他主张"带下俱是湿证","以脾气之虚,肝气之郁,湿气之侵,热气之逼"导致带下病,据此创制具有补脾疏肝、祛湿止带之功的完带汤。本方体现了古代医学家对女性健康的关爱,也是以人为本,关注个体需求,关怀弱势群体的社会主义核心价值观的体现。

千金止带丸
《中华人民共和国药典》

【组成】党参50g 白术(炒)50g 当归100g 白芍50g 川芎100g 香附(醋)200g 木香50g 砂仁50g 小茴香(盐炒)50g 延胡索(醋炙)50g 杜仲(盐炙)50g 续断50g 补骨脂(盐)50g 鸡冠花200 青黛50g 椿皮(炒)200g 牡蛎(煅)50g

【功效】健脾补肾,调经止带。

【主治】脾肾两虚所致的月经不调、带下病。症见月经先后不定期,量多或淋漓不净,色淡无块,或带下量多,色白清稀,神疲乏力,腰膝酸软。

【方解】本方证为脾肾两虚,冲任失调所致。君药党参健脾益气,补骨脂补肾而固下元;二药共用,是为治本之策,健脾则内湿不生,肾固则精微不失。臣药白术助党参补气健脾,燥湿利水;杜仲、续断补肝肾以强腰膝;鸡冠花、椿皮、煅牡蛎性涩收敛以止带;当归、白芍、川芎、延胡索活血养血,行气止痛。佐药香附、木香、砂仁、小茴香理气化湿,温中止痛;青黛凉血清肝。诸药合用,共奏健脾补肾、调经止带之功。

【规格】①水丸,每袋装6g;②大蜜丸,每丸重9g。

【性状】①水丸为灰黑色;气微香,味涩、微苦。②大蜜丸为黑褐色;气微香,味甜、涩、微苦。

【用法用量】口服。水丸一次 6~9g,一日 2~3 次;大蜜丸一次 1 丸,一日 2 次。

【现代应用】慢性盆腔炎、阴道炎、子宫内膜炎、慢性宫颈炎等证属脾肾两虚者。

【使用注意】忌食生冷、油腻食物;感冒发热者不宜服用。

妇科千金片
《中华人民共和国药典》

【组成】千斤拔　金樱根　穿心莲　功劳木　单面针　当归　鸡血藤　党参

【功效】清热除湿,益气化瘀。

【主治】湿热瘀阻所致的带下、腹痛。症见带下量多,色黄质稠、臭秽,小腹疼痛,腰骶酸痛,神疲乏力。

【方解】本方证为热瘀互结,湿热下注于前阴所致。君药千斤拔祛风利湿,消瘀解毒;金樱根收涩固涩止带。臣药穿心莲、功劳木清热燥湿止带;单面针活血散瘀止痛。佐药当归、鸡血藤补血活血通络,调冲任止腹痛;党参补中益气,健脾化湿。诸药相合,使瘀毒去,湿热清,诸症自除。

【规格】每片含穿心莲以脱水穿心莲内酯和穿心莲内酯总量计,不得少于 0.80mg。

【性状】本品为糖衣片或薄膜衣,除去包衣后显灰褐色;味苦。

【用法用量】口服。一次 6 片,一日 3 次。

【其他制剂】

妇科千金胶囊(《中华人民共和国药典》)　每粒装 0.4g。本品内容物为棕黄色至棕褐色粉末或颗粒;气微,味苦。口服。一次 2 粒,一日 3 次,14 天为一疗程;温开水送服。

【现代应用】慢性盆腔炎、子宫内膜炎、慢性宫颈炎、阴道黏膜炎、产后恶露不尽等属湿热瘀阻者。

【使用注意】忌辛辣、生冷、油腻食物;高血压、心脏病、肝病、糖尿病、肾病等慢性疾病严重者应在医师指导下服用。

> 课 堂 活 动
> 妇科千金片名称中"千金"有何含义?

点滴积累

1. 固崩止带剂主治妇女崩漏不止及带下清稀,连绵不断等证。

2. 固经丸滋阴清热,固经止血。主治阴虚血热之崩漏。

3. 完带汤、千金止带丸、妇科千金片均可治带下病。完带汤重在健脾疏肝,化湿止带,主治脾虚肝郁,湿浊下注之清稀带下;千金止带丸则长于健脾补肾止带,主治脾肾两虚之清稀带下,兼能调经,治疗月经不调;而妇科千金片则以清热除湿,益气化瘀为主,主治湿热瘀阻所致的黄带。

附：固涩剂现代常用中成药简表

方名	组成	功效	主治	用法用量	规格
锁阳固精丸	锁阳、肉苁蓉、巴戟天、补骨脂、菟丝子、杜仲、八角茴香、韭菜籽、芡实、莲子、莲须、牡蛎、龙骨、鹿角霜、熟地黄、山茱萸、牡丹皮、山药、茯苓、泽泻、知母、黄柏、牛膝、大青盐	温肾固精	肾阳不足所致的腰膝酸软、头晕耳鸣、遗精早泄	口服。水蜜丸一次6g,小蜜丸一次9g,大蜜丸一次1丸,一日2次	①水蜜丸,每100丸重10g;②小蜜丸每100丸重20g;③大蜜丸,每丸重9g
白带丸	黄柏、椿皮、白芍、当归、香附	清热,除湿,止带	湿热所致的带下病。症见带下量多,色黄,有味	口服。一次6g,一日2次	每袋6g
宫血宁胶囊	重楼	凉血,收涩止血	崩漏下血,月经过多。产后或流产后宫缩不良出血及子宫功能性出血属血热妄行证	口服。一次1~2粒,一日3次。在月经期或子宫出血期服用	每粒装0.13g

ER 10-2
习题

ER 10-3
复习导图

目标检测

一、简答题

1. 固涩剂分为几类,各适用于何证? 为何配伍补益药?

2. 痛泻要方、理中丸、四神丸均治泄泻,临证如何区别应用?

3. 龙胆泻肝汤与完带汤均治带下,临证如何区别应用?

二、实例分析

1. 患者,女,38岁。平素月经不调,月经周期紊乱。近半年月经量突然增多,逾期不止,淋漓不尽,血色深红兼夹紫黑血块,手足心热,心烦口渴,腰膝酸软,舌红,脉弦数。请根据所学方剂与中成药理论,为该患者推荐常用的方剂与中成药,并进行方药分析。

2. 下列二方各为何方,主治何证? 请分析牡蛎在方中应采用何种炮制方法。并说明理由。

   (1)黄芪 30g　麻黄根 30g　牡蛎 30g　浮小麦 15g

   (2)沙苑子 60g　芡实 60g　莲须 60g　龙骨 30g　牡蛎 30g

第十一章　安神剂

学习目标

1. 掌握　朱砂安神丸、天王补心丹的药物组成、功效、主治、配伍意义、临床应用及用法用量、使用注意；解郁安神颗粒、柏子养心丸的功效、主治、临床应用及用法用量、使用注意；能对方剂与中成药进行基本的处方分析。
2. 熟悉　枣仁安神颗粒、养血安神丸的功效、主治及临床应用；安神剂概述内容。
3. 了解　参芪五味子片、安神补心丸的组成、功效、主治、用法用量及规格。

导学情景

情景描述：

　　失眠是临床常见的病症之一，虽不属于危重疾病，但却妨碍人们正常生活、工作、学习和健康。顽固性的失眠，会给人带来长期的痛苦，甚至形成对安眠药物的依赖，而长期服用安眠药物又可引起药源性疾病。

学前导语：

　　失眠可发生于各种人群，不受季节影响，主要应用安神剂来治疗。临床诊治过程中要根据失眠症状不同进行辨证选方、对证施治。本章将学习安神剂各方剂的组成、功效、主治及临床应用等内容。

　　凡具有安神定志的作用，用治神志不安病证的方剂，称为安神剂。

　　安神剂专为神志不安病证而设，因心藏神、肝藏魂、肾藏志，心神不安之证多由心、肝、肾三脏功能失调所致。根据临床症状及病因病机的不同，安神剂分重镇安神剂、解郁安神剂、滋养安神剂三类。

　　使用注意：①因重镇安神剂中金石、贝壳类药物较多，易伤胃气，不宜久服；②朱砂有毒，久服易引起慢性中毒，不宜多服、久服；③金石贝壳类药物入煎剂，宜打碎先煎。

知识链接

安神剂现代药理研究

　　本类方剂具有协调中枢神经系统功能的作用，故表现出"安神"的效应。其药理作用主要是镇静催眠、抗焦虑、抗抑郁等。多用于神经系统疾患，如神经衰弱、心脏神经症、围绝经期综合征、抑郁症、癔症、精神分裂症等。

第一节 重镇安神剂

重镇安神剂,具有重镇潜阳、安神定志的作用,适用于心肝阳亢,火热扰心所致的神志不安。症见心神烦乱,失眠,惊悸,怔忡,癫痫等。

朱砂安神丸
《内外伤辨惑论》

【组成】朱砂(水飞)15g 黄连 18g 甘草 16g 生地黄 5g 当归 7g

【功效】重镇安神,清心养血。

【主治】心火亢盛,阴血不足证。症见心神烦乱,失眠多梦,心悸不宁,胸中烦热,舌红,脉细数。

【方解】本方证为心火亢盛,灼伤阴血所致。心火旺盛,心神被扰,则心神烦乱,惊悸不安,失眠多梦;心火内炽,灼伤胸膈,则胸中烦热,舌红,脉细数。君药朱砂镇心安神,清心泻火。臣药黄连清心泻火除烦,君臣相伍,清镇心神以除烦。佐药当归补养心血;生地黄滋阴清热。使药炙甘草调药和中,防质重苦寒之品碍胃。诸药合用,一泻偏盛之火,一补不足之阴血,清中有养,标本兼治,使心火得清,阴血得养,心神自安,故名"安神"。

【用法用量】上药为丸,每次 6~9g,睡前温开水送服(现代用法:可作汤剂,用量按原方比例酌减,朱砂研细末水飞,以汤药送服)。

【其他制剂】

朱砂安神片(《中华人民共和国卫生部药品标准 中药成方制剂 第七册》) 每片重 0.46g。本品为棕红色的片;气微香,味苦。口服。一次 4~5 片,一日 2 次。

【现代应用】神经衰弱之心悸失眠,或精神抑郁所致的神志恍惚,以及心脏期前收缩所致的心悸怔忡等属心火亢盛,阴血不足者。

【使用注意】孕妇忌用;朱砂内含硫化汞,尤忌火煅,不宜多服或久服,以防汞中毒;亦不宜与碘化物或溴化物同用,以防医源性肠炎。

点滴积累

1. 重镇安神剂具有重镇潜阳、安神定志的作用,用于心肝阳亢之神志不安。
2. 朱砂安神丸长于清心火,镇心神,用于心火亢盛,阴血不足证之心神不宁。

第二节 解郁安神剂

解郁安神剂,具有疏肝解郁、安神定志的作用,适用于肝气郁结,扰及心神所致神志不安。症见心烦,失眠,焦虑,健忘等。

解郁安神颗粒
《中华人民共和国药典》

【组成】柴胡 80g　大枣 60g　石菖蒲 80g　姜半夏 60g　炒白术 60g　浮小麦 200g　制远志 80g　炙甘草 60g　炒栀子 80g　百合 200g　胆南星 80g　郁金 80g　龙齿 200g　炒酸枣仁 100g　茯苓 100g　当归 60g

【功效】舒肝解郁,安神定志。

【主治】情志不畅,肝郁气滞所致的失眠、心烦、焦虑、健忘。

【方解】本方证为情志不畅,肝郁化火所致的失眠、心烦、焦虑、健忘。君药柴胡、郁金疏肝解郁,清心安神。臣药龙齿镇心安神;炒酸枣仁、制远志、当归补血养心安神;百合滋阴清心安神;石菖蒲开窍宁神。六药合用,既增君药的解郁之功,又养心安神定志。佐药炒栀子清心凉血除烦;胆南星、姜半夏化痰定惊;炒白术、茯苓、大枣益气健脾安神;浮小麦除热、益气、止汗、除烦。七药合用,既助君臣药的安神之功,又健脾益气以便更好地疏解肝郁,还清火除烦。使药炙甘草甘平,既补气益心,又调和诸药。全方配伍,共奏舒肝解郁,安神定志之功。

【规格】①每袋装 5g;②每袋装 2g(无蔗糖)。

【性状】本品为棕色至棕褐色的颗粒;气微腥,味甜、微苦,或味苦、微甜(无蔗糖)。

【用法用量】开水冲服。一次 1 袋,一日 2 次。

【现代应用】神经症、更年期综合征、抑郁症、焦虑症属情志不畅,肝郁气滞者。

【使用注意】睡前不宜饮用咖啡、浓茶等兴奋性饮品,须保持心情舒畅。

点滴积累

1. 解郁安神剂具有疏肝解郁、安神定志的作用,用于肝气郁结、扰及心神所致神志不安。
2. 解郁安神颗粒长于疏肝解郁,安神定志,用于情志不畅,肝郁气滞所致的失眠、心烦、焦虑、健忘。

第三节　滋养安神剂

滋养安神剂,具有滋阴养血、补气安神的作用,适用于阴血不足,或心气虚寒所致的神志不安。症见心悸怔忡,虚烦失眠,健忘梦遗等。

天王补心丹
《校注妇人良方》

【组成】生地黄 120g　酸枣仁(炒)30g　柏子仁 30g　当归(酒浸)30g　五味子 30g　天冬 30g

麦冬 30g　人参 15g　丹参 15g　玄参 15g　茯苓 15g　远志 15g　桔梗 15g

【功效】滋阴清热,养血安神。

【主治】阴虚血少,神志不安证。症见心悸怔忡,虚烦失眠,梦遗健忘,手足心热,口舌生疮,大便干结,舌红少苔,脉细数。

【方解】本方证为心肾阴亏,虚火内扰所致。阴虚血少,心失所养,则心悸怔忡,虚烦失眠;虚火内扰则手足心热,梦遗,舌红少苔,脉细数;阴虚肠燥,故大便干燥。君药生地黄入心肾经,滋养心肾,壮水制火。臣药天冬、麦冬滋阴清热除烦;酸枣仁、柏子仁养心安神;当归养心血,润肠燥。佐药人参补益心气,使气旺血生宁心神;五味子益气敛阴,宁心安神;茯苓、远志养心安神;玄参滋阴降火,以制虚火;丹参清热凉血,安神除烦;朱砂镇心安神。使药桔梗载药上行,使药力上入心经。朱砂为衣,取其入心,以增安神之效。诸药合用,滋阴养血,心肾两顾。

【用法用量】上药共为细末,炼蜜为丸,朱砂 9~15g 研极细末为衣,每服 6~9g,温开水或龙眼肉煎汤送服(现代用法:可作汤剂,用量按原方比例酌减)。

【其他制剂】

天王补心丸(《中华人民共和国药典》)　大蜜丸每丸重 9g。本品为棕黑色的水蜜丸、褐黑色的小蜜丸或大蜜丸;气微香,味甜、微苦。口服。水蜜丸一次 6g,小蜜丸一次 9g,大蜜丸一次 1 丸,一日 2 次。

【现代应用】神经衰弱、精神分裂症、心脏病、甲状腺功能亢进及复发性口腔炎、荨麻疹等证属心肾阴虚血少者。

【使用注意】脾胃虚寒,胃纳欠佳,湿痰流滞不宜用。服药期间忌食辛辣之物。肝肾功能不全者禁用。因其含朱砂,故不宜过量服用或久服,不可与溴化物、碘化物同服。服药期间,不宜饮用浓茶、咖啡等刺激性饮品。

柏子养心丸
《中华人民共和国药典》

【组成】柏子仁 25g　党参 25g　炙黄芪 100g　川芎 100g　当归 100g　茯苓 200g　制远志 25g　酸枣仁 25g　肉桂 25g　醋五味子 25g　半夏曲 100g　炙甘草 10g　朱砂 30g

【功效】补气,养血,安神。

【主治】心气虚寒证。症见心悸易惊,失眠多梦,健忘,精神恍惚。

【方解】方中君药炙黄芪甘温补虚,善补气生血;党参甘补性平,善益气养血;当归甘温,善补血活血。三药配伍,善补气血、养心神。臣药柏子仁甘平质润,善养心血、安心神;酸枣仁甘酸性平,善益肝养血安神;制远志辛开苦泄而温,能助心阳、益心气,交通心肾而益智安神;醋五味子甘酸温而补敛,善养阴补气、宁心安神;茯苓甘淡性平,善健脾利湿安神;朱砂甘寒质重清泄,善清热镇心、安神定惊。六药合用,既助君药益气养血,又能安神定惊。佐药肉桂辛热纯阳,善助阳散寒、温经通脉;川芎辛散温通,善活血行气;半夏曲苦辛而平,能化痰、消食化滞。三药合用,既温阳散寒,以促进气血生长;又行气活血、消食化滞,以促进气血运行与顾护脾胃,使补而不滞。使药甘草甘平,既补气益心,又调和诸药。全方配合,主甘温补养,兼辛苦泄散,共奏补气、养血、安神之效,故善治心气虚寒所致的心悸易惊,失眠多梦,健忘。

【规格】大蜜丸每丸9g。

【性状】本品为棕色的水蜜丸、棕色至棕褐色的小蜜丸或大蜜丸;味先甜而后苦、微麻。

【用法用量】口服。水蜜丸一次6g,小蜜丸一次9g,大蜜丸一次1丸,一日2次。

【其他制剂】

柏子养心片(《中华人民共和国药典》) 片芯重0.3g。本品为糖衣片,除去糖衣后显红棕色;味苦、微麻。口服。一次3~4片,一日2次。

【现代应用】神经衰弱、神经症、更年期综合征等证属心气虚寒者。

【使用注意】肝肾功能不全者禁用。肝阳上亢及阴虚内热者不宜服。服药期间应保持精神舒畅,劳逸适度,不宜饮用咖啡、浓茶等兴奋性饮品。因其含朱砂,故不宜过量服用或久服,不可与溴化物、碘化物同服。

枣仁安神颗粒
《中华人民共和国药典》

【组成】炒酸枣仁1 425g　丹参285g　醋五味子285g

【功效】养血安神。

【主治】心血不足所致的失眠、健忘、心烦、头晕。

【方解】本方证为心血不足,心失所养所致。血虚不能养则失眠健忘。君药炒酸枣仁养血宁心安神。臣药醋炙五味子入肝经而养肝血,安心神。佐药丹参清心除烦,兼佐制酸枣仁、五味子酸敛之性,使之敛不碍邪。诸药合用,共奏养血安神之功。

【规格】每袋装5g。

【性状】本品为棕黄色至棕色的颗粒;气香,味酸、微苦。

【用法用量】开水冲服。一次1袋,一日1次,临睡前服用。

【其他制剂】

枣仁安神胶囊(《中华人民共和国药典》) 每粒装0.45g。本品为硬胶囊,内容物为棕黄色至棕褐色的颗粒和粉末;气香,味酸、微苦。口服。一次5粒,一日1次,临睡前服用。

【现代应用】神经衰弱、神经症、更年期综合征等证属心血不足者。

【使用注意】孕妇慎用。胃酸过多者慎用。

> **知识链接**
>
> ### 酸枣仁的用法
>
> 　　酸枣仁始载于《神农本草经》,至宋代,有生用与炒用之分,生酸枣仁治胆热好眠,炒酸枣仁治胆虚不眠。但现代实验研究证明,酸枣仁的生品、炒品煎剂对实验动物均有镇静、催眠作用,并非因生、炒之别而效用相反。因此,酸枣仁生用、熟用的不同作用,应主要与其方中的药物配伍有关。故有在清剂中多

用生酸枣仁,在温剂中多用炒酸枣仁的说法。目前,治失眠酸枣仁多炒用,炒用镇静安神的作用略强于生品,炒制后有利于有效成分煎出,但不能太过,以微炒为佳,久炒油枯后则易失效。

养血安神丸
《中华人民共和国卫生部药品标准 中药成方制剂 第一册》

【组成】首乌藤150g 鸡血藤150g 熟地黄150g 地黄150g 合欢皮150g 墨旱莲150g 仙鹤草250g

【功用】滋阴养血,宁心安神。

【主治】阴虚血少所致的头眩心悸,失眠,健忘,多梦,手足心热。

【方解】本方证为阴虚血少所致。阴虚血少,心神失养,故心悸失眠多梦,手足心热。君药熟地黄滋补力强,滋阴养血。臣药首乌藤养心血而安神志;墨旱莲滋阴益肾,清热凉血;合欢皮安神解郁。佐药生地黄、鸡血藤滋阴养血,以助宁心安神之功;仙鹤草兼能补虚。诸药合用,共奏滋阴养血,宁心安神之功。

【规格】每100粒重12g。

【性状】本品为棕红色的浓缩丸;除去外衣呈棕褐色;味微涩。

【用法用量】口服。一次6g,一日3次。

【现代应用】神经衰弱,以及神经症、更年期综合征等证属阴虚血少者。

【其他制剂】

1. 养血安神片(《中华人民共和国卫生部药品标准 中药成方制剂 第六册》) 基片重约0.25g(相当总药材1.1g)。本品为糖衣片,除去糖衣后显黑棕色;气微,味苦、涩。口服。一次5片,一日2次。

2. 养血安神糖浆(《中华人民共和国卫生部药品标准 中药成方制剂 第十册》) 本品为深棕色的黏稠液体;味甜而微涩。口服。一次18ml,一日3次。或遵医嘱。

【现代应用】神经症、贫血、围绝经期综合征、甲状腺功能亢进等属心肾阴虚血少者。

【使用注意】脾胃虚寒,大便溏者忌服。

点滴积累

1. 滋养安神剂具有滋养心神的作用,用于阴血不足,心神失养证。
2. 天王补心丹用于心肾阴虚,虚火内扰之心悸怔忡,虚烦失眠;柏子养心丸用于心气虚寒证之心悸易惊;酸枣仁安神颗粒用于心血不足,血不养心之失眠健忘;养血安神丸用于阴虚血少之头眩心悸,失眠多梦,手足心热。

附:安神剂现代常用中成药简表

方名	组成	功效	主治	用法用量	规格
参芪五味子片	黄芪、南五味子、党参、酸枣仁	健脾益气,宁心安神	气血不足,心脾两虚。症见失眠,多梦,健忘,乏力,气短,自汗	口服。一次3~5片	素片,每片重0.25g;薄膜衣片,每片重0.26g
安神补心丸	丹参、五味子(蒸)、石菖蒲、安神膏(菟丝子、合欢皮、珍珠母、女贞子、首乌藤、地黄、墨旱莲)	养心安神	心血不足,虚火内扰。症见心悸失眠,头晕耳鸣	口服。一次15丸,一日3次	每15丸重2g

目标检测

ER 11-2

习题

ER 11-3

复习导图

一、简答题

1. 柏子养心丸与天王补心丹均为滋养安神剂,两者有何不同?

2. 解郁安神颗粒为安神剂,方中为何以柴胡、郁金为君药?

3. 药典规定处方中使用朱砂,应选用什么炮制方法加工?

二、实例分析

患者,女,38岁。患者于1个多月前因家庭琐事气恼难平,常思虑难眠,焦躁不安。近来失眠症状日渐加重,入睡困难,易醒,有时整夜不能入睡,伴有情绪低落,胸中郁闷,请问该患者所患何证,选用何方治疗?

第十二章 开窍剂

学习目标

1. **掌握** 安宫牛黄丸、苏合香丸的药物组成、功效、主治、配伍意义、临床应用及用法用量、使用注意；清开灵注射液的功效、主治、临床应用及用法用量、使用注意；能对方剂与中成药进行基本的处方分析。
2. **熟悉** 紫雪散、至宝丹、万氏牛黄清心丸的功效、主治及临床应用；开窍剂概述内容。
3. **了解** 开窍剂的概念、适用范围、分类及注意事项。

导学情景

情景描述：

开窍剂是中医治疗急症的特色治法。这里所说的"窍"不是指人体的五官九窍，而是指心神之窍，古人认为心藏神，具有主宰五脏六腑、形体官窍的一切生理活动和精神意识、思维活动的功能，心窍通利则神志清爽，心窍为邪闭阻则出现猝然昏倒，不省人事，或高热神昏，惊厥抽搐等窍闭神昏之证，治宜选用开窍剂。

学前导语：

临床疾病中窍闭神昏之证，多由邪气壅盛，蒙蔽心窍，扰乱神明所致，以神志昏迷，牙关紧闭，两手握固为主症，主要应用开窍剂治疗。本章将学习开窍剂各方剂的组成、功效、主治及临床应用等内容。

凡以芳香开窍药为主，具有开窍醒神等作用，治疗神昏窍闭证的方剂，称为开窍剂。

窍闭神昏多由邪气壅盛，蒙蔽心窍所致，分为热闭与寒闭两种。热闭由温热毒邪内陷心包所致，治宜清热开窍；寒闭系寒湿痰浊蒙蔽心窍所致，治宜温通开窍。故开窍剂分为凉开剂与温开剂两类。

注意事项：①应辨别闭证、脱证，本类方剂只适用于闭证，脱证见汗出肢冷，呼吸气微，手撒遗尿等应禁用；②药物多辛香走窜，久服易伤元气，只可暂用，不可久服，中病即止；③麝香、冰片等药芳香走窜，有碍胎元，孕妇慎用；④本类方剂药物多芳香，不宜加热煎煮，以免药效挥发，降低疗效，多宜制成丸、散、注射液。

第一节　凉开剂

凉开剂,适用于温热之邪内陷心包之热闭证。症见高热烦躁,神昏谵语,面赤息粗,舌红脉数,甚或痉厥等。其他如中风、气郁、痰厥及感受秽浊之气,以致猝然昏倒,不省人事,证有热象者,亦可选用。

安宫牛黄丸
《中华人民共和国药典》

【组成】牛黄 100g　麝香或人工麝香 25g　朱砂 100g　黄连 100g　黄芩 100g　栀子 100g　冰片 25g　水牛角浓缩粉 200g　珍珠 50g　郁金 100g　雄黄 100g

【功效】清热解毒,镇惊开窍。

【主治】热邪内陷心包证。症见高热烦躁,神昏谵语,口渴唇燥,或舌蹇肢厥,舌红或绛,脉数。亦治中风昏迷、小儿惊厥,属痰热内闭者。

【方解】本方证为温热毒邪内陷心包,痰热蒙蔽清窍所致。邪热内陷心包,必热扰神明,故高热烦躁,神昏谵语;热盛伤津,故口渴唇燥;舌红绛,脉数,均为热盛伤津之征。君药牛黄善清心解毒,息风定惊,豁痰开窍;麝香开窍通关,醒神回苏。臣药水牛角清心凉血解毒;黄连、黄芩、栀子助牛黄清热泻火解毒;冰片、郁金芳香辟秽,化浊通窍,以增麝香开窍醒神之功。佐药雄黄助牛黄辟秽解毒,朱砂、珍珠镇心安神。用炼蜜为丸,和胃调中为使药。诸药合用,共奏清热开窍,豁痰解毒之效。

【规格】①每丸重 1.5g;②每丸重 3g。

【性状】本品为黄橙色至红褐色的大蜜丸,或为包金衣的大蜜丸,除去金衣后显黄橙色至红褐色;气芳香浓郁,味微苦。

【用法用量】口服。[规格①]一次 2 丸或[规格②]一次 1 丸,一日 1 次;小儿三岁以内,[规格①]一次 1/2 丸或[规格②]一次 1/4 丸;四至六岁[规格①]一次 1 丸或[规格②]一次 1/2 丸,一日 1 次;或遵医嘱。

【其他制剂】

1. 安宫牛黄散(《中华人民共和国药典》)　每瓶装 1.6g。本品为黄色至黄橙色的粉末;气芳香浓郁,味苦。口服。一次 1.6g,一日 1 次;小儿三岁以内一次 0.4g,四至六岁一次 0.8g,一日 1 次;或遵医嘱。

2. 安宫牛黄片(《中华人民共和国卫生部药品标准 中药成方制剂 第十四册》)　每片重 0.3g。本品为棕红色的片;气芳香,味苦。口服。一次 5~6 片,三岁以内一次 1~2 片,4~6 岁一次 3 片,一日 1 次;或遵医嘱。

【现代应用】广泛应用于脑卒中、脑膜炎、中毒性脑病、颅脑创伤、癫痫、精神疾病、中毒性肝炎、肝性脑病、肺性脑病、尿毒症、感染性疾病及老年科疾病等症见上述证候者。

【使用注意】孕妇慎用。

紫 雪 散
《中华人民共和国药典》

【组成】石膏 144g 北寒水石 144g 滑石 144g 磁石 144g 水牛角浓缩粉 9g 羚羊角 4.5g 沉香 15g 木香 15g 玄参 48g 升麻 48g 甘草 24g 丁香 3g 芒硝(制)480g 硝石(精制)96g 人工麝香 3.6g 朱砂 9g

课堂活动
讨论紫雪散与安宫牛黄丸的区别。

【功效】清热开窍,息风止痉。

【主治】热入心包,热动肝风证。症见高热烦躁,神昏谵语,惊风抽搐,斑疹吐衄,尿赤便秘。

【方解】本方证为邪热炽盛,内陷心包,热盛动风。热邪内陷心包,热扰心神,故神昏谵语,烦躁不安;温热毒邪充斥内外,迫血妄行,以致高热,斑疹吐衄;热极生风,故痉厥;热盛伤津,故口渴引饮,唇焦齿燥。君药水牛角,善清心解热,凉血解毒;羚羊角,长于凉肝息风止痉;麝香,辛温香窜,开窍醒神。臣药生石膏、北寒水石、滑石,大寒清热;玄参清热滋阴凉血,升麻清热解毒透邪。佐药青木香、丁香、沉香,行气通窍,与麝香配伍,以增强开窍醒神之功;朱砂、磁石,重镇安神,朱砂并能清心解毒,磁石又能潜镇肝阳,加强除烦止痉之效。芒硝、硝石,泻热通便,使邪热从肠腑下泄。使药甘草益气安中,调和诸药,以防寒凉碍胃之弊。诸药合用,共奏清热开窍,止痉安神之效。

【规格】①每瓶装 1.5g;②每袋装 1.5g。

【性状】本品为棕红色至灰棕色的粉末;气芳香,味咸、微苦。

【用法用量】口服。一次 1.5~3g,一日 2 次;一岁小儿一次 0.3g,五岁以内小儿每增一岁递增 0.3g,一日 1 次;五岁以上小儿酌情服用。

【现代应用】各种发热性感染性疾病,如流行性脑脊髓膜炎、乙型脑炎、重症肺炎、猩红热、化脓性感染等疾患的败血症期,肝性脑病以及小儿高热惊厥、小儿麻疹热毒炽盛所致的高热神昏抽搐等属热闭心包者。

【使用注意】本方服用过量有损伤元气之弊,甚者可出现大汗、肢冷、心悸、气促等症,故中病即止。孕妇禁用。含朱砂,不宜过量久服。

至 宝 丹
《太平惠民和剂局方》

【组成】生乌犀(研)30g 朱砂(研飞)30g 雄黄(研飞)30g 生玳瑁(研)30g 琥珀(研)30g 麝香(研)0.3g 龙脑(研)0.3g 金银箔各 50 片 牛黄 15g 安息香 45g

【功效】化浊开窍,清热解毒。

【主治】痰热内闭心包证。症见高热惊厥,烦躁不安,神昏谵语,痰盛气粗,舌绛苔黄垢腻,脉滑数。小儿急热惊风见上述证候者。

【方解】本方证为邪热亢盛,痰浊内闭心包。热邪内陷心包,热扰心神,故神昏谵语,烦躁不安;温邪热毒充斥内外,故致高热;热盛动风,故痉厥。君药牛黄清热解毒,息风止痉,化痰开窍;麝香芳香开窍。臣药犀角(可用水牛角代)、玳瑁清热凉血,解毒定惊;冰片(龙脑)、安息香助麝香通窍开闭。佐药朱砂、琥珀镇心定惊;金箔、银箔镇心安神定惊。雄黄豁痰解毒。诸药合用,共奏清热解毒,开窍镇惊之功。

【规格】①每瓶装 2g;②每袋装 2g。

【性状】本品为橘黄色至浅褐色的粉末;气芳香浓郁,味微苦。

【用法用量】口服。一次 2g,一日 1 次;小儿三岁以内一次 0.5g,四至六岁一次 1g;或遵医嘱。

【其他制剂】

局方至宝丸(《中华人民共和国卫生部药品标准 中药成方制剂 第十一册》) 每丸重 3g。本品为橘黄色的大蜜丸;气芳香浓郁,味微苦。口服,一次 1 丸,小儿遵医嘱。

【现代应用】流行性乙型脑炎、流行性脑脊髓膜炎、冠心病心绞痛、中暑、癫痫、中毒型痢疾、尿毒症、脑血管意外、肝性脑病等属痰热内闭心包者。

【使用注意】本品含芳香辛燥药物较多,容易耗伤阴液,故神昏谵语,伤阴较突出,阳盛阴虚者慎用。

清开灵注射液
《中华人民共和国药典》

【组成】胆酸 3.25g　珍珠母(粉)50g　猪去氧胆酸 3.75g　栀子 25g　水牛角(粉)25g　板蓝根 200g　黄芩苷 5g　金银花 60g

【功效】清热解毒,化痰通络,醒神开窍。

【主治】热病神昏,中风偏瘫,神志不清;急性肝炎、上呼吸道感染、肺炎、脑血栓形成、脑出血见上述证候者。

【方解】本方证为邪热炽盛,内陷心包。热陷心包,上蒙清窍,则见神昏,中风偏瘫,神志不清等症。治宜清热解毒,化痰通络,醒神开窍。方中君药胆酸、猪去氧胆酸味苦而凉,清热解毒,化痰开窍,凉肝息风。臣药珍珠母、水牛角平肝潜阳,安神定惊。佐药板蓝根、黄芩苷、栀子、金银花清热泻火,凉血解毒。诸药合用,共奏清热解毒,化痰通络,醒神开窍之效。

【规格】①每支装 2ml;②每支装 10ml。

【性状】本品为棕黄色或棕红色澄明液体。

【用法用量】肌内注射,一日 2~4ml。重症患者静脉滴注,一日 20~40ml,以 10% 葡萄糖注射液 200ml 或 0.9% 氯化钠注射液 100ml 稀释后使用。

知识链接

清开灵制剂的由来

清开灵制剂的诞生,是对传统中成药"安宫牛黄丸"的创新发展,体现了我国中医药文化的深厚底蕴和时代精神的融合。在这一改良过程中,巧妙地用牛胆酸和猪胆酸替代了稀缺的牛黄,用水牛角和珍珠母代替了昂贵的犀角和珍珠,同时减去有害成分朱砂、金箔,这种做法不仅降低了成本,也体现了绿色发展理念。加入板蓝根等药材，增强了清热解毒的功效，展现了中医"辨证施治"的智慧。更名为"清开灵"，寓意着清新开窍。

为了更好地服务于人民群众的健康需求，清开灵制剂进行了剂型改革，给药途径从口服变为注射，实现了快速起效，显著提高了临床疗效，尤其是在治疗中风痰热昏迷等重症中发挥了重要作用。

清开灵制剂的成功研发，是对中医药传统文化的传承和创新，它体现了中华民族的智慧，展示了中医药在治疗疾病方面的独特优势。中医药文化是中华民族的瑰宝，我们应该积极传承和弘扬中医药文化，为推动中医药事业的发展贡献自己的力量。

【其他制剂】

1. 清开灵口服液（《中华人民共和国药典》）　每支装 10ml。本品为棕红色的液体；味甜、微苦。口服。一次 20~30ml，一日 2 次；儿童酌减。清热解毒，镇静安神。主治外感风热时毒，火毒内盛所致高热不退、烦躁不安、咽喉肿痛、舌质红绛、苔黄、脉数者；上呼吸道感染、病毒性感冒、急性化脓性扁桃体炎、急性咽炎、急性气管炎、高热等属上述证候者。

2. 清开灵片（《中华人民共和国药典》）　每片重 0.5g（含黄芩苷 20mg）。功效、主治同清开灵口服液。本品为薄膜衣片，除去包衣后显棕褐色；味苦。口服。一次 1~2 片，一日 3 次。儿童酌减或遵医嘱。

3. 清开灵软胶囊（《中华人民共和国药典》）　①每粒装 0.4g（含黄芩苷 20mg）；②每粒装 0.2g（含黄芩苷 10mg）。功效、主治同清开灵口服液。本品为软胶囊，内容物为棕褐色至棕黑色的膏状物；气特异，味苦。口服。［规格①］一次 1~2 粒或［规格②］一次 2~4 粒，一日 3 次；儿童酌减或遵医嘱。

4. 清开灵颗粒（《中华人民共和国药典》）　①每袋装 1.5g（含黄芩苷 20mg，无蔗糖）；②每袋装 3g（含黄芩苷 20mg，橙香型）；③每袋装 10g（含黄芩苷 20mg）。功效、主治同清开灵口服液。本品为浅黄色或黄棕色至棕褐色的颗粒；味甜、微苦。口服。一次 1~2 袋，一日 2~3 次；儿童酌减或遵医嘱。

【现代应用】急性肝炎、上呼吸道感染、肺炎、脑血栓形成、脑出血、急性化脓性扁桃体炎、尿路感染、胆囊炎、急性胃肠炎、急性支气管炎、急性胰腺炎、流行性脑脊髓膜炎、流行性乙型脑炎等属热毒炽盛者。

【使用注意】

(1) 有表证恶寒发热者、有药物过敏史者慎用。

(2) 不与硫酸庆大霉素、青霉素 G 钾、肾上腺素、间羟胺、乳糖酸红霉素、多巴胺、洛贝林、硫酸美芬丁胺等药物配伍使用。

(3) 清开灵注射液稀释后必须在 4 小时内用完，注意滴速勿快，儿童以 20~40 滴 /min 为宜，成人以 40~60 滴 /min 为宜。

(4) 本品与其他药物交互使用时，应间隔 6 小时以上。

(5) 本品如产生沉淀或浑浊时不得使用。如经 10% 葡萄糖或 0.9% 氯化钠注射液稀释后，出现浑浊亦不得使用。

(6) 如出现过敏反应及时停药并做脱敏处理。

(7)久病体虚患者如出现腹泻时慎用。

万氏牛黄清心丸
《中华人民共和国药典》

【组成】牛黄 10g 朱砂 60g 黄连 200g 黄芩 120g 栀子 120g 郁金 80g

【功效】清热解毒,镇惊安神。

【主治】热入心包,热盛动风证。症见高热烦躁,神昏谵语,小儿高热惊厥。

【方解】本方证为温热毒邪炽盛,内陷心包。邪热炽盛,扰乱心神,则见高热烦躁;内陷心包,则神昏谵语;热极动风,则惊厥抽搐。君药牛黄清心豁痰开窍,凉肝息风定惊。臣药黄连、黄芩、栀子清热泻火解毒,助牛黄清热解毒。佐药郁金芳香祛秽,清心开窍;朱砂镇心安神。诸药合用,清热解毒,镇静安神。

【规格】①每丸重 1.5g;②每丸重 3g。

【性状】本品为红棕色至棕褐色的大蜜丸;气特异,味甜、微涩、苦。

【用法用量】口服。[规格①]一次 2 丸,[规格②]一次 1 丸,一日 2~3 次。

【现代应用】流行性脑脊髓膜炎、麻疹病毒性脑炎、百日咳并发脑炎属热入心包,热盛动风者。

【使用注意】孕妇慎用。

点滴积累

1. 凉开剂,具有清热醒神开窍之功,适用于热闭证。
2. 安宫牛黄丸、紫雪散、至宝丹均可清热开窍,治疗热闭证,合称凉开"三宝"。安宫牛黄丸长于清热解毒,适用于邪热偏盛而身热较重者;至宝丹长于醒神化浊开窍,适用于痰浊偏盛而神昏较重之证;紫雪散清热解毒之力比不上安宫牛黄丸,开窍之力比不上至宝丹,但长于息风止痉,适用于热动肝风而痉厥抽搐者。清开灵注射液长于清热解毒开窍,用于热陷心包之神志不清;万氏牛黄清心丸长于清热镇惊,用治热陷心包,热盛动风证之高热惊厥。

第二节　温开剂

温开剂,适用于中风、中寒、气郁、痰厥等属于寒闭之证。症见猝然昏倒,牙关紧闭,神昏不语,苔白脉迟等。

苏合香丸
《中华人民共和国药典》

【组成】苏合香 50g 冰片 50g 人工麝香 75g 安息香 100g 木香 100g 香附 100g 檀香

100g　丁香 100g　沉香 100g　乳香（制）100g　荜茇 100g　白术 100g　诃子肉 100g　朱砂 100g　水牛角浓缩粉 200g

课堂活动
安宫牛黄丸与苏合香丸均可治疗闭证，如何区别应用？

【功效】芳香开窍，行气止痛。

【主治】痰迷心窍所致的痰厥昏迷、中风偏瘫、肢体不利，以及中暑、心胃气痛。

【方解】本方证为寒痰或秽浊闭阻气机，蒙蔽清窍。寒痰秽浊，上蒙神明，致突然昏倒，牙关紧闭，不省人事；面白、肢冷；若感受时疫秽恶之气，致气机壅滞，则心腹猝痛，甚则昏厥。君药苏合香、麝香、安息香、冰片芳香开窍，辟秽化浊。臣药木香、香附理气解郁，和胃止痛；沉香、白檀香行气止痛，散寒化浊；丁香、荜茇温中降逆，散寒止痛；乳香活血止痛。佐药白术益气健脾，燥湿化浊；朱砂重镇安神；水牛角凉血清心；诃子肉收涩敛气，防诸香辛散走窜太过，耗散正气。诸药合用，共奏芳香开窍，行气止痛之效。

【规格】①水蜜丸，每丸重 2.4g；②大蜜丸，每丸重 3g。

【性状】本品为赭红色的水蜜丸或赭色的大蜜丸；气芳香，味微苦、辛。

【用法用量】口服。一次 1 丸，一日 1~2 次。

【现代应用】急性脑血管病、阿尔茨海默病、流行性乙型脑炎、肝性脑病、冠心病心绞痛、心肌梗死等证属寒闭或寒凝气滞者。

【使用注意】孕妇禁用。热病、阳闭、脱证者不宜使用。中风病正气不足者慎用，或配合扶正中药服用。

【附方】

冠心苏合丸（《中华人民共和国药典》）　苏合香 50g、冰片 105g、乳香（制）105g、檀香 210g、土木香 210g。以上五味，除苏合香、冰片外，其余乳香（制）等三味粉碎成细粉，过筛。冰片研细，与上述粉末配研，过筛，混匀；另取炼蜜适量，微温后加入苏合香，搅匀，再与上述粉末混匀，制成 1 000 丸，即得。嚼碎服，一次 1 丸，一日 1~3 次；或遵医嘱。功效：理气，宽胸，止痛。主治：寒凝气滞、心脉不通所致的胸痹，症见胸闷、心前区疼痛；冠心病心绞痛见上述证候者。孕妇禁用。

> **知识链接**
>
> **苏合香丸的临床应用与现代研究**
>
> 苏合香丸是温开代表方，又称吃力伽丸，吃力伽是白术的别称，用作方名，有开窍的同时要扶助正气的意思。本方集诸芳香药于一方，既长于辟秽开窍，又可行气温通，温中止痛，散收兼顾，补敛并施，可以用于窍闭神昏和其他内科杂病，相比前面凉开法的三个方，它的使用范围更广。
>
> 现代研究表明本方能扩张冠状动脉，增加冠状动脉流量，增加心肌血流量，能减慢心率，降低心肌耗氧量，并增强动物的耐缺氧能力；并有显著的抗血栓和抗血小板聚集的功能。

点滴积累

1. 温开剂,具有温通行气,化浊开窍之功。适用于寒闭证。
2. 苏合香丸长于辟秽开窍,温中行气,用治寒凝气滞,闭阻清窍之突然昏倒,不省人事,或心腹猝痛之证。

目标检测

习题

复习导图

一、简答题

1. 开窍剂可分为几类?各主治何证?使用时要注意哪些事项?

2. 凉开剂与温开剂在配伍方面有何不同?

3. 开窍剂为便于临床应用,增强疗效,应制成哪几种剂型?

二、实例分析

1. 某患者,主诉:发热、咽痛、周身肌肉疼痛3天。查体:体温39.8℃,咽部充血,双侧扁桃体Ⅱ度肿大,无脓性分泌物。听诊双肺呼吸音粗,未闻及干湿啰音。舌红,脉数。诊断为上呼吸道感染。医生处方选用清开灵制剂,请问在注射液、口服液、软胶囊、胶囊、片剂、泡腾片剂这几种剂型中应选用何种剂型,为什么?

2. 患者,男,9岁,症见:高热、烦躁、神昏谵语、抽搐、小便黄,便秘。应选用何药?并阐述辨证过程和辨证要点。

3. 患者,女,64岁,突然昏倒,不省人事,牙关紧闭,苔白,脉迟。应选用凉开剂还是温开剂?并阐述原因。

第十三章　理气剂

ER 13-1

第十三章
理气剂
（课件）

学习目标

1. **掌握**　苏子降气汤的药物组成、功效、主治、配伍意义、临床应用及用法用量、使用注意；越鞠丸、柴胡疏肝散、护肝片、元胡止痛片、旋覆代赭汤的功效、主治、临床应用及用法用量、使用注意；能对方剂与中成药进行基本的处方分析。
2. **熟悉**　半夏厚朴汤、气滞胃痛颗粒、木香顺气丸、降气定喘丸的功效、主治及临床应用；理气剂概述内容。
3. **了解**　良附丸的方名、功效、主治、剂型。

导学情景

情景描述：

　　患者，女，47岁。1个月前因其父猝然病逝，悲恸不能自拔，精神抑郁，渐觉胸中满闷、时发叹息，饮食不化，时有吞酸嗳气，腹中胀满，头目眩晕、神情恍惚。观其表情默默、舌苔薄白、六脉皆沉。遂至门诊就诊。中医诊断为：气郁证。治宜调气解郁，疏利肝胆。

　　气是构成和维持人体生命活动的最基本物质，其升降出入的运动变化是生命活动的基本形式。"气"是无形的，布散全身各脏腑及经络，无所不在。《黄帝内经·素问·举痛论篇》："百病生于气也"，强调气机失调是发病的始动因素。气机升降失调是气机失调最为常见的病理状态。治宜选用理气剂。

学前导语：

　　临床疾病中胃及十二指肠溃疡、胆囊炎、肋间神经痛、慢性咽炎、慢性支气管炎、肺气肿及妇女痛经等见胸脘痞闷，脘腹胀痛、胁肋疼痛、情志不舒及喘咳短气等症，多属气机郁滞证或气逆证，主要应用理气剂治疗。临床诊治过程中要各根据症状不同进行辨证选方、对证施治。本章将学习理气剂各方剂的组成、功效、主治及临床应用等内容。

　　凡具有行气或降气作用，治疗气滞或气逆证的方剂，统称理气剂。属于"八法"中的"消法"。

　　理气剂为治疗气滞或气逆而设。气滞是脏腑、经络气机阻滞不畅，多见肝气郁滞和脾胃气滞，治宜行气；气逆是气机升降失常，气升之太过或降之不及，多见肺气上逆和胃气上逆，治宜降气。故理气剂分为行气剂和降气剂两类。

　　使用注意：①理气剂多属芳香辛燥之品，易伤津耗气，用时适可而止，不可过剂；②年老体弱者、阴虚火旺者、孕妇或素有崩漏吐衄者应慎用；③注意气病之性质，本章方剂只适用于实证，虚证不宜使用。

理气剂的现代研究

理气剂主治气病,气病多与内脏功能失调及炎症感染有关。现代研究表明:微生物-肠-脑轴使肠道微生物通过免疫途径、神经内分泌途径及肠道菌群代谢产物等将中枢神经系统功能和肠神经系统紧密联系起来,"微生物-肠-脑轴"理论为中医从脾胃论治精神疾病提供了临床依据。理气剂具有镇痛、镇静、镇咳、抗溃疡、抑制胃液分泌及抗抑郁、抗焦虑等作用。主要用于消化系统、呼吸系统疾病及精神疾病。例如,越鞠丸其主要成分如香附、川芎具有行气解郁、活血止痛作用。香附中的挥发油成分能够调节胃肠运动,缓解气滞所致的胀痛;川芎中的阿魏酸则有活血化瘀、抗炎作用。苍术则以其挥发油成分改善湿滞导致的脾胃功能失调,神曲能促进食物消化,调节肠胃。整个方剂通过各成分协同作用,调气、化瘀、解郁,广泛用于治疗气滞所致的各种症状。现代药理研究进一步揭示了理气剂的多种功效,验证了其在临床中的广泛应用。

第一节　行气剂

行气剂,主要具有舒畅气机的作用,适用于气机郁滞证。肝气郁滞则症见胸胁胀痛,疝气痛,月经不调,痛经等;脾胃气滞则症见脘腹胀痛,嗳气吞酸,呕恶食少,大便失常等。

越 鞠 丸
《丹溪心法》

【组成】香附 6g　川芎 6g　苍术 6g　神曲 6g　栀子 6g(原方无用量)

【功效】行气解郁。

【主治】郁证。症见胸脘痞闷,脘腹胀痛,嗳腐呕恶,吞酸嘈杂,饮食不消,舌苔白腻,脉弦。

【方解】本方证治为肝脾气滞不畅所致,以气郁为主。气郁则滞血、化火;气郁乘脾,则食滞、生湿、生痰,致气、血、痰、火、湿、食等相因为患而成六郁,症见胸脘痞闷,脘腹胀痛,嗳腐呕恶,吞酸嘈杂,饮食不消。君药香附行气解郁以治气郁。川芎为血中之气药,既可活血行气,以治血郁,又可助香附行气,以增行气解郁之功;苍术燥湿健脾,一药二用,以治湿、痰二郁;神曲消食和胃导滞,以治食郁;栀子清热泻火,以治火郁,四药共为臣佐。由于痰郁是水湿凝聚而成,亦与气、火、食郁有关,若气机调畅,五郁得解,则痰郁亦随之而消,故方中不再另用化痰药,深寓治病求本之意。

【用法用量】上药为末,水泛为丸,如绿豆大。每服 6~9g,温水送下。

【现代应用】胃肠神经症、胃及十二指肠溃疡、胆囊炎、肝炎、胆石症、肋间神经痛、妇女痛经、月经不调等具有六郁见症者。

【使用注意】忌生冷硬黏难消化食物。孕妇慎用,虚证患者不宜使用。

半夏厚朴汤
《金匮要略》

【组成】半夏 12g　茯苓 12g　厚朴 9g　紫苏叶 6g　生姜 15g

【功效】行气散结,降逆化痰。

【主治】痰气互结之梅核气。症见咽中如有物阻,咯吐不出,吞咽不下,胸胁满闷,或咳或呕,舌苔白腻,脉滑或弦。

【方解】本方证为情志不遂,痰气互结,逆于咽喉所致。气郁痰阻,结于咽喉,则见咽中如有物阻,咯吐不出,吞咽不下,胸胁满闷。君药半夏化痰散结,和胃降逆。臣药厚朴下气除满,两者相配,一化痰结,一行气滞,痰气并治;茯苓渗湿健脾,助半夏化痰;紫苏叶芳香行气,理气和胃,助厚朴宽胸除满。佐使药生姜辛温散结,和胃止呕。诸药合用,化痰理气并重,以行气化痰散结。

【用法用量】水七分,煮取四升,分温四服(现代用法:水煎温服)。

【现代应用】癔症、胃神经症、慢性咽炎、慢性支气管炎、食管痉挛等证属气滞痰阻者。

【使用注意】本方药物多为苦辛温燥之品,易于伤阴助热,阴虚津亏火旺者不宜使用。

知识链接

梅 核 气

梅核气是中医病名,是指咽喉中有异常感觉,如梅核塞于咽喉而得名。现代医学称此病为喉异感症。喉异感症是以咽喉异常感觉为主要临床症状的常见疾病,临床也称为癔球症、咽部异物感等,与精神情绪密切相关,属非器质性咽异感症。男女皆可患病,但女性患者居多,中年人比青年人和老年人更易患此病。了解梅核气的病因病机,对于临床辨治具有重要作用。

柴胡疏肝散
《医学统旨》

【组成】陈皮 6g　柴胡 6g　川芎 5g　枳壳 5g　芍药 5g　甘草 3g　香附 3g

【功效】疏肝解郁,行气止痛。

【主治】肝气郁滞证。症见胁肋疼痛,胸闷善太息,情志抑郁易怒,脘腹胀满,嗳气频作,脉弦。

【方解】本方证为情志不畅,肝气郁结所致。情志不畅,肝郁血滞,经脉不疏,则胁肋疼痛,胸闷善太息,肝气横逆犯胃,则脘腹胀满,嗳气频作。君药柴胡疏肝解郁。臣药香附理气疏肝止痛,助柴胡以解肝郁;川芎行气活血止痛。佐药陈皮、枳壳理气行滞;白芍、甘草养血柔肝,缓急止痛。使药甘草又兼调和药性。诸药相合,共奏疏肝解郁,行气止痛之功。

【用法用量】水二盅,煎八分,食前服(现代用法:汤剂水煎食前服)。

【其他制剂】

柴胡疏肝丸(《中华人民共和国药典》)　①小蜜丸每 100 丸重 20g;②大蜜丸每丸重 10g。本品为黑褐色小蜜丸或大蜜丸;味甜而苦。口服。小蜜丸一次 10g,大蜜丸一次 1 丸,一日 2 次。

【现代应用】肝炎、慢性胃炎、肋间神经痛等证属于肝郁气滞者。

【使用注意】本方多为芳香辛燥之品,易伤正气,不宜久服。孕妇慎用。

护 肝 片
《中华人民共和国药典》

【组成】柴胡 313g　茵陈 313g　板蓝根 313g　五味子 168g　猪胆粉 20g　绿豆 128g

【功效】疏肝理气,健脾消食。

【主治】慢性肝炎及早期肝硬化。症见胸胁胀痛,食欲减退,厌油。

【方解】本方证为脾胃不和,肝胆失调,湿热蕴结所致。君药柴胡疏肝解郁。臣药茵陈清热利湿退黄;板蓝根清热解毒。佐药五味子酸敛生津,以护肝阴;猪胆粉清热润燥解毒。使药绿豆清热解毒。诸药相合,共奏疏肝理气,健脾消食之功。

【规格】①薄膜衣片,每片重 0.36g;②薄膜衣片,每片重 0.38g;③糖衣片(片芯重 0.35g)。

【性状】本品为糖衣片或薄膜衣片,除去包衣后显棕色至褐色;味苦。

【用法用量】口服。一次 4 片,一日 3 次。

【其他制剂】

1. **护肝胶囊**(《中华人民共和国药典》)　每粒装 0.35g。本品为棕色至褐色的粉末;味苦。口服。一次 4 粒,一日 3 次。

2. **护肝颗粒**(《中华人民共和国药典》)　每袋装 2g。本品为深棕色至棕褐色的颗粒;味苦,微酸、微甜。口服。一次 1 袋,一日 3 次。

3. **护肝丸**(《中华人民共和国药典》)　每 50 丸重 3g。本品为褐色至棕褐色的浓缩水丸;味苦,涩。口服。一次 3g,一日 3 次。

【现代应用】慢性肝炎及早期肝硬化。

【使用注意】服药期间忌烟酒及辛辣油腻食品。脾胃虚寒者慎用,孕妇慎用。

元胡止痛片
《中华人民共和国药典》

【组成】醋延胡索 445g　白芷 223g

【功效】理气,活血,止痛。

【主治】气滞血瘀所致的头痛、胁痛、胃痛及痛经等。

【方解】本方证为气滞血瘀所致。气血郁滞,不通则痛,则见上述诸痛证。君药延胡索既善活血祛瘀,又善行气止痛,其止痛作用尤佳,专治一身上下诸痛。臣药白芷辛散温通,祛风散寒,通窍止痛,助延胡索活血行气止痛。二药合用,共收理气,活血,止痛之功。

延胡索与罂粟的区别

　　延胡索与罂粟同为罂粟科植物。罂粟中提取的生物碱吗啡为西药镇痛要药,但具有严重的成瘾性。延胡索为中药镇痛要药,其止痛有效成分为延胡索生物碱,无成瘾性。延胡索生用有效成分不易溶出,醋制后延胡索生物碱与醋酸生成水溶性生物碱盐,提高延胡索生物碱的煎出量,从而增强镇痛效果。

　　罂粟则是罂粟科植物的果实或种子,罂粟中提取的生物碱吗啡具有强烈的麻醉镇痛、镇静及止咳作用,为西药镇痛药,但具有严重的成瘾性和危害性,被严格管制,其种植、销售及使用在大多数国家(包括中国)都受到法律限制,违规使用可导致法律责任。延胡索与罂粟虽同为中药材,但在来源、药效、使用范围及法律管制上存在显著差异。

　　【规格】①薄膜衣片,每片重 0.26g;②薄膜衣片,每片重 0.31g;③糖衣片(片芯重 0.25g);④糖衣片(片芯重 0.3g)。

　　【性状】本品为糖衣片或薄膜衣片,除去包衣后显棕黄色至棕褐色;气香,味苦。

　　【用法用量】口服。一次 4~6 片,一日 3 次,或遵医嘱。

　　【其他制剂】

　　1. **元胡止痛软胶囊**(《中华人民共和国药典》)　每粒装 0.5g。本品为软胶囊,内容物为棕黄色至棕褐色的油膏状物;气微,味苦。口服。一次 2 粒,一日 3 次。

　　2. **元胡止痛胶囊**(《中华人民共和国药典》)　①每粒装 0.25g;②每粒装 0.45g。本品为硬胶囊,内容物为浅棕黄色至棕褐色的粉末;气香,味苦。口服。[规格①]一次 4~6 粒,[规格②]一次 2~3 粒,一日 3 次,或遵医嘱。

　　3. **元胡止痛颗粒**(《中华人民共和国药典》)　每袋装 5g。本品为黄色至棕黄色的颗粒;味甜,微苦。开水冲服。一次 1 袋,一日 3 次。

　　4. **元胡止痛滴丸**(《中华人民共和国药典》)　每 10 丸重 0.5g。本品为棕褐色的滴丸;气香,味微苦。口服。一次 20~30 丸,一日 3 次。

　　5. **元胡止痛口服液**(《中华人民共和国药典》)　每支装 10ml。本品为棕黄色至棕红色的液体;气微,味微苦、甜、酸。口服。一次 10ml,一日 3 次。

　　【现代应用】头痛、胁痛、胃痛及痛经等属气滞血瘀者。

　　【使用注意】孕妇慎用。虚弱体质者不宜使用。

气滞胃痛颗粒

《中华人民共和国药典》

　　【组成】柴胡 360g　醋延胡索 400g　枳壳 400g　醋香附 400g　白芍 480g　炙甘草 200g

　　【功用】疏肝理气,和胃止痛。

　　【主治】肝郁犯胃证。症见胸痞胀满,胃脘疼痛,情志不舒,舌淡红,苔白,脉弦。

　　【方解】本方证为肝郁气滞犯胃所致。肝失疏泄,横逆犯胃,胃失和降,则胸痞胀满,胃脘疼痛,情志不舒。君药柴胡疏肝解郁。臣药香附疏肝理气,行气止痛;白芍养血柔肝,缓急止痛,共为臣药。延胡索活血行气止痛;枳壳行气宽中,消痞除胀,俱为佐药。炙甘草补脾益气,缓急止痛,且调和诸药,为佐使药。诸药合用,共奏疏肝理气,和胃止痛之功效。

【规格】每袋装 5g。

【性状】本品为淡棕色至棕黄色颗粒,具特异香气,味甜、微苦辛。

【用法用量】开水冲服。一次 1 袋,一日 3 次。

【其他制剂】

气滞胃痛片(《中华人民共和国药典》) ①薄膜衣片,每片重 0.5g。②糖衣片,片心重 0.52g。本品为糖衣片或薄膜衣片,除去包衣后显棕色至棕褐色;味微苦。口服。[规格①]一次 3 片或[规格②]一次 6 片,一日 3 次。

【现代应用】胃炎、胃切除术后综合征、功能性消化不良等证属肝郁犯胃者。

【使用注意】孕妇慎用。气郁化火者不宜用。

木香顺气丸
《中华人民共和国药典》

【组成】木香 100g　砂仁 100g　醋香附 100g　槟榔 100g　甘草 50g　陈皮 100g　厚朴 100g　枳壳(炒)100g　苍术(炒)100g　青皮(炒)100g　生姜 200g

【功效】行气化湿,健脾和胃。

【主治】湿浊中阻,脾胃不和。症见胸膈痞闷,脘腹胀痛,恶心呕吐,嗳气纳呆。

【方解】本方证为湿困脾胃,气机不畅所致。湿阻气机,胃失和降则见胸膈痞闷,脘腹胀痛,恶心呕吐,嗳气纳呆。君药木香调理三焦,善行脾胃气滞,为行气止痛要药,又能健脾消食;砂仁芳香醒脾,化湿和胃。臣药槟榔行气利水消痞;厚朴下气除满,燥湿消痰,二药助君药行气化湿除满。佐药苍术、陈皮燥湿健脾;香附、青皮、炒枳壳疏肝理气,消积化滞;生姜和胃降逆止呕。使药甘草调和诸药。诸药相合,共奏行气化湿,健脾和胃之功。

【规格】每 100 丸重 6g。

【性状】本品为棕褐色的水丸;气香,味苦。

【用法用量】口服。一次 6~9g,一日 2~3 次。

【现代应用】急慢性胃炎、胃及十二指肠溃疡、神经性呃逆等属湿浊阻滞气机者。

【使用注意】孕妇慎用。

良 附 丸
《良方集腋》

【组成】高良姜 500g　醋香附 500g

【功效】行气疏肝,祛寒止痛。

【主治】气滞寒凝证。症见胃脘疼痛,胸腹胀闷,畏寒喜暖,苔白脉弦。

【方解】本方证为肝胃气滞寒凝所致。肝胃寒凝，不通则痛，故见胃脘疼痛，胸闷胁痛，畏寒喜暖。君药高良姜温中暖胃，散寒止痛。香附疏肝开郁，行气止痛。两药相配，一散寒凝，一行气滞，对气滞寒凝、胃脘疼痛诸症，"服之立止"。

【规格】每袋装 3~6g。

【性状】本品为棕黄色至黄褐色的水丸；气微香，味辣。

【用法用量】口服。一次 3~6g，一日 2 次。

【现代应用】慢性胃炎、胃及十二指肠溃疡及妇女痛经等属气滞寒凝者。

【使用注意】忌食生冷油腻食物。

点滴积累

1. 行气剂具有行气的作用，适用于肝郁气滞或脾胃气滞病证。
2. 越鞠丸长于行气解郁，主治六郁；半夏厚朴汤长于行气化痰，用治痰气互结之梅核气；柴胡疏肝散偏于疏肝理气止痛，用于肝郁气滞之胁肋疼痛；护肝片长疏肝健脾消食，用于慢性肝炎及早期肝硬化；元胡止痛片以活血理气、止痛为长，用于气滞血瘀引起的各种疼痛；气滞胃痛颗粒长于舒肝和胃止痛，用于肝胃不和之胃脘疼痛；木香顺气丸偏于行气化湿和胃，用治湿浊阻滞气机之胸膈痞闷、呕吐恶心；良附丸长于行气疏肝，祛寒止痛，用于肝胃气滞寒凝之胃脘疼痛。

第二节　降气剂

降气剂，主要具有降气的作用，适用于气逆证。肺气上逆症见咳嗽、气喘等。胃气上逆症见呕吐、呃逆、嗳气等。

苏子降气汤
《太平惠民和剂局方》

【组成】紫苏子 9g　半夏 9g　川当归 6g　炙甘草 6g　前胡 6g　姜厚朴 6g　肉桂 3g

【功效】降气平喘，祛痰止咳。

【主治】上实下虚之喘咳证。症见痰涎壅盛，喘咳短气，痰质稀色白量多，胸膈满闷，或腰痛脚软，肢体倦怠，或肢体浮肿，舌苔白滑或白腻，脉弦滑。

【方解】本方证为痰涎壅肺，肾阳不足所致，即"上实下虚"。其"上实"，是由痰涎上壅于肺，致肺失宣降，症见咳喘痰多，胸膈满闷；其"下虚"，是由肾阳虚衰，肾不纳气所致，则见肾虚腰痛脚弱，呼多吸少，咳逆短气；若水气不化，则上泛为痰，外溢为肿等。君药紫苏子降气平喘，祛痰止咳。臣药半夏祛痰降逆；厚朴降气平喘；前胡降逆化痰，三药合用，助紫苏子降气平喘祛痰。肉桂温肾祛寒,纳气平喘;当归既治咳逆上气,又能养血润燥,与肉桂合用温补下虚。煎加生姜、紫苏叶以宣肺散寒,共为佐药。大枣、炙甘草调和诸药,为使药。诸药合用,共奏降气平喘,祛痰止咳之功。

【用法用量】上为细末,每服 6g,水一盏半,加姜、枣,同煎至八分,热服(现代用法:加生姜 3 片,大枣 1 枚,紫苏叶 2g,水煎服,用量按原方比例酌定)。

【其他制剂】

苏子降气丸(《中华人民共和国药典》) 每 13 粒重 1g。本品为浅黄色或黄褐色的水丸;气微香,味甜。口服。一次 6g,一日 1~2 次。

【现代应用】慢性气管炎、肺气肿、支气管哮喘等属痰涎壅盛于肺者。

【使用注意】本方药性偏温燥,以降气祛痰为主,对于肺肾阴虚的喘咳以及肺热痰喘之证,均不宜使用。

旋覆代赭汤
《伤寒论》

【组成】旋覆花 9g 代赭石 9g 半夏 9g 人参 6g 生姜 10g 炙甘草 6g 大枣 4 枚

【功效】降逆化痰,益气和胃。

【主治】胃虚痰阻气逆证。症见心下痞满,噫气不除,呃逆频作,反胃呕吐,吐涎沫,舌淡,舌苔白滑,脉弦而虚。

【方解】本方证为胃虚痰阻,气逆不降所致。胃气因虚而上逆,则噫气频作,反胃呕吐,或吐涎沫;胃虚运化失职,湿聚生痰,痰阻气机,则心下痞;舌苔白滑,脉弦而虚。君药旋覆花苦辛性温,下气消痰,降气止呕、止噫。臣药赭石重镇降逆,以镇冲逆。半夏燥湿化痰,降逆和胃;生姜于本方用量独重,一为和胃降逆以增止呕之效,二为宣散水气以助祛痰之功,三可制约赭石的寒凉之性,使其镇降气逆而不伐胃。佐药人参、甘草、大枣健脾益胃,既可扶助已伤之正气,又可防重镇之品伤胃之弊。甘草又能调和诸药,兼有使药之用。诸药合用,标本兼顾,共奏降逆化痰,益气和胃之功。

【用法用量】以水一斗,煮取六升,去滓,再煮取三升,温服一升,日三服(现代用法:水煎服)。

【现代应用】胃神经症、胃扩张、急慢性胃炎、胃下垂、幽门不完全性梗阻、胃及十二指肠溃疡、神经性呃逆等属胃虚痰阻气逆者。

【使用注意】本方含有赭石寒凉沉降之药,有碍胃气,若胃寒者,其用量不可过重。孕妇慎用。

降气定喘丸
《中华人民共和国卫生部药品标准 中药成方制剂 第十二册》

【组成】麻黄 6 000g 葶苈子 7 500g 紫苏子 7 500g 桑白皮 7 500g 白芥子 3 000g 陈皮 3 000g

【功效】降气定喘,祛痰止咳。

【主治】痰浊阻肺。症见咳嗽痰多,气逆喘促。

【方解】本方证为痰浊阻肺,壅塞气道所致。痰阻气道,则咳嗽痰多,气逆喘促。方中麻黄辛温宣散,善散寒宣肺平喘,故为君药;葶苈子辛寒苦降,善泻肺消痰平喘;桑白皮甘寒性降,善清泻肺热,平定咳喘;紫苏子辛温性降,善降气消痰,止咳平喘。三药合用,既助君药降气定喘,又祛痰止咳,故为臣药。白芥子辛散温通,善温肺化痰,利气散结;陈皮辛散苦燥而温,善燥湿理气化痰。两者合用,可助臣药祛痰利气,故为佐药。全方配伍,温清并施,共奏降气平喘,祛痰止咳之功,故善治痰浊阻肺所致的咳嗽痰多、气逆喘促;慢性支气管炎、支气管哮喘见上述证候者用之亦佳。

【规格】每瓶装 7g。

【性状】本品为黑色的包衣浓缩水丸,除去包衣后呈棕色或棕褐色;味苦。

【用法用量】口服。一次 7g,一日 2 次。

【现代应用】慢性支气管炎、支气管哮喘见咳嗽气促者。

【使用注意】孕妇禁用。

点滴积累

1. 降气剂具有降气的作用,适用于肺胃气逆之证。
2. 苏子降气汤偏于温补下元,用治肾阳不足,寒痰壅肺之上实下虚之咳喘。旋覆代赭汤偏于降逆化痰补中,用治胃虚痰阻之噫气不除,呃逆反胃;降气定喘丸用于痰浊阻肺所致的咳嗽痰多,气逆喘促。

附:理气剂现代常用中成药简表

方名	组成	功效	主治	用法用量	规格
沉香化滞丸	沉香、牵牛子(炒)、枳实(炒)、五灵脂(制)、山楂(炒)、枳壳(炒)、陈皮、香附(制)、厚朴(制)、莪术(制)、砂仁、三棱(制)、木香、青皮、大黄	理气化滞	饮食停滞,胸腹胀满	口服。一次6g,一日2次	每袋装6g
三九胃泰颗粒	三叉苦、黄芩、九里香、两面针、木香、茯苓、白芍、地黄	清热燥湿,行气活血,柔肝止痛	湿热内蕴,气滞血瘀所致的胃痛。症见脘腹隐痛,饱胀反酸,恶心呕吐,嘈杂纳减	开水冲服。一次1袋,一日2次	①每袋装20g;②每袋装10g;③每袋装2.5g(无糖型)
胃苏颗粒	香附、紫苏梗、陈皮、枳壳、槟榔、香橼、佛手、炒鸡内金	理气消胀,和胃止痛	气滞型胃脘痛。症见胃脘胀痛,窜及两胁,得嗳气或矢气则舒,情绪郁怒则加重,胸闷食少,排便不畅,舌苔薄白,脉弦,亦用于慢性胃炎、消化性溃疡见上述症状者	开水冲服。一次15g,一日3次。15天为一疗程,可服1~3个疗程或遵医嘱	①每袋装15g;②每袋装5g(无蔗糖)

目标检测

一、简答题

1. 气滞证和气逆证的发生与哪些脏腑关系密切？

2. 旋覆代赭汤中重用生姜的意图是什么？

3. 厚朴在半夏厚朴汤中起什么作用？

4. 从处方的用药来分析越鞠丸如何治六郁。

二、实例分析

患者,女,21岁。三个月前在工作时,因与同事发生口角,受气恼而致气憋发厥,醒来神志发呆,语言颠倒错乱。近日时发心悸不宁,精神抑郁,常悲伤欲哭,睡眠不佳,舌暗,苔白,脉弦。该患者诊断为何病,如何治疗？根据所学知识,推荐最佳的用药方案。

第十四章　理血剂

学习目标

1. **掌握**　血府逐瘀汤、生化汤、复方丹参滴丸、槐角丸的药物组成、功效、主治、配伍意义、临床应用及用法用量、使用注意；补阳还五汤、速效救心丸、银杏叶片、乳癖消片、十灰散的功效、主治、临床应用及用法用量、使用注意；能对方剂与中成药进行基本的处方分析。

2. **熟悉**　益母颗粒、血塞通颗粒、桂枝茯苓丸、止血定痛片的功效、主治及临床应用；理血剂概述内容。

3. **了解**　稳心颗粒、七厘散、三七片的功效、主治、剂型。

导学情景

情景描述：

　　血是循行于脉中而富有营养的红色液态物质，流布全身，环周不休。对全身各脏腑组织器官起着充分的营养和滋润作用，以维持正常的生理活动。一旦血液运行不畅或瘀滞于某一处，就会出现瘀血证；若血溢于脉外，就会出现出血证，宜选用理血剂。

学前导语：

　　瘀血、出血病证在临床常见，主要应用理血剂来治疗。临床诊治过程中要根据病因病机不同进行辨证选方、对证施治。本章将学习理血剂各方剂的组成、功效、主治及临床应用等内容。

　　凡以理血药为主，具有活血化瘀或止血作用，主治瘀血或出血证的方剂，称为理血剂。属八法中"消法"范畴。

　　理血剂专为瘀血和出血证而设。凡血行不畅，瘀蓄内停，或离经妄行，或亏损不足，致使血液运行失常，出现某一部位的疼痛，痛如针刺，痛处不移，拒按或青紫、肿块等瘀血证，或衄血、尿血、便血等出血证，均可应用。

　　因瘀血治宜活血，出血治宜止血，故本章分为活血化瘀剂和止血剂两类。

　　使用注意：①使用理血剂，要分清标本缓急，正确运用急则治标、缓则治本或标本兼治的治疗原则。②要遵循化瘀不伤正，止血不留瘀的原则。活血化瘀剂中常辅以扶正之品，止血剂中常配以活血化瘀之品。③活血化瘀剂虽能促进血行，消散瘀血，但其药性多破泄，不宜久服，孕妇及月经过多者应慎用。

知识链接

理血剂现代研究

　　理血剂历史源远流长，是中医方剂的重要组成部分之一，包括活血化瘀剂和止血剂两大类。活血化瘀剂核心药理作用包括抗心肌缺血、抗血小板聚集、改善微循环、改善血液流变性、降血脂、收缩子宫平滑肌、促进造血、抗炎、镇痛等。在临床实践中,活血化瘀剂被广泛用于治疗多种疾病,特别是在心脑血管疾病及妇产科疾病的治疗中,尤为重要。活血化瘀剂的药理作用已经通过现代实验方法证实。例如:补阳还五汤中含有的生物碱、总苷、多糖、苷元和挥发油类等成分,通过抑制脑缺血后炎症反应和细胞凋亡途径、激活细胞转录因子细胞周期蛋白等药效机制,参与促血管生成、抗血栓、扩张血管等来改善脑缺血、保护脑组织。止血剂核心药理作用包括促进局部血管收缩、缩短凝血时间、增强毛细血管对损伤的抵抗力、降低血管通透性、抑制纤溶酶活性等。在临床实践中,止血剂主要用于各种出血证。止血剂的药理作用可以从其成分分析中得到体现。例如:三七片中的三七氨酸,能明显缩短凝血时间,提高血小板数和黏附率。

第一节 活血化瘀剂

活血化瘀剂,具有活血化瘀、消散瘀血的作用,适用于各种瘀血阻滞病证,如痛经、闭经、产后恶露不行、半身不遂、外伤肿痛、胁肋疼痛等。

血府逐瘀汤
《医林改错》

【组成】桃仁 12g　红花 9g　当归 9g　生地黄 9g　川芎 4.5g　赤芍 6g　牛膝 9g　桔梗 4.5g　柴胡 3g　枳壳 6g　甘草 6g

【功效】活血祛瘀,行气止痛。

【主治】胸中血瘀证。症见胸痛、头痛日久,痛如针刺而有定处,或呃逆日久不止,或内热烦闷,心悸失眠,急躁易怒,入暮潮热,唇暗或两目黯黑,舌黯红或有瘀斑,脉涩或弦紧。

【方解】本方证为瘀血阻滞胸中,气机不畅所致。瘀阻气滞,故胸痛、头痛,痛如针刺而有定处;气逆不降,则呃逆不止;血瘀日久化热扰心,则内热烦闷,心悸失眠;郁滞日久,肝失条达,故急躁易怒。君药桃仁、红花活血祛瘀止痛。臣药川芎、赤芍、当归、牛膝助君药活血祛瘀,其中当归养血活血,祛瘀生新;牛膝祛瘀通血脉,引瘀血下行。佐药柴胡疏肝解郁,升达清阳;桔梗开宣肺气,载药上行;枳壳行气宽胸,与桔梗合用,一升一降,开胸行气,使气行血行;生地黄凉血清热,以除瘀热,与当归相伍,滋阴养血,使祛瘀不伤正。使药甘草调和诸药。诸药合用,气血兼顾,活中寓养,升降同施,共奏活血祛瘀,行气止痛之功。

【用法用量】水煎服。

【其他制剂】

1. **血府逐瘀丸**(《中华人民共和国药典》)　每丸重 9g。本品为褐色的大蜜丸;味甜、辛。空腹时用红糖水送服。一次 1~2 丸,一日 2 次。

2. **血府逐瘀胶囊**(《中华人民共和国药典》)　每粒装 0.4g。本品为硬胶囊,内容物为棕色至棕褐色的颗粒和粉末;气辛,味微苦。口服。一次 6 粒,一日 2 次,1 个月为一疗程。

3. **血府逐瘀口服液**(《中华人民共和国药典》)　每支装 10ml。本品为棕红色的液体;味甜、苦、微辛辣。空腹服。一次 20ml,一日 3 次。

【现代应用】冠心病、风湿性心脏病、肋软骨炎、胸部软组织损伤、三叉神经痛、神经症、月经紊乱等证属气滞血瘀者。

【使用注意】忌食辛冷食物,孕妇禁用。

知识链接

血府逐瘀汤现代研究

　　清代名医王清任认为"治病不明脏腑,何异于盲人夜行",认为古医书中关于人体记述错误不少。他多次到疫病暴死者乱葬岗和死刑场观察人体内脏结构,于 1830 年著成《医林改错》。后世医家对此书有着褒贬不一的评价,但是王清任肯于实地观察,亲自动手的精神值得肯定。他为后世医者留下了宝贵的资料,在瘀血证的立法及方剂的创立上,其论述有着很高的学术价值。书中血府逐瘀汤主治胸中血瘀证,为他创制的活血化瘀五大名方之首。其主治证符合冠心病心绞痛、心肌梗死之胸中血瘀证的病理变化。现代药理研究证明,本方能改善血液流变性和微循环,舒张血管,增加缺血器官的血流量,明显减轻心肌缺血的程度,缩小心肌缺血范围和梗死面积,缓解心绞痛。

【附方】

1. **通窍活血汤**(《医林改错》)　组成是桃红四物汤去当归、地黄,加入老葱、麝香、生姜、大枣、黄酒而成。功效:活血通窍。主治瘀阻头面证。头痛昏晕,或耳聋年久,或头发脱落,面色青紫,或酒渣鼻,或白癜风,以及妇女干血痨,小儿疳积而见肌肉消瘦、腹大青筋、潮热等。

2. **膈下逐瘀汤**(《医林改错》)　组成是桃红四物汤去地黄,加枳壳、五灵脂、牡丹皮、乌药、香附、延胡索、甘草而成。功效:活血祛瘀,行气止痛。主治瘀血阻滞膈下证。膈下瘀血蓄积;或腹中胁下有痞块;或肚腹疼痛,痛处不移;或卧则腹坠似有物者。

3. **少腹逐瘀汤**(《医林改错》)　组成是川芎、当归、赤芍、小茴香、干姜、延胡索、没药、官桂、蒲黄、五灵脂。功效:活血祛瘀,温经止痛。主治寒凝血瘀证。少腹瘀血积块,疼痛或不痛,或痛而无积块,或少腹胀满,或经期腰酸少腹胀,或月经一个月见三五次,连接不断,断而又来,其色或紫或黑,或有瘀块,或崩漏兼少腹疼痛,或瘀血阻滞,久不受孕等证。

4. **身痛逐瘀汤**(《医林改错》)　组成是桃红四物汤去赤芍、地黄,加牛膝、秦艽、羌活、甘草、没药、五灵脂、香附、地龙而成。功效:活血行气,通络止痛。主治瘀血闭阻经络证。见肩痛、臂痛、腰痛、腿痛,或周身疼痛,经久不愈。

知识链接

五大逐瘀汤的区别

　　以上各方是王清任活血化瘀五大名方,均以桃红四物汤(桃仁、红花、地黄、当归、芍药、川芎)为基础方加减而成,均有活血祛瘀止痛的作用,主治瘀血所致的病证。其中血府逐瘀汤宣通胸胁气滞,引血下行之力较好,主治胸中瘀阻之证;通窍活血汤辛香通窍作用较好,主治瘀阻头面之证;膈下逐瘀汤行气止痛作用较好,主治瘀阻膈下,肝郁气滞之两胁及腹中胀痛;少腹逐瘀汤温经止痛作用较优,主治血瘀少腹、月经不调、痛经等;身痛逐瘀汤配有通络宣痹止痛之品,多用于瘀血闭阻经络所致的肢体痹痛或周身疼痛等症。

补阳还五汤
《医林改错》

【组成】黄芪 120g　当归尾 6g　赤芍 5g　地龙 3g　川芎 3g　红花 3g　桃仁 3g

【功效】补气活血通络。

课堂活动
补阳还五汤为活血之剂,方中为何重用补气药黄芪?

【主治】中风之气虚血瘀证。症见半身不遂,口眼㖞斜,语言謇涩,口角流涎,小便频数或遗尿不禁,舌暗淡,苔白,脉缓无力。

【方解】本方证为气虚血瘀,脉络痹阻所致。气虚无力推动血液运行,则脉络瘀阻,筋脉肌肉失养,故半身不遂,口眼㖞斜;气虚血滞,舌体失养,故语言謇涩,口角流涎;气虚失于固摄,则小便频数,遗尿失禁;苔白,脉缓,亦为气虚之证。君药生黄芪重用,大补元气,令气旺血行,瘀去络通。臣药当归尾活血化瘀而不伤血,与黄芪同用既弥补经脉血瘀而致的血虚不足,又使活血通络而不伤正。佐药川芎、赤芍、桃仁、红花助当归尾活血祛瘀;地龙通经活络,行走全身,以行药力。诸药合用,则气旺,瘀消,络通,诸症可愈。

【用法用量】水煎服。

【其他制剂】

消栓口服液(《中华人民共和国药典》)　每支装 10ml。乃补阳还五汤改变剂型而成。本品为棕黄色至棕褐色的液体;气香,味甜,微苦。口服。一次 10ml,一日 3 次。

【现代应用】脑血管意外后遗症、冠心病、小儿麻痹后遗症,以及其他原因引起的偏瘫、截瘫,或单侧上肢、下肢痿软等属气虚血瘀者。

【使用注意】使用本方应以患者神志清醒、脉缓为宜。治疗中需久服缓治,愈后仍需每隔三五或七八日一剂继服,以巩固疗效,防止复发。孕妇禁服。阴虚阳亢,风火上扰,痰浊蒙蔽者禁用。

生　化　汤
《傅青主女科》

【组成】全当归 24g　川芎 9g　桃仁 6g　干姜 2g　甘草 2g

【功效】化瘀生新,温经止痛。

【主治】产后瘀血腹痛。症见产后恶露不行,小腹冷痛,脉沉迟或弦。

【方解】本方证为产后血虚寒凝,瘀阻胞宫所致。寒凝血瘀,阻滞胞宫,败血不下,不通则痛,故见恶露不行,小腹冷痛。君药重用当归,一药三用:一取其补血之功,以补产后血虚之不足;二取活血之用,以化瘀生新;三取温经散寒之效,以治小腹冷痛。恰合产后多虚、多瘀、多寒之病机,故重用。臣药川芎活血行气;桃仁活血祛瘀。佐药炮姜入血分,温经散寒;黄酒温通血脉以助药力,二药配伍,寓温于通。使药甘草调和诸药,又缓急止痛。诸药合用,温、补、行并用,寓生新于补血之内,寓化瘀于温经之中,使生新不留瘀,化瘀不伤正,故有"生化"之名。

【用法用量】黄酒、童便各半煎服(现代用法:水煎服,或酌加黄酒同煎)。

【其他制剂】

生化丸(《中华人民共和国卫生部药品标准 中药成方制剂 第一册》) 每丸重 9g。本品为棕褐色大蜜丸;气微香,味微辛。口服。一次 1 丸,一日 3 次。

【现代应用】胎盘残留、产后宫缩疼痛、产后子宫复旧不良、人工流产或引产所致阴道不规则出血、子宫内膜炎、子宫肌瘤、宫外孕等属血虚寒凝者。

【使用注意】产后血热而有瘀滞者,或恶露过多,出血不止,甚则汗出气短神疲者,不宜使用。

复方丹参滴丸
《中华人民共和国药典》

【组成】丹参 90g 三七 17.6g 冰片 1g

【功效】活血化瘀,理气止痛。

【主治】气滞血瘀所致的胸痹。症见胸闷,心前区刺痛。

【方解】本方证为气滞血瘀胸中所致。君药丹参主入心经,活血祛瘀,通脉止痛,且清心安神。臣药三七活血化瘀,通络止痛。佐使药冰片芳香通窍,散瘀止痛,引药入经。诸药合用,既散血分之瘀滞,又开气分之郁结,则胸中之阳气宣达,血脉通畅。全方具有活血化瘀,理气止痛之功。

【规格】①滴丸,每丸重 25mg;②薄膜衣滴丸,每丸重 27mg。

【性状】本品为棕色的滴丸,或为薄膜衣滴丸,除去包衣后显黄棕色至棕色;气香,味微苦。

【用法用量】吞服或舌下含服。一次 10 丸,一日 3 次。28 天为一疗程;或遵医嘱。

【其他制剂】

1. **复方丹参片**(《中华人民共和国药典》) ①薄膜衣小片,每片重 0.32g(相当于饮片 0.6g);②薄膜衣大片,每片重 0.8g(相当于饮片 1.8g);③糖衣片(相当于饮片 0.6g)。本品为糖衣片或薄膜衣片,除去包衣后显棕色至棕褐色;气芳香,味微苦。口服。[规格①、③]一次 3 片或[规格②]一次 1 片,一日 3 次。

2. **复方丹参颗粒**(《中华人民共和国药典》) 每袋装 1g。本品为薄膜衣颗粒,研碎后显棕色至棕褐色;气芳香,味微苦。口服。一次 1 袋,一日 3 次。

3. **复方丹参胶囊**(《中华人民共和国药典》) 每粒装 0.3g。本品为硬胶囊,内容物为棕黄色至棕褐色的颗粒和粉末;气芳香,味微苦。口服。一次 3 粒,一日 3 次。

4. **复方丹参丸(浓缩丸)**(《中华人民共和国药典》) ①每 1g 相当于生药量 1.80g;②每 1g 相当于生药量 2.57g。本品为包衣的浓缩丸,除去包衣后显棕黄色至棕褐色;气芳香,味微苦。口服。

［规格①］一次 1g 或［规格②］一次 0.7g，一日 3 次。

5. 复方丹参喷雾剂(复方丹参气雾剂)(《中华人民共和国药典》)　①每瓶装 8ml；②每瓶装 10ml。本品为红橙色至红褐色的澄明液体；气芳香，味苦而后甜。口腔喷射，吸入。一次喷 1~2 下，一日 3 次；或遵医嘱。

【现代应用】冠状动脉供血不足引起的冠心病、心绞痛、心肌梗死等属气滞血瘀者。

【使用注意】孕妇慎用。

知识链接

复方丹参滴丸——中医药现代化与国际化的里程碑发展

复方丹参滴丸是一种提取自丹参、三七等中药材的有效成分，并加入适量冰片制成的新型纯中药滴丸。它体现了中医传统理论与现代药学技术的结合。1997 年，复方丹参滴丸成为我国乃至全球范围内首个以药品身份向美国食品药品管理局(FDA)提交新药临床研究申请(IND)的中药制剂，并进入Ⅱ、Ⅲ期临床试验阶段。这一成就打破了中药仅能作为食品或保健品进入发达国家市场的局面，并在国际上为中药治疗心脑血管疾病开辟了新的领域。

2016 年，复方丹参滴丸成功完成了在美国 FDA 的Ⅲ期临床试验，成为全球首例完成Ⅲ期临床试验的复方中药制剂。这一里程碑事件标志着我国中成药在国际上的发展取得了历史性突破，并成为现代中成药研发的成功典范。

截至 2024 年，复方丹参滴丸在全球范围内的影响力持续扩大。它不仅在国内外市场获得了广泛的认可和应用，而且其研究成果促进了中药现代化和国际化的进程。当前，复方丹参滴丸继续作为治疗心脑血管疾病的有效药物之一，在国内外临床实践中发挥着重要作用。同时，其研发经验也为其他中药新药的研发提供了宝贵的参考，推动了整个中医药行业的创新与发展。这一系列成就不仅代表了我国中医药事业的辉煌里程碑，更是中华文化自信的体现，彰显了中医药在全球健康治理中的独特价值和贡献，为推动构建人类卫生健康共同体提供了中医智慧与力量。

速效救心丸
《中华人民共和国药典》

【组成】川芎　冰片

【功效】行气活血，祛瘀止痛。

【主治】胸痹。症见胸闷而痛，或心悸，或痛有定处，或牵引左臂内侧，舌紫黯苔薄，脉细涩。

【方解】本方证为气滞血瘀，心脉痹阻所致。瘀血闭阻心脉，不通则痛，故见胸闷而痛，或心悸，或痛有定处，或牵引左臂内侧，舌紫黯苔薄，脉细涩。君药川芎活血化瘀，行气止痛。臣药冰片性善走窜开窍，宣通心窍，以通脉止痛。两药合用，有行气活血，祛瘀止痛之效。

【规格】每丸重 40mg。

【性状】本品为棕黄色的滴丸；气凉，味微苦。

【用法用量】含服。一次 4~6 丸，一日 3 次；急性发作时，一次 10~15 丸。

【现代应用】气滞血瘀型冠心病、心绞痛。

【使用注意】孕妇禁用。寒凝血瘀、阴虚血瘀胸痹心痛不宜单用。有过敏史者慎用。伴有中重度心力衰竭的心肌缺血者慎用。在治疗期间,心绞痛持续发作,宜加用硝酸酯类药。

银 杏 叶 片
《中华人民共和国药典》

【组成】银杏叶提取物40g

【功效】活血化瘀通络。

【主治】瘀血阻络证。症见胸痹心痛、中风、半身不遂、舌强语謇。

【方解】本方证为瘀血阻滞脉络所致的心、脑疾病。如心痛、中风、半身不遂等症。银杏叶甘苦涩平,益心活血,化瘀止痛。

【规格】①每片含总黄酮醇苷9.6mg,萜类内酯2.4mg;②每片含总黄酮醇苷19.2mg,萜类内酯4.8mg。

【性状】本品为糖衣片或薄膜衣片,除去包衣后显浅棕黄色至棕褐色;味微苦。

【用法用量】口服。[规格①]一次2片,[规格②]一次1片,一日3次;或遵医嘱。

【其他制剂】

1. **银杏叶滴丸**(《中华人民共和国药典》) ①滴丸,每丸重60mg;②薄膜衣滴丸,每丸重63mg。本品为棕褐色的滴丸或薄膜衣滴丸,除去包衣后显棕褐色;味苦。口服。一次5丸,一日3次;或遵医嘱。

2. **银杏叶胶囊**(《中华人民共和国药典》) ①每粒含总黄酮醇苷9.6mg,萜类内酯2.4mg;②每粒含总黄酮醇苷19.2mg,萜类内酯4.8mg;③每粒装0.25g(含总黄酮醇苷40mg,萜类内酯10mg)。本品为硬胶囊,内容物为浅棕黄色至棕褐色的粉末或颗粒和粉末;味微苦。口服。[规格①]一次2粒,[规格②]一次1粒,一日3次;或遵医嘱。

【现代应用】冠心病稳定型心绞痛、脑梗死等属瘀血闭阻脉络者。

【使用注意】心力衰竭者、过敏体质者及孕妇慎用。

> **知识链接**
>
> ### 银杏叶的现代研究
>
> 银杏,作为冰川时期的孑遗植物,被誉为"活化石",见证了地球历史的变迁。中国是银杏的发源地,拥有世界上约70%的银杏资源。现代研究表明,从银杏叶中已分离出160多种化合物,其中银杏黄酮类、银杏萜内酯类和银杏酸类化合物被认为是其主要有效成分。药理研究证实,银杏叶提取物具有抗氧化、清除自由基、抗血小板激活因子、降低血液黏度、改善微循环、增强记忆力、增加脑血流量、保护脑微血管平滑肌细胞、减轻脑损伤、提高神经可塑性、改善神经退行性疾病症状、抗辐射等多种生物活性。然而,银杏叶中也含有毒性成分,未经加工的银杏叶直接泡茶饮用可能导致阵发性痉挛、神经麻痹、瞳孔放大、过敏等不良反应。
>
> 银杏叶的药用价值最早在我国宋代被记载于多种本草书籍中。进入现代,日本、德国等国的科学家在银杏叶的研究开发上做出了重要贡献。自20世纪末以来,我国在银杏叶及其制剂的研究上取得了显

著成就,尤其在专利领域已占据领先地位。银杏叶的研究不仅体现了中医药的深厚底蕴,也展示了我国在传统医药现代化进程中坚持创新、追求卓越的精神。

血塞通颗粒
《中华人民共和国药典》

【组成】三七总皂苷 50g

【功效】活血祛瘀,通脉活络。

【主治】瘀血阻络证。症见中风偏瘫、肢体活动不利、口眼㖞斜、胸痹心痛、胸闷气憋。

【方解】本方证为瘀血阻滞,脑脉失养,瘀滞不通,或心脉痹阻导致的中风偏瘫,或胸痹心痛。三七总皂苷是三七提取的活性有效成分,功效与三七类似,具有活血祛瘀、通脉活络的作用,通脉行瘀以治中风偏瘫、肢体活动不利,通络止痛可治胸痹心痛、胸闷气憋。为临床防治心、脑血管疾病的良药。

【规格】①每袋装 3g,含三七总皂苷 50mg;②每袋装 3g,含三七总皂苷 50mg(无蔗糖);③每袋装 6g,含三七总皂苷 100mg;④每袋装 1.5g,含三七总皂苷 50mg(无蔗糖)。

【性状】本品为白色或类白色颗粒;味甘、微苦。

【用法用量】开水冲服,一次 50~100mg,一日 3 次。

【现代应用】脑卒中后遗症、冠心病心绞痛等属瘀阻脉络者。

【使用注意】孕妇慎用。

知识链接

血塞通颗粒的现代研究

血塞通颗粒的主要成分为三七的提取物三七总皂苷。具有抑制血小板聚集和增加心脑血流量的作用。能扩张血管,降低动脉血压,降低心肌耗氧量,降低血液黏度,防止血栓形成,多用于脑血栓、冠心病、心绞痛等心脑血管疾病的治疗和预防。

稳 心 颗 粒
《中华人民共和国药典》

【组成】党参 300g　黄精 400g　三七 60g　琥珀 40g　甘松 200g

【功效】益气养阴,活血化瘀。

【主治】气阴两虚,心脉瘀阻证。症见心悸不宁、气短乏力、胸闷胸痛。

【方解】本方证为气阴两虚,气虚无以运血,阴虚脉络不利所致。君药黄精甘平,既补脾气,又滋肾润肺,以气阴双补。臣药党参补气生津。佐药三七化瘀止血,活血定痛;琥珀镇惊安神,活血散瘀;甘松理气止痛,开郁醒脾健胃,以防补益之品滋腻碍胃。诸药配合,共奏益气养阴,活血化瘀之功。

【规格】①每袋 9g；②每袋 5g(无蔗糖)。

【性状】本品为棕黄色至棕色的颗粒；味甜、微苦或味微苦(无蔗糖)。

【用法用量】开水冲服。一次 1 袋，一日 3 次，或遵医嘱。

【其他制剂】

1. 稳心胶囊(《中华人民共和国药典》) 每粒装 0.45g。本品为硬胶囊，内容物为黄色至黄褐色的颗粒；味微苦。口服。一次 4 粒，一日 3 次，或遵医嘱。

2. 稳心片(《中华人民共和国药典》) 每片重 0.5g。本品为薄膜衣片，除去包衣后显黄色至黄褐色；味微苦。口服。一次 4 片，一日 3 次，或遵医嘱。

【现代应用】心力衰竭、心律失常等证属气阴两虚，心脉瘀阻者。

【使用注意】孕妇慎用。缓慢型心律失常者禁用。

七 厘 散
《同寿录》

【组成】瓜儿血竭 30g　净乳香 4.5g　明没药 4.5g　红花 4.5g　粉口儿茶 7.2g　梅花冰片 0.36g　真麝香 0.36g　上朱砂(水飞净)3.6g

【功效】化瘀消肿，止痛止血。

【主治】跌仆损伤，瘀血肿痛，外伤出血。

【方解】本方证为跌打损伤，瘀血阻滞所致。轻者血瘀气滞，重者筋断骨折，流血不止。君药血竭专入血分，活血止血，疗伤定痛，对筋断骨折者，可接骨疗伤，对烧伤烫伤者，则能生肌敛疮，为外科、伤科的常用药。臣药红花、没药、乳香活血止痛，祛瘀消肿；儿茶收敛生肌止血；冰片、麝香芳香走窜，通络化瘀。佐药朱砂清热解毒，定心安神。诸药合用，共奏化瘀消肿，止痛止血之功。

【用法用量】上为极细末，瓷瓶收贮，黄蜡封口，贮久更妙。治外伤，先以七厘，烧酒冲服，复用药以烧酒调服伤处(现代用法：共研极细末，密闭储存备用。每服 0.22~1.5g，黄酒或温开水送服；外用适量，以酒调服伤处)。

【其他制剂】

七厘胶囊(《中华人民共和国药典》) 每粒装 0.5g。本品为硬胶囊，内容物为朱红色至紫红色的粉末或易松散的块；气香，味辛、苦，有清凉感。口服。一次 2~3 粒，一日 1~3 次。

【现代应用】骨折、关节挫伤、外伤性关节炎、外伤性坐骨神经痛、外科疮疡、刀伤、烫伤、烧伤等证属瘀血肿痛者。

【使用注意】孕妇禁用。

知识链接

七厘散的名字来源

七厘散出自《同寿录》，具有活血止血并施、内服外敷通用之特点。本方作用较猛烈，方中朱砂、血竭均有小毒,麝香、冰片辛香走窜之性大,内服易耗伤正气,故不宜量多久服,以"七厘"为度,相当于今之0.22g。主要是强调每次用量极少,确保用药安全。

益 母 颗 粒
《中华人民共和国卫生部药品标准 中药成方制剂 第九册》

【组成】益母草480g 当归240g 川芎120g 木香45g

【功效】行气活血,调经止痛。

【主治】气滞血瘀所致月经不调、痛经、产后瘀血腹痛。

【方解】本方证为气滞血瘀所致。气滞血瘀,不通则痛,故见月经量少,错后,有血块,小腹疼痛,产后恶露不净,瘀通经行则痛减。君药益母草为"妇科经产要药",善活血祛瘀调经。臣药当归补血活血,调经止痛;川芎活血行气止痛。佐药木香行气止痛。四药共奏活血调经,行气止痛之功。

【规格】每袋装14g。

【性状】本品为黄棕色的颗粒;味甜,微苦。

【用法用量】开水冲服。一次14g,一日2次。

【其他制剂】

益母丸(《中华人民共和国药典》) ①小蜜丸,每100丸重20g;②大蜜丸,每丸重9g。本品为棕褐色的小蜜丸或大蜜丸;气香,味苦、微甜。口服。小蜜丸一次9g(45丸),大蜜丸一次1丸,一日2次。

【现代应用】产后恶露不行、药物流产后出血、人工流产术后腹痛属瘀血内停者。

【使用注意】孕妇及月经过多者禁用。

乳 癖 消 片
《中华人民共和国药典》

【组成】鹿角89.02g 蒲公英59.35g 昆布231.45g 天花粉23.74g 鸡血藤59.35g 三七59.35g 赤芍17.80g 海藻115.73g 漏芦35.6g 木香47.48g 玄参59.35g 牡丹皮83.09g 夏枯草59.35g 连翘23.74g 红花35.6g

【功效】软坚散结,活血消痈,清热解毒。

【主治】痰热互结之乳癖、乳痈。症见乳房结节,数目不等,大小形态不一,质地柔软,或产后乳房结块,红热肿痛。

【方解】本方证为痰热互结,乳络壅滞所致。乳癖是痰瘀结聚,气血不畅,阻滞乳络,见乳房结节;乳痈是产后乳汁郁积化热,致乳络不通,化热成痈,见产后乳房结块,红热肿痛。君药昆布、海藻,消痰软坚散结为治瘿瘤瘰疬的要药。臣药夏枯草,清肝热,散痰火之郁结;牡丹皮、赤芍凉血活血,祛瘀止痛。佐药蒲公英、漏芦消痈散结,兼能通乳,为治乳痈之良药;连翘、玄参清热解毒;天花粉清热消肿排脓；红花、鸡血藤、鹿角活血祛瘀；三七化瘀止痛；木香行气止痛。诸药合用,共奏软坚散结,活血消痈解毒之功。

【规格】①薄膜衣片,每片重 0.34g；②薄膜衣片,每片重 0.67g；③糖衣片,片芯重 0.32g。

【性状】本品为糖衣片或薄膜衣片,除去包衣后显棕褐色至棕黑色；气微,味苦、咸。

【用法用量】口服。［规格①、③］一次 5~6 片,［规格②］一次 3 片,一日 3 次。

【其他制剂】

1. 乳癖消胶囊(《中华人民共和国药典》) 每粒装 0.32g。本品为硬胶囊,内容物为灰褐色至棕褐色的颗粒和粉末；气微,味苦、咸。口服。一次 5~6 粒,一日 3 次。

2. 乳癖消颗粒(《中华人民共和国药典》) 每袋装 8g。本品为棕褐色至棕黑色的颗粒；气微,味微甜。开水冲服。一次 1 袋,一日 3 次。

【现代应用】乳癖结块,乳痈初起；乳腺囊性增生病及乳腺炎前期。

【使用注意】孕妇慎服。

桂枝茯苓丸
《金匮要略》

【组成】桂枝　茯苓　丹皮(去心)　桃仁(去皮尖,熬)　芍药各 9g

【功效】活血化瘀,缓消癥块。

【主治】瘀阻胞宫证。症见妇人素有癥块,或漏下不止,或胎动不安,或产后恶露不尽,血色紫黑晦暗,腹痛拒按,舌质紫黯或有瘀点,脉沉涩。

【方解】本方证为瘀阻胞宫所致。癥块瘀血阻于胞宫,致冲任失调,经行不畅,则经闭或行经腹痛。瘀阻胞宫,经脉受阻,则血溢脉外,产后恶露不尽。方中君药桂枝温通经脉,以行瘀滞。臣药桃仁活血祛瘀消癥。佐药牡丹皮、赤芍活血散瘀,凉血退虚热,赤芍还可缓急止痛；茯苓健脾渗湿消痰,以助消癥。使药白蜜为丸,甘缓而润,缓诸药破泄之力。诸药合用,以达活血化瘀,缓消癥块之效。

【用法用量】炼蜜为丸,如兔屎大,每日食前服一丸,不知,加至三丸(现代用法：共为末,炼蜜和丸,每日服 3~5g)。

【其他制剂】

1. 桂枝茯苓片(《中华人民共和国药典》) 每片重 0.32g。本品为薄膜衣片,除去包衣后显棕黄色至棕褐色；气微香,味微苦。口服。一次 3 片,一日 3 次。

2. 桂枝茯苓胶囊(《中华人民共和国药典》) 每粒装 0.31g。本品为硬胶囊,内容物为棕黄色至棕褐色的颗粒和粉末；气微香,味微苦。口服。一次 3 粒,一日 3 次。

【现代应用】子宫肌瘤、子宫内膜异位症、慢性盆腔炎、卵巢囊肿、附件炎等属瘀血阻滞者。

【使用注意】孕妇慎用。

1. 活血化瘀剂,具有活血化瘀的作用,用治血瘀证。
2. 五大逐瘀汤均能活血祛瘀止痛,主治瘀血阻滞胸、脑、膈下、少腹、四肢病证。生化汤、益母颗粒均用于产后瘀血腹痛,生化汤化瘀生新,温经止痛;益母颗粒活血行气止痛,用治气滞血瘀所致月经不调、痛经。补阳还五汤、银杏叶片、血塞通颗粒均可用治中风之半身不遂,补阳还五汤偏补气活血通络,用于因虚致瘀所致的半身不遂;银杏叶片、血塞通颗粒偏活血化瘀通络,用于瘀血阻络引起的半身不遂、胸痹心痛。复方丹参滴丸、速效救心丸均有化瘀止痛之功,为临床治疗胸痹的救急药物。稳心颗粒益气养阴兼活血化瘀,临床常用于气阴两虚、心脉瘀阻的心悸。七厘散能化瘀消肿,止痛止血。善治跌仆损伤、瘀血肿痛、外伤出血。乳癖消片能软坚散结,活血消痛,清热解毒。用治痰热互结之乳癖、乳痈。桂枝茯苓丸活血化瘀消癥之剂,主治瘀血留结胞宫之证。

第二节 止血剂

止血剂,具有制止体内、外出血的作用。适用于血溢脉外而出现的吐血、衄血、咯血、尿血、便血、崩漏及外伤出血等。

十 灰 散
《十药神书》

【组成】大蓟 小蓟 荷叶 侧柏叶 茅根 茜根 山栀 大黄 牡丹皮 棕榈皮各9g

【功效】凉血止血。

【主治】血热妄行之上部出血。症见呕血、吐血、咯血、嗽血、衄血,血色鲜红,来势暴急,舌红,脉数。

【方解】本方证为肝胃火盛,气火上逆,损伤血络所致。君药大蓟、小蓟凉血止血,兼能祛瘀。臣药荷叶、侧柏叶、白茅根、茜草根凉血止血;棕榈皮收涩止血。佐药栀子清热泻火;牡丹皮清热凉血;大黄清热降火,活血止血,与栀子合用,使气降而血止,与牡丹皮合用,凉血祛瘀,使血止不留瘀。诸药合用,寓止血于清热泻火之中,祛瘀于凉血止血之内,为急救止血之方剂。

【用法用量】各药烧炭存性,为末。用藕汁或萝卜汁磨京墨汁适量,调服9~15g(现代用法:亦可作汤剂,水煎服,用量按原方比例酌定)。

【现代应用】上消化道出血、支气管扩张及肺结核咯血等属血热妄行者。

【使用注意】虚寒性出血者忌用。

槐 角 丸
《中华人民共和国药典》

【组成】槐角(清炒)200g　地榆炭 100g　黄芩 100g　麸炒枳壳 100g　当归 100g　防风 100g

【功效】清肠疏风,凉血止血。

【主治】血热所致的肠风便血、痔疮肿痛。

【方解】本方证为风热邪毒,壅遏大肠,损伤血络所致。热壅大肠,损伤血络,则见便血、痔疮肿痛。君药槐角清泄大肠湿热,凉血止血。臣药地榆炭、防风疏风清肠止血。佐药黄芩清热燥湿止血;枳壳宽肠理气;当归活血养血。诸药合用,具清肠疏风,凉血止血之功。

【规格】大蜜丸,每丸重 9g。

【性状】本品为黑褐色至黑色的水蜜丸、小蜜丸或大蜜丸;味苦、涩。

【用法用量】口服。水蜜丸一次 6g,小蜜丸一次 9g,大蜜丸一次 1 丸,一日 2 次。

【现代应用】慢性结肠炎、溃疡性结肠炎、痔疮、肛裂、肛痈、肛瘘等属风邪热毒或湿热者,见大便带血、滴血或喷射状出血,血色鲜红,与大便不相混。

【使用注意】虚寒性便血者慎用。忌食辛辣油腻食物。

止血定痛片
《中华人民共和国药典》

【组成】三七 129g　煅花蕊石 129g　海螵蛸 86g　甘草 86g

【功效】散瘀,止血,止痛。

【主治】十二指肠溃疡疼痛、胃酸过多、出血属血瘀证者。

【方解】本方证为瘀血阻滞,损伤血络所致。君药花蕊石化瘀止血,煅后收敛固涩,制酸止痛。臣药三七化瘀止血,消肿定痛,助君药化瘀止血,消肿止痛。佐药海螵蛸收敛止血,制酸止痛,助君药臣药止血、止痛。甘草益气和中,缓急止痛,调和药性,为佐使药。四药合用,共奏化瘀止血,制酸止痛之功。

【规格】每片重 0.43g。

【性状】本品为灰黄色的片;味淡而后甘甜。

【用法用量】口服。一次 6 片,一日 3 次。

【现代应用】胃、十二指肠球部溃疡等见胃痛、腹痛、吐血、便血者。

【使用注意】孕妇慎用。

三 七 片
《中华人民共和国药典》

【组成】三七 500g

【功效】散瘀止血,消肿止痛。

【主治】用于咯血、吐血、衄血、便血、崩漏、外伤出血、胸腹刺痛、跌扑肿痛。

【方解】本方证为瘀血阻络,血不循经而外溢所致。方中三七入肝经血分,功善止血,又能化瘀生新,有止血而不留瘀、活血而不伤正的特点。

【规格】每片含三七:① 0.25g(小片);② 0.5g(大片)。

【性状】本品为灰黄色至棕黄色的片;或为薄膜衣片,除去包衣后显灰黄色至棕黄色;味苦而微甜。

【用法用量】口服。小片一次 4~12 片,大片一次 2~6 片,一日 3 次。

【现代应用】支气管扩张、胃及十二指肠溃疡、牙周炎、痔疮、功能性子宫出血、软组织损伤等见瘀血阻络所致出血者。

【使用注意】孕妇忌服。

点滴积累

1. 止血剂,具有止血的作用,用治出血证。常配伍少量的化瘀药或止血兼化瘀之品。
2. 十灰散具有凉血止血之功,用治血热妄行之上部出血证,为急救治标之剂。槐角丸用于风热邪毒,壅遏大肠,损伤血络所致的痔疮肿痛、便血。止血定痛片、三七片均可用于瘀血阻络所致的出血证,止血定痛片制酸止痛还可用于瘀血伤络之胃脘痛、腹痛、反酸。

附:理血剂现代常用中成药简表

方名	组成	功效	主治	用法用量	规格
消栓通络胶囊	川芎、丹参、黄芪、泽泻、三七、槐花、桂枝、郁金、木香、冰片、山楂	活血化瘀,温经通络	瘀血阻络所致的中风。症见神情呆滞,言语謇涩,手足发凉,肢体疼痛;缺血性中风及高脂血症见上述证候者	口服。一次 6 粒,一日 3 次;或遵医嘱	每粒装 0.37g
麝香保心丸	人工麝香、人参提取物、人工牛黄、肉桂、苏合香、蟾酥、冰片	芳香温通,益气强心	气滞血瘀所致的胸痹。症见心前区疼痛,固定不移;心肌缺血所致的心绞痛、心肌梗死见上述证候者	口服。一次 1~2 丸,一日 3 次;或症状发作时服用	每丸重 22.5mg
心可舒片	丹参、葛根、三七、山楂、木香	活血化瘀,行气止痛	气滞血瘀所致胸痹。症见胸闷,心悸,头晕,头痛,颈项疼痛;冠心病心绞痛、高脂血症、高血压、心律失常见上述证候者	口服。一次 4 片[规格①],一次 2 片[规格②],一日 3 次,或遵医嘱	每片重① 0.31g;② 0.62g
华佗再造丸	川芎、吴茱萸、冰片等	活血化瘀,化痰通络,行气止痛	痰瘀阻络之中风恢复期和后遗症。症见半身不遂,拘挛麻木,口眼㖞斜,言语不清	口服。一次 4~8g,一日 2~3 次;重症一次 8~16g,或遵医嘱	① 每瓶装 80g;②每瓶装 120g

方名	组成	功效	主治	用法用量	规格
参松养心胶囊	人参、麦冬、山茱萸、桑寄生、土鳖虫、赤芍、黄连、南五味子、龙骨等	益气养阴，活血通络，清心安神	气阴两虚，心络瘀阻所致的冠心病室性早搏。症见心悸不安，气短乏力，动则加剧，胸部闷痛，失眠多梦，盗汗，神倦懒言	口服。一次2~4粒，一日3次	每粒装0.4g
九气拈痛丸	醋香附、木香、高良姜、陈皮、郁金、醋莪术、醋延胡索、槟榔、甘草、五灵脂（醋炒）	理气，活血，止痛	气滞血瘀所致的疼痛。症见胸胁胀满疼痛，痛经	口服。一次6~9g，一日2次	每100粒重6g
消栓口服液	黄芪、当归、赤芍、地龙、川芎、红花、桃仁	补气，活血，通络	中风气虚血瘀证。症见半身不遂，口眼㖞斜，言语謇涩，气短乏力，面色㿠白；缺血性中风见上述证候者	口服。一次10ml，一日3次	每支装10ml
通心络胶囊	人参、水蛭、全蝎、赤芍、蝉蜕、土鳖虫、蜈蚣、檀香、降香、乳香（制）、酸枣仁（炒）、冰片	益气活血，通络止痛	冠心病心绞痛属心气虚乏、血瘀络阻证。症见胸部憋闷，刺痛、绞痛，固定不移，心悸自汗，气短乏力，舌质紫黯或有瘀斑，脉细涩或结代。气虚血瘀络阻型中风病。症见半身不遂或偏身麻木，口舌㖞斜，言语不利	口服。一次2~4粒，一日3次	每粒装0.26g

目标检测

习题

复习导图

一、简答题

1. 速效救心丸由何药组成？主治何证？如何服用？

2. 生化汤为活血化瘀剂，方中为何以养血的当归为君？

3. 简述十灰散中大黄配栀子的意义。

4. 在制作活血化瘀类中成药时，方中药物为何多酒炙、醋炙？

二、实例分析

1. 下列方剂为何方，主治何证，方中乳香、没药为何要制用？

血竭500g　乳香（制）75g　没药（制）75g　红花75g　儿茶120g　冰片6g　人工麝香6g　朱砂60g

2. 患者主诉：咳嗽咳痰，痰中带血已2个月，近2日咯血加重，到医院就诊。

检查：患者面颊红赤，咯血血色鲜红，舌红而干，脉数。

X射线检查：右肺上叶有模糊阴影。

诊断：中医：咯血（血热妄行）。治宜：凉血止血。

请问医生开具处方为何方，该方药应选何剂型及炮制方法，为什么？

处方：大蓟 9g　小蓟 9g　荷叶 9g　侧柏叶 9g　白茅根 9g　茜草根 9g　栀子 9g　大黄 9g　牡丹皮 9g　棕榈皮 9g

第十五章　治风剂

学习目标

1. **掌握**　川芎茶调散、小活络丸、天麻钩藤饮的药物组成、功效、主治、配伍意义、临床应用及用法用量、使用注意；消风散、镇肝熄风汤的功效、主治、临床应用及用法用量、使用注意；能对方剂与中成药进行基本的处方分析。
2. **熟悉**　芎菊上清丸、正天丸、牛黄降压丸、镇脑宁胶囊的功效、主治及临床应用；治风剂概述内容。
3. **了解**　天麻头痛片、清脑降压颗粒的功效、主治、剂型。

导学情景

情景描述：

　　"风"是自然界一种无形的流动的气体。中医通过长期的详尽观察，发现临床上有诸多疾病具有来去无踪、变化瞬息的特征，与风无形、流动的特征接近，因而引用了风的概念，《黄帝内经·素问》言："风者，百病之始也"，将具有风的特性的疾病称之为"风病"。汪昂著《医方集解》中说："高巅之上，唯风可到。"治宜选用治风剂。

学前导语：

　　临床疾病中偏头痛、感冒、周围性神经麻痹、风湿性关节炎、荨麻疹、过敏性皮炎等见头痛，恶风，肌肤瘙痒，肢体麻木，筋骨挛痛，屈伸不利等症，或高血压、眩晕、脑卒中等疾病见眩晕头痛，猝然昏倒，口眼㖞斜，半身不遂等症，多属风证，主要应用治风剂治疗。临床诊治过程中要根据症状不同进行辨证选方、对证施治。本章将学习治风剂各方剂的组成、功效、主治及临床应用等内容。

　　凡以辛散祛风药或息风止痉药为主，具有疏散外风或平息内风的作用，用以治疗风证的一类方剂，称为治风剂。

　　风证包含的范围很广，其病情变化也较为复杂。根据风证的病因及证候特征，可将其概括为外风和内风两大类。治疗上，外风宜疏散，内风宜平息，因此本章分为疏散外风剂和平息内风剂两类。

　　使用注意：①分清风病属内、属外，外风者治当疏散，不宜息，内风者治宜平息，不宜散；②根据风邪之兼夹、病邪之虚实，辨证分析予以相应处方配伍；③注意外风与内风之间的相互影响，组方配伍时分清主次，兼顾处理；④辛散疏风药多温燥，易伤津助火，津液不足或阴虚阳亢者应慎用。

第一节　疏散外风剂

疏散外风剂,具有辛散祛风的作用,适用于风邪侵入肌腠、经络、筋肉、骨节等处所致的外风证。症见头痛,恶风,肌肤瘙痒,肢体麻木,筋骨挛痛,屈伸不利等。

川芎茶调散
《太平惠民和剂局方》

【组成】川芎 120g　荆芥(去梗)120g　白芷 60g　羌活 60g　甘草 60g　细辛 30g　防风(去芦)45g　薄荷 240g

【功效】疏风止痛。

【主治】外感风邪头痛。症见偏正头痛或颠顶作痛,恶寒发热,目眩鼻塞,舌苔薄白,脉浮。

【方解】本方证为风邪外袭,上犯头目所致。君药川芎长于祛风活血而止痛,尤善治少阳、厥阴二经头痛,为"诸经头痛之要药"。臣药薄荷用量独重,既清利头目,又制约风药温燥之性;荆芥辛散疏风止痛。佐药羌活辛散疏风,善治太阳经头痛;白芷疏风解表,善治阳明经头痛;细辛散寒止痛,善通鼻窍,治少阴经头痛;防风辛散上行,疏风透邪外达。使药炙甘草,益气和中,调和诸药。以清茶调服,取其苦凉之性,清上降下,合薄荷之力,既可清利头目,又能制约辛散祛风之品过于温燥或升散太过,使升中有降,升散有度。

【用法用量】上为细末,每服 6g,食后,清茶调下(现代用法:共为细末,每次 6g,一日 2 次,餐后清茶调服;亦可作汤剂,用量按原方比例酌减)。

【其他制剂】

1. 川芎茶调片(《中华人民共和国药典》)　每片重 0.48g。本品为棕褐色的片;气香,味辛、微苦。餐后清茶送服。一次 4~6 片,一日 3 次。

2. 川芎茶调丸(水丸)(《中华人民共和国药典》)　本品为黄棕色至棕褐色的水丸;气香,味辛、甘、微苦。餐后清茶送服。一次 3~6g,一日 2 次。

3. 川芎茶调丸(浓缩丸)(《中华人民共和国药典》)　每 8 丸相当于原药材的 3g。本品为黄棕色至深棕色的浓缩丸;气香,味辛、甘、微苦。餐后清茶送服。一次 8 丸,一日 3 次。

4. 川芎茶调颗粒(《中华人民共和国药典》)　①每袋装 7.8g;②每袋装 4g(无蔗糖)。[规格①]:棕色的颗粒;气香,味甜、微苦。[规格②]:棕色至棕褐色的颗粒;气香,微苦。餐后用温开水或浓茶冲服。一次 1 袋,一日 2 次;儿童酌减。

5. 川芎茶调口服液(《中华人民共和国卫生部药品标准 中药成方制剂 第二十册》)　每支装 10ml。本品为棕色的澄清液体;气香,味辛、微苦。口服。一次 10ml,一日 3 次。

6. 川芎茶调袋泡剂(《中华人民共和国药典》)　每袋装 1.6g。本品为黄褐色颗粒;气香,味辛、微苦。开水泡服。一次 2 袋,一日 2~3 次。

【现代应用】偏头痛、血管神经性头痛,以及感冒、流行性感冒、慢性鼻炎、鼻窦炎、周围性神经麻痹、面神经炎、颈椎病等属外感风邪者。

【使用注意】孕妇慎服。气虚、血虚、肝肾阴虚、肝阳上亢、肝风内动等引起的头痛,均不宜应用。

消 风 散
《外科正宗》

【组成】当归6g 生地黄6g 防风6g 蝉蜕6g 知母6g 苦参6g 胡麻仁6g 荆芥6g 苍术6g 牛蒡子6g 石膏6g 甘草3g 木通3g

【功效】疏风养血,清热除湿。

【主治】风疹、湿疹。症见皮肤疹出色红,或遍身云片斑点,瘙痒,抓破后渗出津水,苔白或黄,脉浮数有力。

> **课堂活动**
> 风疹、湿疹症状有何不同?如何处理?

【方解】本方证为风湿之邪或风热之邪侵袭人体,郁于肌腠,浸淫血脉所致。君药荆芥、防风、牛蒡子、蝉蜕开发腠理,疏风止痒。臣药苍术祛风燥湿;苦参清热燥湿;木通渗利湿热。佐药石膏、知母清热泻火;当归、生地黄、胡麻仁养血活血,滋阴润燥,三药既补已伤之阴血,又制诸药燥烈之性。使药生甘草清热解毒,调和诸药。全方合用,集疏风、养血、清热、除湿四法于一体,外疏内清下渗,风湿热邪得以分消,寄治血于治风之内,扶正祛邪,标本兼顾。

【用法用量】水二盅,煎至八分,食远服(现代用法:水煎服)。

【现代应用】荨麻疹、玫瑰糠疹、过敏性皮炎、稻田性皮炎、药物性皮炎、神经性皮炎、春季结膜炎、皮肤瘙痒症等属风湿热毒者。

【使用注意】气虚血弱者不适用本方;服药期间不宜食辛辣、鱼腥、烟酒、浓茶等,以免影响疗效。

小 活 络 丸
《中华人民共和国药典》

【组成】胆南星180g 川乌(制)180g 草乌(制)180g 地龙180g 乳香(制)66g 没药(制)66g

【功效】祛风除湿,化痰通络,活血止痛。

> **课堂活动**
> 小活络丸中川乌、草乌应如何炮制以减其毒?

【主治】风寒湿痹。症见肢体筋脉疼痛,拘挛,关节屈伸不利,疼痛游走不定,疼痛夜甚。亦治中风,手足麻木不仁,日久不愈,经络湿痰瘀血,见腰腿沉重疼痛,股臂间作痛。

【方解】本方证为风寒湿邪痹阻,痰湿瘀血留阻经络,气血不得宣通,营卫失于畅达所致。君药制川乌、制草乌祛风除湿,温通经络,止痛力强。臣药胆南星祛风燥湿化痰,除经络之风痰湿浊。佐药乳香、没药行气活血止痛;地龙通经活络。佐使药黄酒,温通以行气血助药势,并引诸药直达病所。全方以辛散温通为主,配伍化痰、活血、通络之品,消散力专,剂之以丸,峻药缓投。

【规格】①小蜜丸,每 100 丸重 20g;②大蜜丸,每丸重 3g。

【性状】本品为黑褐色至黑色的小蜜丸或大蜜丸;气腥,味苦。

【用法用量】黄酒或温开水送服。小蜜丸一次 3g(15 丸),大蜜丸一次 1 丸,一日 2 次。

【现代应用】风湿性关节炎、类风湿关节炎、坐骨神经痛、骨质增生等属风寒湿邪痹阻,痰瘀阻络者。

【使用注意】方中川乌、草乌毒性较大,用量宜慎;阴血不足者及孕妇禁用。若作汤剂,宜久煎。

芎菊上清丸
《中华人民共和国药典》

【组成】川芎 20g　菊花 240g　黄芩 120g　栀子 30g　炒蔓荆子 30g　黄连 20g　薄荷 20g　连翘 30g　荆芥穗 30g　羌活 20g　藁本 20g　桔梗 30g　防风 30g　甘草 20g　白芷 80g

【功效】清热解表,散风止痛。

【主治】外感风邪引起的恶风身热、偏正头痛、鼻流清涕、牙疼喉痛。

【方解】本方证为风邪夹热上扰所致。风邪侵袭,循经上犯则恶风身热,偏正头痛,鼻流清涕。君药川芎活血祛风止痛;菊花疏散风热,清利头目。臣药薄荷、蔓荆子辛凉清泄,助君疏散风热,清利头目;连翘苦寒,疏散上焦风热;黄芩、黄连、栀子苦寒清泄,助君清热泻火。佐药羌活治太阳经头痛;白芷治阳明经头痛;防风、荆芥穗、藁本疏散上焦风邪,以解表散风止痛。使药桔梗载药上行头面,甘草调和诸药。全方辛温、辛凉、苦寒并用,共奏疏散风热止痛之功。

【性状】本品为棕黄色至棕褐色的水丸;味苦。

【用法用量】口服。一次 6g,一日 2 次。

【其他制剂】

1. 芎菊上清丸(大蜜丸)(《中华人民共和国药典》)　每丸重 9g。本品为棕褐色至棕黑色的大蜜丸;味甘、微苦。口服。一次 1 丸,一日 2 次。

2. 芎菊上清片(《中华人民共和国药典》)　①糖衣片片心重 0.25g;②糖衣片片心重 0.3g。本品为糖衣片,去除糖衣后显黄棕色至黑棕色;气味香、味微苦。口服。一次 4 片,一日 2 次。

【现代应用】头痛、牙痛属风热上扰者。

【使用注意】体虚者慎用。

天麻头痛片
《中华人民共和国药典》

【组成】天麻 94g　白芷 188g　川芎 188g　荆芥 125g　当归 188g　乳香(醋制)42g

【功效】养血祛风,散寒止痛。

【主治】外感风寒,瘀血阻滞或血虚失养所致的偏正头痛,症见恶寒,鼻塞。

【方解】本方证为外感风寒,瘀血阻滞或血虚失养所致。君药天麻平肝息风,通络止痛,为诸般头痛、头风之要药。臣药白芷祛风解表,通窍止痛;川芎外能疏风散寒祛邪,内可上行头目活血通络止痛;荆芥发散风寒,透邪止痛。佐药当归补血扶正,活血止痛;乳香活血化瘀止痛。诸药合用,共奏养血祛风,散寒止痛之功。

【规格】①薄膜衣片,每片重 0.31g;②薄膜衣片,每片重 0.62g;③糖衣片,片芯重 0.3g。

【性状】本品为糖衣片或薄膜衣片,除去包衣后浅棕色至棕色;气微香,味微辛、苦。

【用法用量】口服。〔规格②〕一次 2~3 片,〔规格①、③〕一次 4~6 片,一日 3 次。

【现代应用】偏头痛、风寒头痛、风寒感冒、血虚头痛,或头痛属外伤后遗症所致血瘀头痛者。

【使用注意】孕妇慎用。

案例分析

案例:患者,男,37 岁。症见偏正头痛 6 个月,近日因感寒后,头痛加重,伴恶寒、鼻塞。医生拟处方:天麻 12g、白芷 9g、川芎 12g、荆芥 9g、当归 9g、乳香(醋制)6g、甘草 6g。

方中乳香为何要醋制?

分析:乳香生品气味辛烈,对胃有较强的刺激性,易引起呕吐,一般多外用。醋制后可减缓乳香的刺激性,并能增强活血止头痛之功,同时又能矫正乳香的臭味,便于粉碎加工,制成片剂。故宜醋制。

正 天 丸
《中华人民共和国药典》

【组成】钩藤 112g 白芍 67g 川芎 101g 当归 56g 地黄 56g 白芷 56g 防风 56g 羌活 56g 桃仁 34g 红花 34g 细辛 56g 独活 34g 麻黄 56g 黑顺片 56g 鸡血藤 169g

【功效】疏风活血,养血平肝,通络止痛。

【主治】外感风邪,瘀血阻络,血虚失养,肝阳上亢引起的偏头痛、紧张性头痛、神经性头痛、颈椎病型头痛、经前头痛。

【方解】本方证为外感风邪,瘀血阻络,血虚失养,肝阳上亢所致。君药川芎直上颠顶,疏风活血止痛;钩藤平肝息风止痉。臣药白芷、羌活祛风止痛;当归养血活血止痛;白芍益阴养血,柔肝止痛。佐药防风、麻黄、细辛、独活、附子(黑顺片)祛风散寒止痛;桃仁、红花活血通络止痛;鸡血藤养血活血通络;地黄清热凉血,养阴生津。诸药合用,共奏疏风活血,养血平肝,通络止痛之功。

【规格】①每袋装 6g;②每瓶装 60g。

【性状】本品为黑色水丸;气微香,味微苦。

【用法用量】餐后服用。一次 6g,一日 2~3 次,15 天为一疗程。

【其他制剂】

正天胶囊(《中华人民共和国药典》) 每粒装 0.45g。本品为硬胶囊,内容物为褐色的颗粒;气微香、味微苦。口服。一次 2 粒,一日 3 次。

【现代应用】外感风邪,瘀血阻络,血虚失养,肝阳上亢引起的各种头痛,如偏头痛、紧张性头痛、颈椎病型头痛、经前头痛;也可用于三叉神经痛、经期腹痛等的镇痛治疗。

【使用注意】孕妇禁用。

点滴积累

1. 疏散外风剂具有辛散祛风的作用,主治外风证。
2. 川芎茶调散善疏风止痛,用治外感风邪头痛;消风散长于疏风止痒,用治风疹、湿疹;小活络丸用治风寒湿痹证;芎菊上清丸长于清热解表,散风止痛,用于治外感风邪引起的恶风身热、偏正头痛、鼻流清涕、牙疼喉痛;正天丸长于疏风活血,养血平肝,通络止痛,用治外感风邪,瘀血阻络,血虚失养,肝阳上亢引起的各类头痛;天麻头痛片长于养血祛风,散寒止痛,用治外感风寒,瘀血阻滞或血虚失养所致的头痛。

第二节 平息内风剂

平息内风剂,具有镇静止痉、平肝息风的作用,适用于风从内生所致的内风证。症见眩晕头痛,猝然昏倒,口眼㖞斜,半身不遂。

镇肝熄风汤
《医学衷中参西录》

【组成】怀牛膝 30g 生赭石(轧细)30g 川楝子 6g 生龙骨(捣碎)15g 生牡蛎(捣碎)15g 生龟甲(捣碎)15g 生杭芍 15g 玄参 15g 天冬 15g 生麦芽 6g 茵陈 6g 甘草 4.5g

【功效】镇肝息风,滋阴潜阳。

【主治】肝阳上亢,气血上逆之类中风。症见头目眩晕,目胀耳鸣,脑部热痛,面红如醉,心中烦热,或时常噫气,或肢体渐觉不利,口眼渐形㖞斜;甚或眩晕颠仆,昏不知人,移时苏醒,或醒后不能复原,脉弦长有力。

> **课 堂 活 动**
> 镇肝熄风汤为何重用怀牛膝为君,配伍茵陈、川楝子、生麦芽意义何在?

【方解】本方证为肝肾阴虚,肝阳上亢,气血逆乱所致。阴虚阳亢,风阳上扰,故头目眩晕,目胀耳鸣,脑中热痛,面色如醉;肝阳上升太过,气血逆乱,遂致卒中。轻者中经络,则肢体渐觉不利,口眼渐形㖞斜;重者中脏腑,则眩晕颠仆,昏不知人。君药怀牛膝引血下行,折其亢阳,并能补益肝肾。臣药赭石、龙骨、牡蛎,质重性降,潜镇亢阳,摄降逆气,助君药潜镇之力;龟甲滋阴潜阳息风。佐药玄参、天冬滋阴清热,以滋水涵木;白芍养血敛阴,平抑肝阳。茵陈、川楝子、生麦芽清泄肝热,疏肝理气,顺应肝喜条达之性。使药甘草与生麦芽,养胃和中,减少金石药碍胃伤中之弊,兼以调和诸药。纵观全方,镇潜以治其标,滋阴以治其本,标本兼治,为治标为主之良方。

【用法用量】水煎服。

【现代应用】高血压、脑血栓形成、脑出血、血管神经性头痛、眩晕综合征属肝肾阴虚,肝风内动者。

【使用注意】血虚、气虚、肾虚、痰湿所致的眩晕及肾阴阳俱虚所致高血压者不宜使用;脾胃虚弱者慎用。

天麻钩藤饮
《中医内科杂病证治新义》

【组成】天麻 9g　钩藤 12g　石决明 18g　栀子 9g　黄芩 9g　川牛膝 12g　杜仲 9g　益母草 9g　桑寄生 9g　夜交藤 9g　朱茯神 9g

【功效】平肝息风,清热活血,补益肝肾。

【主治】肝阳偏亢,肝风上扰证。症见头痛,眩晕,耳鸣,眼花,震颤,夜寐不宁,心烦失眠,多梦,舌红苔黄,脉弦。

【方解】本方证为肝肾之阴不足,肝阳偏亢,风阳上扰清空所致。君药天麻、钩藤平肝息风定眩。臣药石决明平肝潜阳,清热明目;川牛膝活血通络,引血下行,直折亢阳。佐药益母草活血利水;栀子、黄芩清肝降火;杜仲、桑寄生补益肝肾;夜交藤、朱茯神宁心安神。诸药合用,补益肝肾,平肝息风,清热活血,宁心安神,共成肝阳偏亢之高血压的有效良方。

【用法用量】水煎服,分 2~3 次服。

【其他制剂】

天麻钩藤颗粒(《中华人民共和国药典》)　①每袋装 5g(无蔗糖);②每袋装 10g。本品为黄棕色至棕褐色的颗粒;味微苦、微甜或味苦(无蔗糖)。开水冲服。一次 1 袋,一日 3 次。

【现代应用】高血压、高血压脑病、血管神经性头痛、内耳性眩晕、顽固性失眠、颈椎病等属肝阳偏亢,肝风上扰者。

【使用注意】脾胃虚寒及阳虚者慎用,孕妇慎用。

牛黄降压丸
《中华人民共和国药典》

【组成】人工牛黄　羚羊角　冰片　黄芪　郁金　白芍　水牛角浓缩粉　党参　甘松　决明子　川芎　黄芩提取物　薄荷　珍珠

【功效】清心化痰,平肝安神。

【主治】心肝火旺,痰热壅盛证。症见头晕目眩,头痛失眠,烦躁不安,舌红脉弦。

【方解】本方证为心肝火旺,痰热壅盛所致。君药牛黄清热豁痰,息风镇惊;羚羊角平肝潜阳息风。臣药黄芩、水牛角浓缩粉、珍珠清热泻火,息风镇惊。佐药决明子、薄荷清肝明目;郁金、冰片解郁化痰开窍;黄芪、党参、白芍、川芎益气和血。使药甘松醒脾畅胃。诸药配伍,共奏清心化痰,平肝安神之功。

【规格】①水蜜丸,每 20 丸重 1.3g;②大蜜丸,每丸重 1.6g。

【性状】本品为深棕色的水蜜丸,或为浅棕绿色至深棕色的大蜜丸;气微香,味微甜、苦,有清凉感。

【用法用量】口服。水蜜丸一次 20~40 丸,大蜜丸一次 1~2 丸,一日 1 次。

【其他制剂】

1. 牛黄降压片(《中华人民共和国药典》) 每片重 0.27g。本品为薄膜衣片,去包衣后呈棕黄色至棕色;气微香,味微苦,有清凉感。口服。一次 2 片,一日 2 次。

2. 牛黄降压胶囊(《中华人民共和国药典》) 每粒装 0.4g。本品为硬胶囊,内容物为暗黄色的粉末;气微香,味微甜、苦,凉。口服。一次 2~4 粒,一日 1 次。

【现代应用】眩晕、脑卒中、高血压属心肝火旺,痰热壅盛者。

【使用注意】腹泻者忌服。

清脑降压颗粒
《中华人民共和国药典》

【组成】黄芩 200g　夏枯草 120g　槐米 120g　磁石(煅)120g　牛膝 120g　当归 200g　地黄 80g　丹参 80g　水蛭 40g　钩藤 120g　决明子 200g　地龙 40g　珍珠母 80g

【功效】平肝潜阳。

【主治】肝阳上亢所致的眩晕。症见头晕,头痛,项强,血压偏高。

【方解】本方证为肝阳上亢所致。肝阳亢逆无所制,气火上扰则头晕,头痛,项强,血压偏高。君药磁石、珍珠母滋阴潜阳,镇惊安神。臣药黄芩、夏枯草、决明子、槐米清肝火,平肝阳;地龙、钩藤息风活血通络。佐药牛膝补肝肾,引血下行;当归、地黄养血滋阴柔肝;丹参清心除烦;水蛭活血化瘀通络。诸药合用,平肝潜阳,眩晕可除。

【规格】每袋装 2g。

【性状】本品为棕色至棕褐色的混悬颗粒;味甘、微苦。

【用法用量】开水冲服。一次 2~3g,一日 3 次。

【其他制剂】

1. 清脑降压片(《中华人民共和国药典》) ①薄膜衣片,每片重 0.33g;②糖衣片,片心重 0.30g。本品为糖衣片或薄膜衣片,除去包衣后呈黑棕色;味微苦,有清凉感。口服。一次 4~6 片,一日 3 次。

2. 清脑降压胶囊(《中华人民共和国药典》) 每粒装 0.55g。本品为硬胶囊,内容物为棕色至黑棕色的粉末;味微苦。口服。一次 3~5 粒,一日 3 次。

【现代应用】高血压、内耳眩晕、面肌痉挛、三叉神经痛等属肝阳上亢者。

【使用注意】孕妇忌服。

镇脑宁胶囊

《中华人民共和国药典》

【组成】川芎 52.24g　藁本 37.31g　细辛 37.31g　白芷 52.24g　水牛角浓缩粉 7.46g　丹参 52.24g　天麻 7.46g　葛根 52.24g　猪脑粉 16.79g

【功效】息风通络。

【主治】风邪上扰证。症见头痛头昏,恶心呕吐,视物不清,肢体麻木,耳鸣。

【方解】本方证为风邪上扰所致。风邪上扰,清阳不升则头痛头昏,视物不清。君药水牛角浓缩粉清心凉肝,息风安神;天麻平肝息风,止眩止痛。臣药川芎活血祛风止痛;丹参活血通脉止痛。佐药细辛、白芷散风通络止痛;葛根轻扬升散,以升清阳止头痛;藁本善达颠顶,祛风通络止头痛。使药猪脑粉补脑填髓,引诸药上达于脑。各药相合,肝风得息,脑窍得通,诸症即愈。

【规格】每粒装 0.3g。

【性状】本品为硬胶囊,内容物为浅棕黄色的粉末;有特异香气,味微苦。

【用法用量】口服。一次 4~5 粒,一日 3 次。

【现代应用】常用于高血压、脑动脉硬化、血管神经性头痛见有上述症状者。

【使用注意】孕妇忌服。

点滴积累

1. 平息内风剂具有镇静止痉、平肝息风的作用,主治内风证。
2. 镇肝熄风汤、天麻钩藤饮、清脑降压颗粒均可用治肝阳上亢之头痛。牛黄降压丸用治心肝火旺,痰热壅盛所致的头晕目眩,头痛失眠。镇脑宁胶囊用治风邪上扰之头痛头昏。

附：治风剂现代常用中成药简表

方名	组成	功效	主治	用法及用量	规格
松龄血脉康胶囊	鲜松叶、葛根、珍珠层粉	平肝潜阳,镇心安神	肝阳上亢所致头痛、眩晕、急躁易怒、心悸失眠;高血压及原发性高脂血症见上述证候者	口服。一次 3 粒,一日 3 次	每粒装 0.5g
脑立清丸	磁石、赭石、珍珠母、清半夏、酒曲、酒曲(炒)、牛膝、薄荷脑、冰片、猪胆粉	平肝潜阳,醒脑安神	肝阳上亢所致头晕目眩、耳鸣口苦、心烦难寐	口服。一次 10 丸,一日 2 次	每丸重 0.11g

目标检测

一、简答题

1. 疏散外风剂与平息内风剂各适用于何证？组方用药有何不同？

2. 简述天麻的性能特点，列举至少 3 种含有天麻的中成药。

3. 牛黄降压丸与清脑降压颗粒如何区别应用？

二、实例分析

平息内风剂，大多具有平肝降压之功，下面两位患者所叙述的病情，请问应选何方，为什么？

(1) 某患者，46 岁，平时性情急躁，前几日因与他人发生争吵，出现头痛眩晕，胸闷烦躁，口中干苦，耳内轰鸣，舌红，苔黄腻，脉弦滑。

(2) 某患者，68 岁，头痛眩晕时常发作，两眼自感模糊，视物不清，失眠多梦，伴腰膝酸软，健忘，肢体震颤，舌红苔黄，脉弦。

第十六章 祛湿剂

ER 16-1

第十六章
祛湿剂
（课件）

学习目标

1. **掌握** 藿香正气散、八正散、三金片、二妙散、独活寄生汤的药物组成、功效、主治、配伍意义、临床应用及用法用量、使用注意；平胃散、茵陈蒿汤、五苓散、风湿骨痛胶囊的功效、主治、临床应用及用法用量、使用注意；能对方剂与中成药进行基本的处方分析。
2. **熟悉** 肾炎四味片、草薢分清饮、骨刺消痛片、壮骨关节丸的功效、主治及临床应用；祛湿剂概述内容。

导学情景

情景描述：

　　湿是自然界六气之一，为天地间阴阳蒸腾濡润之气。当自然界的湿气太过，以致人体不能与之相适应，就变成六淫邪气"湿邪"，因而产生湿病，此为外湿。若因人体脏腑功能失调，水液代谢障碍，使水气滞留体内，也会产生湿病，此为内湿。湿邪可以侵袭人体任何部位，如治宜选用祛湿剂。

学前导语：

　　湿滞脾胃则呕吐、泻泄、腹胀；湿热瘀滞肝胆，则致黄疸，湿注膀胱，气化不利，则水肿、小便不利或为淋证；湿侵大肠则为泄泻、腹痛；湿邪流注经络关节，则关节肿痛，沉重、屈伸不利等是临床常见病，四季皆可发病，主要应用祛湿剂来治疗。临床诊治过程中要根据症状不同进行辨证选方、对证施治。本章将学习祛湿剂各方剂的组成、功效、主治及临床应用等内容。

　　凡以祛湿药为主，具有化湿利水、通淋泄浊等作用，用治湿证的方剂，称祛湿剂。属八法中"消法"范畴。

　　湿邪为病，有内湿、外湿之分。外湿是指湿从外来，病在上焦，与肺相关，常伤及肌表经络，症见恶寒发热，头痛身重，关节酸痛，面目浮肿等；内湿是指湿从内生，病在中焦、下焦，与脾、肾相关，多伤及脏腑，症见胸闷脘痞，呕恶泄泻，黄疸淋浊等。由于肌表与脏腑表里相关，故外湿重可入侵脏腑，内湿重亦可外溢肌肤，因而内湿、外湿又常相兼并见。

　　治宜湿邪在外在上者，可辛散以解之；病在内在中者，可芳香苦燥以化之；在内在下者，可甘淡渗利以除之；湿从寒化者，可辛热以温之；湿从热化者，可苦寒以祛之。故祛湿剂可分为化湿和胃剂、清热祛湿剂、利水渗湿剂、祛风胜湿剂四类。

　　使用注意：①祛湿剂大多由辛香温燥或甘淡渗利之品组成，易伤津耗液，故素体阴虚精亏，病后体弱及妊娠水肿者，均应慎用。②湿为阴邪，重浊黏腻，易阻遏气机，故祛湿剂中常配伍理气药，以化气行水。

祛湿剂现代药理研究

　　本类方剂具有利尿、利胆、保肝、抗毒、抗炎、镇痛、解热、改善血液循环等作用。其中五苓散以其显著的利尿作用而著称,其药理活性主要归功于茯苓酸和泽泻醇等有效成分,这些成分能够促进尿液排出,可有效治疗水肿等症状。茵陈蒿汤则在利胆和保肝方面表现突出,研究显示茵陈中的茵陈色酮等成分对于保护肝脏功能、促进胆汁分泌具有显著效果。独活寄生汤在抗炎和镇痛方面有显著疗效,其有效成分如独活醇和寄生苷等,对于缓解风湿性关节炎等疾病的炎症和疼痛具有积极作用。这些祛湿剂的药理研究验证了它们在治疗泌尿系统、消化系统疾病中的临床有效性。这些研究成果加深了我们对传统中医药理论的理解,同时也展示了中医药在现代临床治疗中的重要地位和潜在价值。

第一节　化湿和胃剂

　　化湿和胃剂,具有芳香化湿、理气和胃等作用,适用于湿阻中焦证。症见脘腹痞满,恶心呕吐,大便溏薄,食少体倦等。

平　胃　散
《太平惠民和剂局方》

　　【组成】苍术 15g　厚朴(姜制)9g　陈皮 9g　甘草(炙)6g

　　【功效】燥湿健脾,行气和胃。

　　【主治】湿困脾胃证。症见脘腹胀满,不思饮食,或有恶心呕吐,大便溏泻,困倦嗜睡,舌淡苔白腻,脉缓。

　　【方解】本方证为湿困脾胃,运化失常,气机阻滞,胃失和降所致。湿阻脾胃,运化失常,则不思饮食;湿阻气机,则脘腹胀满;脾胃失和,则恶心呕吐;湿邪下注大肠,则大便溏泄。君药苍术苦辛温燥,最善燥湿健脾。臣药厚朴苦燥辛散,既行气除满,又可化湿,助苍术除湿运脾。佐药陈皮助厚朴行气化湿。使药甘草甘缓和中,调和诸药,煎加姜、枣可调和脾胃。诸药合用,共奏燥湿健脾,行气和胃之功。

　　【用法用量】上为散,每次 6g,加入生姜二片、大枣二枚,食前温服(现代用法:共为细末,每服 4~6g,姜枣煎汤送下;作汤剂,水煎服,用量按原方比例酌减)。

　　【现代应用】慢性胃炎、消化道功能紊乱、胃及十二指肠溃疡等属湿滞脾胃者。

　　【使用注意】本方用药苦辛温燥,容易耗伤阴血,阴虚气滞者不宜使用。失血过多者及孕妇不宜使用。

藿香正气散

《太平惠民和剂局方》

【组成】藿香(去土)15g　大腹皮5g　白芷5g　紫苏5g　茯苓(去皮)5g　半夏曲10g　白术10g　陈皮(去白)10g　厚朴(去粗皮,姜汁炙)10g　苦桔梗10g　炙甘草12g

【功效】解表化湿,理气和中。

【主治】外感风寒,内伤湿滞证。症见恶寒发热,头痛昏重,胸膈痞闷,脘腹胀痛,呕吐泄泻,舌苔白腻,脉浮或濡缓。

【方解】本方证为外感风寒,内伤湿滞,清浊不分,升降失常所致。风寒束表,邪正相争,则恶寒发热,头痛昏重;湿浊内阻,气机不畅,则胸膈痞闷,脘腹胀痛;湿滞肠胃,清阳不升,浊阴不降,则呕吐泄泻;舌苔白腻,脉浮或濡缓,为湿郁之象。君药广藿香辛温芳香,一药三用,既可辛散在表之风寒,又可芳化在里之湿浊,且可辟秽和中,升清降浊,为治霍乱吐泻之要药。臣药紫苏叶、白芷辛温发散,助广藿香外散风寒,兼化湿浊。佐药半夏曲、陈皮燥湿和胃,降逆止呕;白术、茯苓健脾运湿;厚朴、大腹皮行气化湿,畅中除满;桔梗宣利肺气,既有助解表,又助化湿。使药甘草调和诸药;生姜、大枣内调脾胃,外和营卫。诸药合用,表里双解,升降同施,使风寒外解,湿浊内化,清升浊降,诸症自愈。

【用法用量】上为细末,每服6g,水一盏,加姜三片,枣一枚,同煎至七分,热服(现代用法:散剂每服9g,生姜、大枣煎汤送下;作汤剂,加生姜、大枣,水煎服,用量按原方比例酌减)。

【其他制剂】

1. 藿香正气口服液(《中华人民共和国药典》)　每支装10ml。本品味辛、微甜。口服。一次5~10ml,一日2次,用时摇匀。

> **课堂活动**
> 藿香正气水与藿香正气口服液有何区别?

2. 藿香正气水(《中华人民共和国药典》)　每支装10ml。本品味辛、苦。口服。一次5~10ml,一日2次,用时摇匀。

3. 藿香正气软胶囊(《中华人民共和国药典》)　每粒装0.45g。本品气芳香,味辛、苦。口服。一次2~4粒,一日2次。

4. 藿香正气滴丸(《中华人民共和国药典》)　每袋装2.6g。本品气香,味辛、微甜、苦。口服。一次1~2袋,一日2次。

【现代应用】流行性感冒、肠胃型感冒、急性胃肠炎等属外感风寒,内伤湿滞者。

【使用注意】孕妇及风热感冒者慎用。服药期间,饮食宜清淡,忌服滋补性中药。

点滴积累

1. 化湿和胃剂,具有芳香化湿、理气和胃等作用,适用于湿阻中焦证。
2. 平胃散燥湿健脾,行气和胃,为治疗湿困脾胃的基本方;藿香正气散解表化湿,理气和中,主治外感风寒,内伤湿滞证,尤为夏秋之季外感于寒,内伤于湿的常用方。

第二节 清热祛湿剂

清热祛湿剂,具有清热祛湿的作用,适用于外感湿热,或湿热内盛,或湿热下注之证。症见黄疸,胸闷腹胀,或尿赤涩痛,或下部湿疮等。

茵陈蒿汤
《伤寒论》

【组成】茵陈 18g 栀子 12g 大黄(去皮)6g

【功效】清热,利湿,退黄。

【主治】湿热黄疸。症见一身面目俱黄,黄色鲜明如橘色,腹微满,口渴,小便不利,舌苔黄腻,脉沉数或滑数。

【方解】本方证为湿邪与瘀热蕴结肝胆所致。湿热熏蒸肝胆,胆汁不循常道而溢于肌肤则见黄疸。君药茵陈重用,清利肝胆湿热,利胆退黄,为治黄疸要药。臣药栀子通利三焦,引湿热下行。佐药大黄清泄湿热,逐瘀退黄。三药相伍,利湿泄热,使湿热、瘀滞从下而解,则黄疸自退。

【用法用量】上三味,以水一斗二升,先煮茵陈,减六升,内二味,煮取三升,分三服(现代用法:水煎服)。

【现代应用】急性黄疸性传染性肝炎、胆囊炎、胆石症、钩端螺旋体病等属湿热内蕴的黄疸证。

【使用注意】阴黄者不宜使用。

【附方】

茵栀黄口服液(《中华人民共和国药典》) 茵陈提取物、栀子提取物、黄芩提取物、金银花提取物,每支 10ml(含黄芩苷 0.4g),口服。一次 10ml,一日 3 次。功效:清热解毒,利湿退黄。主治:肝胆湿热所致的黄疸。症见面目悉黄,胸胁胀痛,恶心呕吐,小便黄赤;急、慢性肝炎见上述证候者。

八正散
《太平惠民和剂局方》

【组成】车前子 500g 瞿麦 500g 萹蓄 500g 滑石 500g 栀子仁 500g 甘草(炙)500g 木通 500g 熟大黄 500g

【功效】清热泻火,利水通淋。

【主治】湿热淋证。症见小便短赤,淋漓涩痛,甚则癃闭不通,小腹胀急,口燥咽干,舌苔黄腻,脉滑数。

【方解】本方证为湿热下注,蕴结膀胱所致。湿热蕴结膀胱,气化不利,则小便短赤,淋漓涩痛,甚则癃闭不通,小腹胀急;邪热伤津,故口燥咽干。君药滑石清热利湿、利尿通淋,木通降火利水。臣药萹蓄、瞿麦、车前子,三者均为清热利尿通淋之常品。佐药栀子、大黄清热泻火,导热下行,使湿热之邪从二便分消。使药甘草既能调和诸药,又善缓急而止淋痛;煎加灯心草导热下行。本方集清热利水通淋药于一方,使湿去热清,淋痛自止。

【用法用量】共为粗末,每服6g,加灯心草适量,水煎,食后服。

【现代应用】急性膀胱炎、尿道炎、肾盂肾炎、泌尿系结石等属湿热下注者。

【使用注意】孕妇禁用。

知识链接

清淋颗粒——现代科技下的传统中药创新

清淋颗粒继承自《太平惠民和剂局方》中的经典方剂八正散,通过现代剂型改革而成。在制备过程中,采用生物化学技术对药材中的有效成分进行了高度纯化,旨在治疗泌尿系统感染。这一改革不仅提升了药物组分的生物活性,还保留了中药经典名方的疗效,使得清淋颗粒成为服用方便、安全的现代中成药。药理研究表明,清淋颗粒具有利尿、解热、解痉、抗炎等多重作用,并能增强免疫功能,有效抑制淋病奈瑟球菌、衣原体、支原体、致病性大肠埃希菌等病原体的生长。

这一成果不仅体现了传统中医药的深厚底蕴,也展示了现代科技与传统医学相结合的创新精神。清淋颗粒的研发与应用,为患者提供了有效的治疗选择,彰显了中华文化的自信与智慧。

二 妙 散
《丹溪心法》

【组成】黄柏(炒)15g　苍术(米泔浸炒)15g

【功效】清热燥湿。

【主治】湿热下注证。症见筋骨疼痛,或足膝红肿热痛,或阴囊湿痒,或下部湿疮,或湿热带下,小便短赤,舌苔黄腻。

【方解】本方证为湿热并重,流注于下焦所致。湿热流注下肢,则见筋骨疼痛,足膝红肿热痛;湿热下注于带脉、前阴,则为带下臭秽或下部湿疮。君药黄柏苦寒,善清下焦湿热,使湿热从小便而出。臣药苍术苦温燥烈,善理中焦,既健脾以治生湿之本,又燥湿以除湿阻之标,使湿去而不再复生。二药相伍,一寒一温,一清一燥,互制其苦寒及温燥之性,以防伤津败胃之虞。故名"二妙"。

【用法用量】上二味为末,沸汤,入姜汁调服(现代用法:为散剂,每次服6~9g,或为丸剂,亦可作汤剂,水煎服)。

【其他制剂】

二妙丸(《中华人民共和国药典》)　本品气微香,味苦涩。口服。一次6~9g,一日2次。

【现代应用】风湿性关节炎、阴囊湿疹、阴道炎等证属湿热下注者。

【使用注意】忌食炙煿肥甘之品,阴虚者禁用。

【附方】

1. 三妙丸(《中华人民共和国药典》)　苍术(炒)、黄柏(炒)、牛膝。口服。一次6~9g,一日2~3次。功效:清热燥湿。主治:湿热下注所致的痿痹,症见足膝红肿热痛,下肢沉重,小便黄少。现代多用于风湿性关节炎、重症肌无力、下肢进行性肌萎缩、阴囊湿疹、盆腔炎、宫颈炎等有以上表现者。

2. 四妙丸(《中华人民共和国药典》)　苍术、牛膝、黄柏(盐炙)、薏苡仁。口服。一次 6g,一日 2 次。功效:清热利湿。主治:湿热下注所致的痹症,症见足膝红肿,筋骨疼痛。现代多用于丹毒、急慢性肾炎、湿疹、风湿性关节炎、骨髓炎等。孕妇慎用。

消炎利胆片
《中华人民共和国药典》

【组成】穿心莲 868g　溪黄草 868g　苦木 868g

【功效】清热,祛湿,利胆。

【主治】肝胆湿热所致的胁痛、口苦。

【方解】本方证为湿热蕴结肝胆,肝失疏泄,胆失通降所致。湿热蕴结肝胆,疏泄不利,不通则痛,而致胁痛、口苦。君药溪黄草清热利湿,凉血散瘀,排出肝脏毒素。臣药穿心莲性味苦寒,清热解毒,泻火燥湿;苦木苦寒有小毒,清热祛湿解毒。三药合用,以清热利湿,疏肝利胆。

【规格】①薄膜衣小片,每片重 0.26g(相当于饮片 2.6g);②薄膜衣大片,每片重 0.52g(相当于饮片 5.2g);③糖衣片,片芯重 0.25g(相当于饮片 2.6g)。

【性状】本品为糖衣片或薄膜衣片,除去包衣后显灰绿色至褐绿色;味苦。

【用法用量】口服。[规格①、③]一次 6 片或[规格②]一次 3 片,一日 3 次。

【现代应用】急慢性胆道感染、胆囊炎、胆管炎等证属肝胆湿热者。

【使用注意】孕妇慎用;脾胃虚寒者慎用;服药期间,忌烟酒及油腻厚味食物。因其所含苦木有一定毒性,故不宜久服。

排 石 颗 粒
《中华人民共和国药典》

【组成】连钱草 1 038g　车前子(盐炙)156g　木通 156g　徐长卿 156g　石韦 156g　瞿麦 156g　忍冬藤 260g　滑石 260g　苘麻子 156g　甘草 260g

【功效】清热利水,通淋排石。

【主治】下焦湿热所致的石淋。症见腰腹疼痛,排尿不畅或伴有血尿等。

【方解】本方证为湿热久蕴下焦,煎熬尿液日久成石所致。沙石蕴结下焦,则腰腹疼痛,排尿不畅或伴有血尿。君药连钱草清热解毒,利尿通淋,软坚排石;车前子清热利尿,泻火通淋。臣药木通、石韦、瞿麦、滑石、苘麻子均为清热利湿之品,能清热利尿,通淋排石。佐药忍冬藤清热解毒;徐长卿祛风化湿止痛。佐使药甘草既能调和诸药,又善缓急止淋痛。诸药合用,共奏清热利尿,通淋排石之功。

【规格】①每袋装 5g(无蔗糖);②每袋装 20g。

【性状】本品为淡黄色至棕褐色的颗粒或混悬性颗粒(无蔗糖);气微,味甜、略苦或味微甜、微苦(无蔗糖)。

【用法用量】开水冲服。一次 1 袋，一日 3 次；或遵医嘱。

【现代应用】泌尿系结石属下焦湿热者。

【使用注意】脾虚便溏者及孕妇慎用；服药期间应要多饮水并适当活动。忌油腻食物。

三 金 片

《中华人民共和国药典》

【组成】金樱根 808g　菝葜（金刚刺）404g　羊开口 404g　金沙藤 242.4g　积雪草 242.4g

【功效】清热解毒，利湿通淋，益肾。

【主治】下焦湿热所致的热淋。症见小便短赤，淋漓涩痛，尿急频数。

【方解】本方证为湿热久蕴下焦所致。湿热蕴结下焦，膀胱气化不利，则小便短赤，淋漓涩痛。君药金沙藤清热解毒，利尿通淋；菝葜善利湿浊、消肿痛。臣药积雪草清热解毒，利湿通淋，散瘀止血定痛；羊开口收敛解毒，化瘀止血。佐以金樱根涩敛平补，益肾缩尿，活血止血。诸药合用，共奏清热解毒，利湿通淋，略兼益肾之功。

【规格】①薄膜衣小片，每片重 0.18g（相当于饮片 2.1g）；②薄膜衣大片，每片重 0.29g（相当于饮片 3.5g）；③糖衣小片，片芯重 0.17g（相当于饮片 2.1g）；④糖衣大片，片芯重 0.28g（相当于饮片 3.5g）。

【性状】本品为糖衣或薄膜衣片，除去包衣后显棕色至黑褐色；味酸、涩、微苦。

【用法用量】口服。小片一次 5 片，大片一次 3 片，一日 3~4 次。

【现代应用】急慢性肾盂肾炎、膀胱炎、尿路感染属下焦湿热者。

【使用注意】孕妇禁用。糖尿病患者慎用。

点滴积累

1. 清热祛湿剂，具有湿热两清的作用，适用于外感湿热，或湿热内盛，或湿热下注等湿热之证。
2. 八正散、三金片、排石颗粒三者均能清热利水通淋，用于湿热淋证。排石颗粒还具有排石之功，主治下焦湿热所致的石淋。茵陈蒿汤、消炎利胆片两者均清热利湿，其中茵陈蒿汤具退黄之功，为治疗湿热黄疸之代表方；而消炎利胆片具利胆之功。二妙散清热燥湿，主治湿热下注证。加牛膝成"三妙丸"，再加入薏苡仁成"四妙丸"。

第三节　利水渗湿剂

利水渗湿剂，具有通利小便的作用，适用于水湿内停所致的小便不利、水肿、泄泻、癃闭、淋浊等。

五苓散

《伤寒论》

【组成】猪苓(去皮)9g 泽泻15g 白术9g 茯苓9g 桂枝(去皮)6g

【功效】利水渗湿,温阳化气。

【主治】伤寒太阳膀胱蓄水证。症见小便不利,头痛微热,烦渴欲饮,水入即吐,舌苔白,脉浮或浮数;或水湿内停之水肿、泄泻、小便不利以及霍乱吐泻等症;或痰饮脐下动悸,口吐涎沫、头目眩晕,或短气而咳。

【方解】本方证为伤寒表邪不解,内传太阳膀胱之府,致气化不利,水液内停所致。表邪未解,则见头痛微热,脉浮;膀胱气化不利,则小便不利,水肿。君药泽泻重用直达肾与膀胱,利水渗湿,通利小便。臣药茯苓、猪苓甘淡利水,渗利水湿。佐药白术健脾祛湿;桂枝温通阳气,内可助太阳膀胱气化,外可解太阳在表之邪。五药合用,表里同治,内利水湿,外解表邪,使水行表解,蓄水痰饮自除。

【用法用量】捣为散,以白饮和,服方寸匕,日三服,汗出愈(现代用法:共为细末,每服6~10g,作汤剂,水煎服,多饮热水,取微汗,用量按原方比例酌减)。

【其他制剂】

1. 五苓片(《中华人民共和国卫生部药品标准 中药成方制剂 第十册》) 每片重0.35g。本品为淡黄色的片;气香,味淡。口服。一次4~5片,一日3次。

2. 五苓胶囊(《中华人民共和国药典》) 每粒装0.45g。本品为硬胶囊,内容物为灰色至灰褐色的粉末,具吸湿性;气香,味微辛。口服。一次3粒,一日2次。

【现代应用】急慢性肾炎、水肿、肝硬化引起的腹水、急性肠炎、尿潴留、脑积水等证属水湿内停者。

【使用注意】本方为淡渗利水之剂,中病即止。湿热及阴虚内热者忌用。

肾炎四味片

《中华人民共和国药典》

【组成】细梗胡枝子2 083g 黄芩375g 石韦500g 黄芪500g

【功效】清热利尿,补气健脾。

【主治】湿热内蕴兼气虚所致的水肿。症见浮肿,腰痛,乏力,小便不利。

【方解】本方证为湿热内蕴,脾虚不能运化水湿所致。脾虚不能运化水湿,水液内停,则浮肿,乏力;膀胱气化不利,则小便不利。君药细梗胡枝子为湖北民间治疗肾炎的习用药材,其性味甘平而微苦,善清热益肾利尿,活血解毒。臣药石韦药性寒凉,善利尿通淋,凉血止血;黄芩苦寒,清热燥湿,泻火止血。佐药黄芪甘温,善补气健脾,利水消肿。全方配伍,清利之中兼补脾肾,共奏清热利尿,补益脾肾之功。

【规格】①每片重0.36g;②每片重0.70g;③糖衣片,片芯重0.35g。

【性状】本品为糖衣片或薄膜衣片,除去包衣后显棕褐色;气微,味微苦。

【用法用量】口服。[规格①、③]一次8片或[规格②]一次4片,一日3次。

【现代应用】慢性肾炎水肿、蛋白尿，属湿热内蕴兼气虚者。

【使用注意】孕妇禁用。脾肾阳虚者或风水水肿者慎用。服药期间,宜低盐、低脂饮食,忌食辛辣食物。

萆薢分清饮
《杨氏家藏方》

【组成】川萆薢 9g　石菖蒲 9g　乌药 9g　盐益智仁 9g

【功效】温肾利湿,分清化浊。

【主治】下焦虚寒,清浊不分之膏淋、白浊、小便频数。

【方解】本方证为下焦虚寒,肾不化气,清浊不分所致。寒湿下注,肾失封藏,清浊不分,则小便混浊,白如米泔;膀胱失约,则小便频数。君药川萆薢利湿化浊,为治膏淋、白浊之专药。臣药益智盐炒,既缓其辛燥之性,又增其温涩之能,善温肾阳,缩小便。佐药乌药温肾,散膀胱冷气以助气化;石菖蒲化浊通窍而利小便。两者相伍,既助君臣药温肾阳,化湿浊,又散膀胱冷气而助气化,分清浊。加盐同煎,取其咸入肾,引药直达下焦为使药。诸药相合,苦泄淡渗,辛香温化,共奏分清化浊,温肾利湿之效。

【用法用量】上为细末,每服 15g,水一盏半,入盐一捻,同煎至七分,食前温服(现代用法:水煎服,加入食盐少许)。

【现代应用】慢性前列腺炎、乳糜尿、慢性肾盂肾炎、慢性盆腔炎等属肾不化气,清浊不分者。

【使用注意】湿热壅盛及纯热无湿者不宜使用。

【附方】

萆薢分清丸(《中华人民共和国药典》)　粉萆薢、石菖蒲、甘草、乌药、盐益智,每 20 丸重 1g,口服。一次 6~9g,一日 2 次。功效:分清化浊,温肾利湿。主治肾不化气,清浊不分所致白浊、小便频数。服药期间忌食油腻、茶、醋及辛辣刺激食物。

点滴积累

1. 利水渗湿剂主治水湿内停所致的小便不利、水肿、泄泻、癃闭、淋浊等。
2. 五苓散利水渗湿,温阳化气,主治伤寒太阳膀胱蓄水证。肾炎四味片清热利尿,补气健脾,主治湿热内蕴兼气虚所致的水肿。萆薢分清饮分清化浊,温肾利湿,主治肾不化气,清浊不分所致的白浊。

第四节　祛风胜湿剂

祛风胜湿剂,具有祛风散寒除湿之功,适用于风湿在表或风寒湿痹证。症见肢节屈伸不利,身体重痛或麻木等。

独活寄生汤
《备急千金要方》

【组成】独活 9g　桑寄生 6g　杜仲 6g　牛膝 6g　细辛 6g　秦艽 6g　茯苓 6g　桂心 6g　防风 6g　川芎 6g　人参 6g　甘草 6g　当归 6g　芍药 6g　干地黄 6g

【功效】祛风湿,止痹痛,益肝肾,补气血。

【主治】痹证日久,肝肾两虚,气血不足证。症见腰膝疼痛痿软,肢节屈伸不利或麻木不仁,畏寒喜温,心悸气短,舌淡苔白,脉细弱。

【方解】本方证为痹证日久,损伤肝肾,耗伤气血所致。风寒湿邪痹着筋骨,加之肝肾不足,气血亏虚则腰膝疼痛痿软,肢节屈伸不利或麻木不仁。君药独活长于祛下焦风寒湿邪,蠲痹止痛。臣药秦艽、防风祛风湿,止痹痛;细辛辛温发散,祛寒止痛;桂心散寒止痛,温通经脉。佐药桑寄生、牛膝、杜仲补肝肾,强筋骨,桑寄生又兼祛风湿;人参、茯苓补气健脾;当归、白芍、地黄、川芎养血活血。使药甘草调和诸药。全方诸药相合,扶正祛邪,标本兼顾,使风寒湿邪得除,肝肾强健,气旺血充,痹痛得以缓解。

【用法用量】上咀,以水一斗,煮取三升,分三服(现代用法:水煎服)。

【其他制剂】

1. **独活寄生丸**(《中华人民共和国药典》)　水蜜丸每袋装 6g,大蜜丸每丸重 9g。本品为黑褐色的大蜜丸或水蜜丸;味微甘而辛、麻。口服。水蜜丸 6g,大蜜丸一次 1 丸,一日 2 次。

2. **独活寄生合剂**(《中华人民共和国药典》)　①每瓶装 20ml;②每瓶装 100ml。本品为棕黑色的澄清液体;气芳香,味苦。口服。一次 15~20ml,一日 3 次;用时摇匀。

【现代应用】慢性关节炎、类风湿关节炎、腰肌劳损、骨质增生、坐骨神经痛等证属肝肾两虚,气血不足者。

【使用注意】孕妇慎用;热痹者忌用。

风湿骨痛胶囊
《中华人民共和国药典》

【组成】川乌(制)90g　草乌(制)90g　红花 90g　甘草 90g　木瓜 90g　乌梅 90g　麻黄 90g

【功效】温经散寒,通络止痛。

【主治】寒湿闭阻经络所致的痹病。症见腰脊疼痛,四肢关节冷痛。

【方解】本方证为寒湿闭阻,经络不通所致。寒湿闭阻经络、关节,气血瘀滞,运行不畅则腰脊疼痛,四肢关节冷痛。君药川乌、草乌为辛热之品,能祛风除湿,温通经络,止痛。臣药麻黄祛风散寒;红花活血散瘀,使血行则风自灭。佐以木瓜平肝舒筋活络,祛湿,止痛;乌梅敛肺清虚热,生津;甘草缓急止痛。三药共用,既助君臣舒筋活络、缓急止痛,又制约川乌、草乌辛温燥烈之性。使药甘草调和诸药。诸药合用,共奏温经散寒,通络止痛之功。

【规格】每粒装 0.3g。

【性状】本品为硬胶囊,内容物为黄褐色的粉末;味微苦、酸。

【用法用量】口服。一次 2~4 粒,一日 2 次。

【现代应用】风湿性关节炎、类风湿关节炎属寒湿闭阻经络者。

【使用注意】本品含毒性药,不可过量或久服;孕妇禁用。阴虚火旺或湿热痹痛者慎用。

骨刺消痛片
《中华人民共和国药典》

【组成】制川乌 53.25g　制草乌 53.25g　秦艽 53.25g　白芷 53.25g　甘草 53.25g　粉萆薢 106.5g　穿山龙 106.5g　薏苡仁 106.5g　制天南星 53.25g　红花 106.5g　当归 53.25g　徐长卿 159.75g

【功效】祛风止痛。

【主治】风湿痹阻,瘀血阻络所致的痹病。症见四肢关节疼痛,腰腿疼痛,屈伸不利。

【方解】本方证治为风湿痹阻,瘀血阻络所致。风湿瘀血痹阻经络关节,则关节疼痛,腰腿疼痛,屈伸不利。君药川乌、草乌为辛热之品,祛风除湿,温经止痛,为治风寒湿痹证之佳品。臣药秦艽、白芷、粉萆薢、穿山龙、徐长卿祛风除湿,除痹止痛。佐药薏苡仁渗湿除痹;制天南星燥湿祛风止痉;红花、当归活血散瘀止痛。使药甘草调和诸药。诸药合用,共奏温经散寒,通络止痛之功。

【规格】每片重 0.35g。

【性状】本品为糖衣片,除去糖衣后显黄褐色;味微麻、辣、咸。

【用法用量】口服。一次 4 片,一日 2~3 次。

【现代应用】骨关节炎、风湿性关节炎、风湿痛属风湿痹阻者。

【使用注意】肾病患者慎用。

【其他制剂】

　骨刺消痛胶囊(《中华人民共和国卫生部药品标准 中药成方制剂 第二十册》) 每粒装 0.3g。本品内容物为黄褐色的粉末;味微有麻辣感。口服。一次 4 粒,一日 2~3 次。

壮骨关节丸
《中华人民共和国药典》

【组成】狗脊 384.5g　淫羊藿 230.7g　独活 230.7g　骨碎补 308g　续断 384.5g　补骨脂 230.7g　桑寄生 384.5g　鸡血藤 230.7g　熟地黄 922.8g　木香 230.7g　乳香(醋炙)230.7g　没药(醋炙)230.7g

【功效】补益肝肾,养血活血,舒筋活络,理气止痛。

【主治】肝肾不足,血瘀气滞,脉络痹阻所致的骨关节炎、腰肌劳损。症见关节肿胀、疼痛、麻木、活动受限。

【方解】本方证为肝肾不足,血瘀气滞阻络所致。瘀血痹阻经络关节,则关节肿胀、疼痛、麻木、活动受限。君药狗脊、淫羊藿性温,补肝肾,强腰膝,祛风湿。臣药独活长于祛下焦风寒湿邪,通痹止痛;鸡血藤活血养血,舒筋通络。佐药骨碎补、续断、补骨脂、桑寄生补肝肾、强筋骨;熟地黄养血补肝肾;乳香、没药行气活血,化瘀通络;木香理气止痛。诸药合用,共奏补益肝肾,养血活血,舒筋活络,理气止痛之功。

【性状】本品为黑色的浓缩丸或水丸;气芳香,味微苦。

【用法用量】口服。浓缩丸一次 10 丸,水丸一次 6g,一日 2 次。早晚餐后服用。

【现代应用】各种退行性骨关节病(如颈椎退行性病、骨关节炎、腰椎退行性病)、腰肌劳损证属肝肾不足,血瘀气滞,脉络痹阻者。

【使用注意】本品可能引起肝损伤;肝功能不全者、孕妇及哺乳期妇女禁用;应在医生指导下严格使用,避免大剂量、长疗程服用。

点滴积累

1. 祛风胜湿剂具有祛风散寒除湿之功,适用于风湿在表和风寒湿痹等证。

2. 独活寄生汤、风湿骨痛胶囊、骨刺消痛片、壮骨关节丸均能祛风湿,止痹痛,用于风湿闭阻,关节痹痛之证。其中独活寄生汤、壮骨关节丸有补肝益肾养血之功,主要用于痹证日久,肝肾亏虚者;风湿骨痛胶囊、骨刺消痛片则散寒止痛作用较强,主要用于寒湿痹阻经络所致的疼痛。

附:祛湿剂现代常用中成药简表

方名	组成	功效	主治	用法及用量	规格
茵陈五苓丸	茵陈、茯苓、白术(炒)、泽泻、猪苓、肉桂	清湿热,利小便	肝胆湿热、脾肺郁结所致的黄疸。症见身目发黄、脘腹胀满、小便不利	口服。一次 6g,一日 2 次	每 20 粒重 1g
癃闭舒胶囊	补骨脂、益母草、金钱草、海金沙、琥珀、山慈菇	益肾活血,清热通淋	肾气不足,湿热瘀阻所致的癃闭。症见腰膝酸软,尿频、尿急、尿痛、尿线细,伴小腹拘急疼痛;前列腺增生症见上述证候者	口服。一次 3 粒[规格①],或一次 2 粒[规格②],一日 2 次	① 每 粒 装 0.3g;②每粒装 0.45g
癃清片	金银花、黄连、黄柏、白花蛇舌草、败酱草、牡丹皮、赤芍、泽泻、车前子、仙鹤草	清热解毒,凉血通淋	下焦湿热所致的热淋。症见尿频、尿急、尿痛、腰痛,小腹坠胀;亦用于慢性前列腺炎湿热蕴结兼瘀血证,症见小便频急,尿后余沥不尽,尿道灼热,会阴少腹腰骶部疼痛或不适等	口服。一次 6 片,一日 2 次;重症一次 8 片,一日 3 次	每片重 0.6g
肾炎康复片	西洋参、人参、地黄、盐杜仲、山药、白花蛇舌草、黑豆、土茯苓、益母草、丹参、泽泻、白茅根、桔梗	益气养阴,健脾补肾,清解余毒	气阴两虚,脾肾不足,水湿内停所致的水肿。症见神疲乏力,腰膝酸软,面目、四肢浮肿,头晕耳鸣;慢性肾炎、蛋白尿、血尿见上述证候者	口服。一次 8 片[规格①]或一次 5 片[规格②],一日 3 次;小儿酌减或遵医嘱	①糖衣片(片芯重 0.3g);②薄膜衣片,每片重 0.48g

方名	组成	功效	主治	用法及用量	规格
尪痹颗粒	地黄、熟地黄、续断、附子(制)、独活、骨碎补、桂枝、淫羊藿、防风、威灵仙、皂角刺、羊骨、白芍、狗脊(制)、知母、伸筋草、红花	补肝肾,强筋骨,祛风湿,通经络	肝肾不足,风湿阻络所致的尪痹。 症见肌肉、关节疼痛,局部肿大,僵硬畸形,屈伸不利,腰膝酸软,畏寒乏力;类风湿关节炎见上述证候者	开水冲服。一次6g,一日3次	①每袋装3g;②每袋装6g
香连丸	萸黄连、木香	清热化湿,行气止痛	大肠湿热所致的痢疾。 症见大便脓血、里急后重、发热腹痛;肠炎、细菌性痢疾见上述证候者	口服。一次3~6g,一日2~3次;小儿酌减	每70粒重3g
香连化滞丸	黄连、黄芩、木香、枳实(麸炒)、陈皮、青皮(醋炙)、厚朴(姜炙)、槟榔(炒)、滑石、当归、白芍(炒)、甘草	清热利湿,行血化滞	大肠湿热所致的痢疾。 症见大便脓血、里急后重、发热腹痛	口服。一次2丸,一日2次	每丸重6g
木瓜丸	川乌(制)、草乌(制)、白芷、海风藤、威灵仙、木瓜、鸡血藤、川芎、当归、人参、狗脊(制)、牛膝	祛风散寒,除湿通络	风寒湿痹阻所致的痹病。 症见关节疼痛、肿胀、屈伸不利、局部恶风寒、肢体麻木、腰膝酸软	口服。一次30丸,一日2次	每10丸重1.8g
痛风定胶囊	秦艽、黄柏、川牛膝、延胡索、赤芍、泽泻、车前子、土茯苓	清热祛湿,活血通络定痛	湿热痹阻所致的痹病。 症见关节红肿热痛、伴有发热、汗出不解、口渴心烦、小便黄、舌红苔黄腻、脉滑数;痛风见上述证候者	口服。一次4粒,一日3次	每粒装0.4g
颈复康颗粒	羌活、川芎、葛根、秦艽、威灵仙、苍术、丹参、白芍、地龙(酒炙)、红花、乳香(制)、黄芪、党参、地黄、石决明、花蕊石(煅)、关黄柏、王不留行(炒)、燀桃仁、没药(制)、土鳖虫(酒炙)	活血通络,散风止痛	风湿瘀阻所致的颈椎病。 症见头晕、颈项僵硬、肩背酸痛、手臂麻木	开水冲服。一次1~2袋,一日2次,饭后服	每袋装5g
壮腰健肾丸	狗脊、桑寄生、黑老虎、牛大力、菟丝子(盐制)、千斤拔、女贞子、金樱子、鸡血藤	壮腰健肾,祛风活络	肾亏腰痛,风湿骨痛。 症见膝软无力、小便频数	口服。一次1丸,一日2~3次	每丸重9g

目标检测

一、简答题

1. 祛湿剂分几类,各适用于何证?

2. 简述茵陈蒿汤的组方原理。

3. 简述藿香正气散的主证及广藿香在方中的作用。

二、实例分析

1. 某患者肝炎病史 10 年,黄疸一周,症见目黄,身黄,黄色鲜明,伴乏力,纳少,厌食油腻,脘腹胀满,小便黄,舌苔黄腻,脉滑数。

   请为该患者推荐合适的方剂或中成药,并说明选用的依据。

2. 某患者患夏秋季肠胃型感冒,一日泄泻六七次,来药店购药,辨证属外感风寒,内伤湿滞证。方选藿香正气散。

   试问口服液、胶囊剂、片剂、丸剂这四种剂型中该推荐何种?为什么?

第十七章 祛痰剂

学习目标

1. **掌握** 二陈汤、清气化痰丸、礞石滚痰丸、清肺抑火丸、养阴清肺膏、二母宁嗽丸、半夏白术天麻汤、止嗽散的药物组成、功效、主治、配伍意义、临床应用及用法用量、使用注意；蛤蚧定喘丸、固本咳喘片的功效、主治、临床应用及用法用量、使用注意；能对方剂与中成药进行基本的处方分析。
2. **熟悉** 急支糖浆、橘红丸、蛇胆川贝散、羚羊清肺丸、蜜炼川贝枇杷膏、定痫丸、消瘿丸的功效、主治及临床应用；祛痰剂概述内容。
3. **了解** 川贝枇杷糖浆的功效与主治。

导学情景

情景描述：

中医学认为，痰是人体水液代谢障碍所致的病理产物，但也是某些疾病的致病因素。痰致病范围极其广泛，可以停滞在机体各个组织器官之中而产生各种病证，故古人有"百病皆由痰作祟"之说，可见中医学中的"痰"范围非常广泛。如：痰湿犯肺，则咳嗽痰多；邪热犯肺，灼津为痰，则咳嗽、痰黄稠；燥邪犯肺或阴虚肺燥，则干咳少痰。此时可选用半夏、川贝母、桔梗、苦杏仁等化痰止咳平喘药治之。

学前导语：

临床疾病中肺炎、急性支气管炎、慢性支气管炎、支气管哮喘、支气管扩张等见咳嗽有痰、气喘等症，多属痰证，主要应用祛痰剂治疗。临床诊治过程中要根据痰证的不同临床表现进行辨证选方、对证施治。本章将学习祛痰剂各方剂的组成、功效、主治及临床应用等内容。

凡以化痰药与止咳平喘药为主，具有化痰、止咳、平喘作用，治疗各种痰证及咳喘的方剂，称为祛痰剂。属八法中"消法"范畴。

痰在体内，随气升降，无处不到，脏腑经络皆可有之，临床表现亦多种多样，如：咳嗽、喘促、眩晕、心悸、呕吐、中风、痰厥、癫狂、惊痫以及痰核、瘰疬等，故有"百病多由痰作祟"之说。就其性质而言，可概括为湿痰、热痰、燥痰、风痰等。根据痰证与咳喘的性质及病证表现，祛痰剂相应分为燥湿化痰剂、清热化痰剂、润肺化痰剂、治风化痰剂、化痰散结剂、止咳平喘剂六类。

使用注意：①辨别痰证的性质，分清寒热燥湿的不同；②有咳血倾向者，不宜使用燥热之剂，以免引起大量出血；③表邪未解或痰多者，慎用滋润之品，以防壅滞留邪；④气壅则痰聚，气顺则痰消，治痰宜先治气，脾又为生痰之源，故祛痰剂中常配伍理气药和健脾祛湿药。

祛痰剂的现代研究

祛痰剂在临床治疗中显示出显著的祛痰、止咳、平喘和抗炎效果。例如，中药方剂"清气化痰丸"中的半夏、陈皮、茯苓等，能够有效地降低痰液黏稠度、增加纤毛运动，从而发挥祛痰作用；而其中的黄芩、栀子等则具有清热解毒、抗炎的功效。化学成分上，半夏中含有的一些生物碱类成分被认为具有镇咳和祛痰的作用；陈皮中的挥发油能够刺激呼吸道黏膜，促进痰液排出。研究结果表明，清气化痰丸在治疗急慢性支气管炎、肺炎等疾病中疗效确切。中医药与现代药学的结合，不仅体现了中西医结合的进步，也彰显了我国在传统医药现代化进程中坚持创新发展的理念。

第一节　燥湿化痰剂

燥湿化痰剂，具有燥湿化痰作用，适用于湿痰证。症见痰多易咯，胸闷呕恶，脘痞纳呆，头目眩晕，肢体困倦，舌苔白腻或白滑，脉缓或滑。

二　陈　汤
《太平惠民和剂局方》

【组成】半夏 15g　橘红 15g　白茯苓 9g　甘草(炙)4.5g

【功效】燥湿化痰，理气和中。

【主治】湿痰证。症见咳嗽痰多，色白易咯，恶心呕吐，胸膈痞闷，肢体困重，或头眩心悸，舌苔白滑或腻，脉滑。

> **课 堂 活 动**
> 二陈汤命名的依据是什么？

【方解】本方为治湿痰之主方，也是治痰证的基础方。

本方证为脾失健运，湿聚成痰，阻滞气机所致。痰湿犯肺，肺失宣降，则咳嗽痰多，色白易咯；痰阻气机，胃失和降，则胸膈满闷，恶心呕吐；湿性重滞，故肢体困重；痰阻清阳不升，则头目眩晕；痰浊凌心，则为心悸。君药半夏燥湿化痰，降逆和胃。臣药橘红理气行滞，燥湿化痰，使气顺痰消。佐药茯苓渗湿健脾，以杜生痰之源；煎时加生姜，既制半夏之毒，又助半夏化痰降逆；加少许乌梅，收敛肺气。使药炙甘草调和药性。诸药合用，标本兼顾，燥湿化痰，理气和中，为祛痰之通用方剂。

二陈汤的应用

二陈汤是治疗痰证的基本方，无论寒痰、热痰、湿痰、燥痰等均可应用。《医方集解》云："治痰通用二陈。风痰加南星、白附、皂角、竹沥，寒痰加半夏、姜汁，火痰加石膏、青黛，湿痰加苍术、白术，燥痰加栝蒌、杏仁,食痰加山楂、麦芽、神曲,老痰加枳实、海石、芒硝,气痰加香附、枳壳,胁痰在皮里膜外,加白芥,此足太阴、阳明药也。"

【用法用量】加生姜 7 片,乌梅 1 枚同煎,水煎服。

【其他制剂】

1. 二陈丸(《中华人民共和国药典》) 每袋装 6g。本品为灰棕色至黄棕色的水丸;气微香,味甘、微辛。口服。一次 12~16 丸,一日 3 次。

2. 二陈合剂(《中华人民共和国卫生部药品标准 中药成方制剂 第七册》) 每瓶装 100ml。本品为棕褐色的澄清液体;气香,味苦、微甘、辛。口服。一次 10~15ml,一日 3 次。

【现代应用】慢性支气管炎、慢性胃炎、梅尼埃病、神经性呕吐等属湿痰者。

【使用注意】本方性燥,故燥痰者慎用;吐血、消渴、阴虚、血虚者忌用。

点滴积累

1. 燥湿化痰剂具有燥湿化痰的作用,主治湿痰证。
2. 二陈汤为治湿痰的基础方,以咳嗽痰多,色白易咯为主要症状;亦是治疗痰证的通用方,加减化裁可用于多种痰证。

第二节 清热化痰剂

清热化痰剂,具有清热化痰的作用,适用于热痰证。症见咳嗽痰黄,黏稠难咯,舌红苔黄腻,脉滑数。

清气化痰丸
《医方考》

【组成】陈皮(去白)30g 杏仁(去皮尖)30g 枳实(麸炒)30g 黄芩(酒炒)30g 瓜蒌仁(去油)30g 茯苓 30g 胆南星 45g 制半夏 45g

【功效】清热化痰,理气止咳。

【主治】痰热咳嗽。症见咳嗽,咳痰黄稠,胸膈痞闷,甚则气急呕恶,舌质红,苔黄腻,脉滑数。

【方解】本方系二陈汤去甘草、乌梅,加胆南星、瓜蒌仁、黄芩、苦杏仁、枳实而成。本方证为邪热犯肺,灼津为痰,痰热互结所致。痰热壅肺,肺失清肃,则咳痰黄稠;痰阻气机,升降不利,则胸膈痞闷,气急呕恶。君药胆南星苦凉,功善清热豁痰。臣药瓜蒌仁甘寒质润性滑,长于清热化痰;制半夏化痰散结、降逆止呕;黄芩苦寒清泻肺火,并制半夏温燥助热之弊。佐药苦杏仁宣利肺气止咳;陈皮理气燥湿化痰;枳实破气化痰以宽胸;茯苓健脾渗湿,以杜生痰之源。使以姜汁为丸,既增祛痰降逆之力,又制半夏之毒。诸药合用,有清顺气机、化痰除热之功,故名之。

【用法用量】姜汁为丸,每服6g,温开水送下。亦可作汤剂,加生姜水煎服,用量按原方比例酌减。

【其他制剂】

清气化痰丸(《中华人民共和国药典》) 每6丸相当于原生药量3g。本品为灰黄色的水丸;气微,味苦。口服。一次6~9g,一日2次;小儿酌减。

【现代应用】肺炎、急性支气管炎、慢性支气管炎急性发作等属痰热内结者。

【使用注意】孕妇慎用;风寒咳嗽,痰湿阻肺者慎用。

羚羊清肺丸
《中华人民共和国药典》

【组成】羚羊角粉6g 浙贝母40g 桑白皮(蜜炙)25g 前胡25g 麦冬30g 天冬25g 天花粉50g 地黄50g 玄参50g 石斛100g 桔梗50g 枇杷叶(蜜炙)50g 苦杏仁(炒)25g 金果榄25g 金银花50g 大青叶25g 栀子50g 黄芩25g 板蓝根25g 牡丹皮25g 薄荷25g 甘草15g 熟大黄25g 陈皮30g

【功效】清肺利咽,清瘟止嗽。

【主治】肺胃热盛证。症见身热头晕,四肢酸痛,咳嗽痰盛,咽喉肿痛,鼻衄咳血,口干舌燥。

【方解】本方证为肺胃热盛,感受时邪所致。肺胃热盛,又外感时邪,故见身热头晕,咳嗽痰盛。君药羚羊角粉、黄芩、桑白皮清泻肺火。臣药栀子、大黄苦寒,导热下行;牡丹皮清热凉血;金银花、大青叶、板蓝根清热解毒。佐药苦杏仁、枇杷叶、浙贝母清肺化痰止咳;桔梗、金果榄清肺利咽消肿;薄荷、前胡宣散风邪;玄参、地黄、天冬、麦冬、石斛、天花粉清热养阴润肺;陈皮理气化痰。使药甘草止咳化痰,调和药性。诸药合用,清肺利咽,清瘟止嗽。

【规格】①小蜜丸每100丸重20g;②大蜜丸每丸重6g。

【性状】本品为黑色的小蜜丸或大蜜丸;味微苦。

【用法用量】口服。小蜜丸一次6g(30丸),大蜜丸一次1丸,一日3次。

【现代应用】急性支气管炎、急性扁桃体炎、急性咽喉炎等属肺胃热盛,感受时邪者。

【使用注意】孕妇慎用;风寒咳嗽,痰湿阻肺者慎用。

羚羊清肺散与羚羊清肺丸的区别

羚羊清肺丸与羚羊清肺散处方名相近,两方均含有羚羊角粉、板蓝根、金银花、天花粉、栀子、桔梗、贝母、甘草等药,均有清肺火、止咳嗽之功,用于治疗肺热咳嗽。但不同之处在于羚羊清肺丸还含有桑白皮、前胡、麦冬、天冬、地黄、玄参、石斛、枇杷叶、苦杏仁、金果榄、大青叶、黄芩、牡丹皮、薄荷、熟大黄、陈皮等药,故清肺利咽,清瘟止嗽作用较强,长于治疗肺胃热盛所致身热头晕,咳嗽痰盛。而羚羊清肺散组成还含有赤芍、连翘、知母、琥珀、朱砂、石膏、冰片、芦根、水牛角浓缩粉、僵蚕(炒)等药物,故更长于清热泻火,凉血解毒,化痰息风,用于温热病,高热神昏,烦躁口渴,痉厥抽搐及小儿肺热咳嗽。

礞石滚痰丸

《中华人民共和国药典》

【组成】金礞石(煅)40g 沉香 20g 黄芩 320g 熟大黄 320g

【功效】逐痰降火。

【主治】痰火扰心证。症见癫狂惊悸，或喘咳痰稠、大便秘结，苔黄厚腻、脉滑数有力。

【方解】本方所治诸证均为实热顽痰久积不去、痰火扰心所致。若痰火上蒙清窍，则发为癫狂；扰乱心神，则为惊悸；内壅于肺，则喘咳痰稠；痰火胶结，无下行之路，故大便秘结；苔黄厚腻、脉滑数有力者，为实火顽痰佐证。治当降火逐痰。方中以礞石为君，取其咸能软坚，质重沉坠，功专下气坠痰，兼可平肝镇惊，为治顽痰之要药。臣以苦寒之大黄，荡涤实热，开痰火下行之路。大黄与礞石相伍，攻下与重坠并用，攻坚涤痰泻热之力尤胜。佐以黄芩苦寒泻火，消除痰火之源；沉香行气开郁，降逆平喘，亦即治痰必先顺气之法。方中大黄、黄芩用量独重，一清上热之火，一开下行之路，有正本清源之意，"二黄得礞石、沉香，则能迅扫直攻老痰巢穴，浊腻之垢而不少留，滚痰之所由名也"。（《医宗金鉴·删补名医方论》）四药配合，确为降火逐痰之峻剂。

【规格】每袋(瓶)装 6g。

【性状】本品为棕色至棕褐色的水丸；味苦。

【用法用量】口服，一次 6~12g，一日 1 次。

【现代应用】精神分裂症、癫痫、神经症等属痰火内闭者，均可应用。

【使用注意】本方药力峻猛，非体质壮实者不可轻投，故孕妇忌服，体虚者慎用。

复方鲜竹沥液

《中华人民共和国药典》

【组成】鲜竹沥 400ml 鱼腥草 150g 生半夏 25g 生姜 25g 枇杷叶 150g 桔梗 75g 薄荷素油 1ml

【功效】清热化痰，止咳。

【主治】痰热咳嗽。症见咳嗽，痰多色黄黏稠。

【方解】本方证为感受外邪，入里化热，肺失清肃，痰浊内生所致。邪热壅肺，肺失宣肃，则咳嗽，痰多，色黄。方中鲜竹沥性味甘寒滑利，具有清热豁痰之功，为君药。鱼腥草清热解毒，化痰止咳，生半夏燥湿化痰，消痞散结，枇杷叶清热降气、化痰止咳，共为臣药。生姜既可佐助君药化痰之力，又能佐制生半夏之毒，薄荷辛凉，透散热邪，共为佐药。桔梗宣肺利咽、化痰止咳，且能载药上行，为使药。诸药相合，共奏清热化痰、止咳之功。

【规格】每瓶装 10ml；20ml；30ml；100ml；120ml；20ml(无蔗糖)。

【性状】本品为黄棕色至棕色的液体；气香，味甜。

【用法用量】口服，一次 20ml，一日 2~3 次。

【现代应用】急性支气管炎、呼吸道感染、肺部感染、慢性阻塞性肺疾病等见痰热咳嗽、痰黄黏稠者。

【使用注意】孕妇、寒嗽者及脾虚便溏者慎用。

知识链接

鲜竹沥和复方鲜竹沥液的区别

鲜竹沥和复方鲜竹沥液都具有清热化痰的功效,不同之处在于鲜竹沥为竹子加热后沥出的液体,成分单一,属单药,具有清热化痰的作用,可用于肺热咳嗽痰多、气喘胸闷、痰涎壅盛、小儿痰热惊风等症。而复方鲜竹沥液由鲜竹沥、鱼腥草、生半夏、生姜、枇杷叶、桔梗、薄荷素油组成,是复方,除具有清热化痰的功效之外,还具有止咳的功效,通常用于治疗痰热咳嗽、痰黄黏稠,更适用于咳嗽的患者。

蛇胆川贝散
《中华人民共和国药典》

【组成】蛇胆汁 100g　川贝母 600g

【功效】清肺,止咳,祛痰。

【主治】肺热咳嗽。症见咳嗽,痰多,色黄。

【方解】本方证为风热犯肺,或风寒化热,邪热蕴肺,肺失宣肃所致。邪热壅肺,肺失宣肃,则咳嗽,痰多,色黄。君药蛇胆汁性凉,味苦微甘,清热止咳化痰。臣药川贝母清热润肺,止咳化痰,为清热化痰之要药。二药合用,共奏清肺,止咳,祛痰之功。

【规格】每瓶装① 0.3g；② 0.6g。

【性状】本品为浅黄色至浅棕黄色的粉末；味甘、微苦。

【用法用量】口服。一次 0.3~0.6g,一日 2~3 次。

【其他制剂】

1. 蛇胆川贝口服液(《中华人民共和国卫生部药品标准　中药成方制剂　第九册》)　每支 10ml。本品为棕黄色的澄清液体；味甜、微苦,有凉喉感。口服。一次 10ml,一日 2 次,小儿酌减。

2. 蛇胆川贝胶囊(《中华人民共和国药典》)　每粒装 0.3g。本品为硬胶囊,内容物为浅黄色至浅棕色的粉末,味甘、微苦。口服。一次 1~2 粒,一日 2~3 次。

【现代应用】肺炎、急性支气管炎、慢性支气管炎急性发作等属肺热者。

【使用注意】孕妇慎用；痰湿犯肺或久咳不止者慎用。

【附方】

牛黄蛇胆川贝液(《中华人民共和国药典》)　人工牛黄、川贝母、蛇胆、薄荷脑。功能清热,化痰,止咳。主治热痰咳嗽、燥痰咳嗽,症见咳嗽、痰黄或干咳,咳痰不爽。每瓶装① 10ml；② 100ml；③ 150ml。为淡黄色或棕黄色液体,味苦、微甜,有凉喉感。口服。一次 10ml,一日 3 次。小儿酌减或遵医嘱。

橘 红 丸

《中华人民共和国药典》

【组成】化橘红 75g　陈皮 50g　半夏(制)37.5g　茯苓 50g　甘草 25g　桔梗 37.5g　苦杏仁 50g　紫苏子(炒)37.5g　紫菀 37.5g　款冬花 25g　瓜蒌皮 50g　浙贝母 50g　地黄 50g　麦冬 50g　石膏 50g

【功效】清肺,化痰,止咳。

【主治】痰热咳嗽。症见咳嗽痰多,色黄黏稠,胸闷口干。

【方解】本方证为痰热蕴肺所致。痰热蕴肺,肺失宣降,则咳嗽痰多,色黄。君药化橘红辛苦温,燥湿化痰,理气和中;浙贝母苦寒降泄,清热化痰止咳。两药合用,既清肺止咳,又燥湿化痰。臣药陈皮理气化痰;制半夏燥湿化痰;瓜蒌皮清热化痰,利气宽胸;茯苓健脾渗湿;石膏清泄肺热。佐药苦杏仁、紫苏子降气化痰止咳;桔梗开宣肺气,祛痰止咳;紫菀、款冬花润肺下气,化痰止咳;地黄、麦冬滋阴清热润肺。使药甘草祛痰止咳,调和药性。诸药合用,共奏清肺,化痰,止咳之功。

【规格】①水蜜丸每 100 丸重 10g;②大蜜丸每丸重 3g 或 6g。

【性状】本品为棕褐色的水蜜丸、小蜜丸或大蜜丸;气微香,味甜、微苦。

【用法用量】口服,水蜜丸一次 7.2g,小蜜丸一次 12g,大蜜丸一次 2 丸(每丸重 6g)或 4 丸(每丸重 3g),一日 2 次。

【现代应用】急慢性支气管炎、肺炎、支气管扩张等属痰热郁肺者。

【使用注意】孕妇慎用;气虚咳喘及阴虚燥咳者慎用。

急 支 糖 浆

《中华人民共和国药典》

【组成】鱼腥草 150g　金荞麦 150g　四季青 150g　麻黄 30g　紫菀 75g　前胡 45g　枳壳 45g　甘草 15g

【功效】清热化痰,宣肺止咳。

【主治】外感风热所致的咳嗽。症见发热,恶寒,胸膈满闷,咳嗽咽痛。

【方解】本方证为外感风热犯肺所致。风热犯肺,肺失宣降,故见发热恶寒,咳嗽咽痛。君药鱼腥草清肺解毒。臣药金荞麦、四季青清肺解毒化痰。佐药麻黄开宣肺气,止咳平喘;前胡宣散风热,降气化痰;紫菀化痰止咳;枳壳疏利气机。使药甘草化痰止咳,调和药性。诸药合用,共奏清热化痰,宣肺止咳之功。

【规格】每瓶装① 100ml;② 200ml。

【性状】本品为棕黑色的黏稠液体;味甜、微苦。

【用法用量】口服。成人一次 20~30ml,一日 3~4 次;儿童一岁以内一次 5ml,一岁至三岁一次 7ml,三岁至七岁一次 10ml,七岁以上一次 15ml,一日 3~4 次。

【现代应用】急性支气管炎、慢性支气管炎急性发作、感冒咳嗽等属痰热郁肺者。

【使用注意】孕妇及寒证者慎用;因其含麻黄,故运动员、心脏病者、高血压病者慎用。

川贝枇杷糖浆
《中华人民共和国药典》

【组成】川贝母流浸膏 45ml　桔梗 45g　枇杷叶 300g　薄荷脑 0.34g

【功效】清热宣肺,化痰止咳。

【主治】风热犯肺证。症见咳嗽痰黄或咯痰不爽,咽喉肿痛,胸闷胀痛。

【方解】本方证为风热犯肺,痰热内阻,肺失宣降所致。风热犯肺,宣降失常,则见咳嗽痰黄,咽喉肿痛。君药川贝母清热化痰、润肺止咳。臣药枇杷叶助川贝母止咳化痰。佐使药薄荷疏散风热,桔梗宣肺,祛痰排脓。诸药合用,共奏清热宣肺,止咳化痰之功。

【规格】每瓶装 150ml。

【性状】本品为棕红色的黏稠液体;气香,味甜、微苦、凉。

【用法用量】口服。一次 10ml,一日 3 次。

【现代应用】感冒咳嗽、慢性支气管炎、肺炎等属风热犯肺者。

【使用注意】外感风寒及阴虚久咳者忌服。

清肺抑火丸
《中华人民共和国药典》

【组成】黄芩 140g　栀子 80g　知母 60g　浙贝母 90g　黄柏 40g　苦参 60g　桔梗 80g　前胡 40g　天花粉 80g　大黄 120g

【功效】清肺止咳,化痰通便。

【主治】痰热阻肺证。症见咳嗽,痰黄稠黏,口干咽痛,大便干燥。

【方解】本方所治诸证为痰热阻肺所致。痰热阻肺,肺失宣肃,肺气上逆,故见咳嗽;热邪煎灼津液,则痰黄稠黏,口干咽痛;肺气失于肃降,津液不能下达,致大肠传导功能失常,则见大便干燥难出。方中黄芩苦寒入肺经,善于清泻肺热,为君药。栀子清泻三焦火热,浙贝母清肺止咳、化痰散结,黄柏清热解毒、善泻下焦,大黄通腑泄热、引痰热下行从大肠而去,四药共助黄芩清肺降火,为臣药。桔梗开宣肺气、祛痰利咽,前胡降气化痰止咳,天花粉清热润燥、生津止渴,知母清热泻火、滋阴润燥,苦参清热燥湿,均为佐药。全方共奏清肺抑火、止咳化痰之功。

【规格】①水丸每 100 粒重 6g;②大蜜丸每丸重 9g。

【性状】本品为淡黄色至黄褐色的水丸,或为棕褐色的大蜜丸;气微,味苦。

【用法用量】口服。水丸一次 6g,大蜜丸一次 1 丸,一日 2~3 次。

【其他制剂】

1. 清肺抑火膏(《中华人民共和国卫生部药品标准 中药成方制剂 第二十册》)　每瓶装① 30g;② 60g;③ 120g。本品为黑褐色稠厚的半流体;味甜、微苦。口服,一次 5g,一日 2 次。

2. 清肺抑火片(《中华人民共和国卫生部药品标准 中药成方制剂 第二册》)　每片重 0.6g。

本品为棕黄色片;味苦。口服,一次 4 片,一日 2 次。

【现代应用】支气管炎、肺部感染见上述证候者。

【使用注意】孕妇、风寒咳嗽者及脾胃虚弱者慎服。服药期间,忌食生冷、辛辣、燥热食物,忌烟酒。

点滴积累

1. 清热化痰剂具有清化热痰作用,主治热痰证。
2. 清气化痰丸、复方鲜竹沥液、橘红丸和清肺抑火丸均可用于痰热咳嗽,痰稠色黄。清气化痰丸长于清热理气化痰,用治邪热犯肺、痰热互结之证;复方鲜竹沥液长于清热化痰,止咳,用治感受外邪、入里化热所致的痰热咳嗽;橘红丸长于清肺、化痰、止咳,用治痰热蕴肺、肺失宣肃所致痰热咳嗽;清肺抑火丸长于清肺止咳、化痰通便,用治痰热阻肺、肺失宣肃、肺气上逆所致咳嗽,伴口干咽痛、大便干燥之症。
3. 蛇胆川贝散、急支糖浆、川贝枇杷糖浆均可用于风热犯肺所致咳嗽,而蛇胆川贝散长于清肺、止咳、祛痰,用于风热犯肺,或风寒化热、邪热蕴肺、肺失宣肃所致肺热咳嗽;急支糖浆长于清热化痰、宣肺止咳,用治外感风热所致的咳嗽;川贝枇杷糖浆长于清热宣肺、化痰止咳,用治风热犯肺、痰热内阻、肺失宣降所致咳嗽。
4. 羚羊清肺丸用于肺胃热盛,感受时邪所致的身热头晕,咳嗽痰盛等症。
5. 礞石滚痰丸用于痰火扰心所致的癫狂惊悸,或喘咳痰稠、大便秘结等症。

第三节　润肺化痰剂

润肺化痰剂,具有润燥化痰作用,适用于燥痰证。症见干咳少痰,痰稠而黏,咽喉干燥,咳之不爽,舌苔黄干,脉数。

养阴清肺膏
《中华人民共和国药典》

【组成】地黄 100g　麦冬 60g　玄参 80g　川贝母 40g　白芍 40g　牡丹皮 40g　薄荷 25g　甘草 20g

【功效】养阴润燥,清肺利咽。

【主治】阴虚肺燥证。症见咽喉干痛,干咳少痰或痰中带血。

【方解】本方证为素体阴虚,肺失濡养所致。阴虚肺燥,肺失濡润则干咳少痰;燥伤肺络,则痰中带血。君药地黄滋肾阴以救肺燥。臣药麦冬养肺阴,清肺热;玄参滋阴润燥。佐药白芍益阴泄热,助地黄、麦冬养阴清肺润燥;牡丹皮清热凉血而消肿痛,助地黄、玄参凉血解毒而利咽喉;川贝母润肺化痰止咳;薄荷疏散风热,清利咽喉。使药甘草泻火解毒利咽,调和药性。诸药合用,共奏养阴润燥,清肺利咽之功。

【规格】每瓶装 100ml。

【性状】本品为棕褐色稠厚的半流体;气香,味甜,有清凉感。

【用法用量】口服。一次 10~20ml,一日 2~3 次。

【现代应用】扁桃体炎、咽喉炎等属阴虚肺燥者。

【使用注意】孕妇慎用;咳嗽痰多者慎用。

二母宁嗽丸
《中华人民共和国药典》

【组成】川贝母 225g 知母 225g 石膏 300g 炒栀子 180g 黄芩 180g 蜜桑白皮 150g 茯苓 150g 炒瓜蒌子 150g 陈皮 150g 麸炒枳实 150g 炙甘草 30g 五味子(蒸)30g

【功效】清肺润燥,化痰止咳。

【主治】燥热蕴肺所致咳嗽。症见咳嗽,痰黄而黏不易咳出,胸闷气促,久咳不止,声哑喉痛。

【方解】本方证为秋燥伤肺,肺失濡润所致。燥热蕴肺,煎灼津液,则痰黄黏不易咳出,阻滞气机,则胸闷气促。君药川贝母清润肺燥,化痰止咳;知母甘寒清肺润肺以治燥。臣药黄芩清肺热;石膏清泻肺火;栀子清热泻火解毒。佐药桑白皮清泻肺热,止咳平喘;瓜蒌子润肺化痰止咳;陈皮、枳实理气化痰除痞,茯苓健脾渗湿,治生痰之源;五味子敛肺止咳。使药炙甘草调和药性。诸药合用,共奏清肺化痰,润肺宁嗽之功。

【规格】①大蜜丸每丸重 9g;②水蜜丸每 100 丸重 10g。

【性状】本品为棕褐色的大蜜丸或水蜜丸;气微香,味甜、微苦。

【用法用量】口服。大蜜丸一次 1 丸,水蜜丸一次 6g,一日 2 次。

【现代应用】急慢性支气管炎、支气管哮喘、肺炎等属燥热蕴肺者。

【使用注意】风寒咳嗽者慎用。

蜜炼川贝枇杷膏
《中华人民共和国卫生部药品标准 中药成方制剂 第十六册》

【组成】川贝母 枇杷叶 桔梗 陈皮 水半夏 北沙参 五味子 款冬花 杏仁水 薄荷脑

【功效】清热润肺,化痰止咳。

【主治】肺燥咳嗽。症见咳嗽,痰黄而黏,胸闷,咽喉疼痛或痒,声音嘶哑。

【方解】本方证为温燥伤肺所致。燥邪伤肺,灼津为痰,则咳嗽有痰;津伤液少,气道干涩,故见咽喉痛痒,声音嘶哑。君药川贝母、枇杷叶清热润肺,止咳化痰。臣药款冬花、苦杏仁润肺下气,止咳平喘;薄荷脑宣肺解表,与款冬花、苦杏仁配伍有宣有降,以复肺气之宣降。佐药北沙参养阴清肺;陈皮理气化痰;水半夏燥湿化痰;桔梗宣肺祛痰利咽;五味子敛肺止咳。诸药合用,共奏清肺润燥、化痰利咽、止咳平喘之功。

【规格】每瓶装① 75ml；② 100ml。

【性状】本品为棕红色稠厚的半流体；气香，味甜，具清凉感。

【用法用量】口服。一次 15ml，一日 3 次，小儿酌减。

【现代应用】急慢性支气管炎、感冒咳嗽属燥邪伤肺者。

【使用注意】风寒咳嗽者慎用。

点滴积累

1. 润肺化痰剂具有润燥化痰作用，主治燥痰证。
2. 养阴清肺膏用于阴虚肺燥之咽喉干痛，干咳少痰。二母宁嗽丸用于燥热蕴肺所致之久咳不止，痰黄而黏不易咳。蜜炼川贝枇杷膏用于温燥伤肺所致之咳嗽痰黄，咽喉痛痒。

第四节　治风化痰剂

治风化痰剂，具有息风化痰或疏风化痰作用，适用于内风夹痰或外风生痰之风痰证。症见眩晕头痛，或发癫痫，甚则昏厥，不省人事；或恶风发热，咳嗽咽痒痰多等。

半夏白术天麻汤
《医学心悟》

【组成】半夏 4.5g　天麻 3g　白术 9g　橘红 3g　茯苓 3g　甘草 1.5g

【功效】化痰息风，健脾祛湿。

【主治】风痰上扰证。症见眩晕，头痛，胸膈痞闷，恶心呕吐，舌苔白腻，脉弦滑。

> 课堂活动
> 半夏白术天麻汤组成与二陈汤有何异同？

【方解】本方证为脾湿生痰，引动肝风，肝风挟湿痰上扰清窍。风痰上扰清窍，故眩晕，头痛；痰浊中阻，则胸闷呕恶。舌苔白腻，脉弦滑均为风痰之象。君药半夏燥湿化痰，降逆止呕，为治湿痰之要药；天麻平抑肝阳，息风止眩，为治头痛眩晕之要药，二者合用，共治风痰。臣药白术、茯苓健脾祛湿，以治生痰之源。佐药橘红理气化痰，使气顺痰消。使药甘草调和诸药；煎加姜、枣调和脾胃。诸药合用，可使脾健湿去，痰化风息，眩晕头痛诸症得愈。

【用法用量】加生姜 1 片、大枣 2 枚，水煎服。

【现代应用】耳源性眩晕、高血压病、神经性眩晕、癫痫、面神经瘫痪等属风痰上扰者。

【使用注意】阴虚阳亢、气血不足之眩晕，不宜使用。

【附方】

半夏天麻丸(《中华人民共和国药典》) 法半夏、天麻、炒白术、茯苓、陈皮、炙黄芪、人参、苍术(米泔炙)、泽泻、六神曲(麸炒)、炒麦芽、黄柏。功能健脾祛湿,化痰息风。主治脾虚湿盛,痰浊内阻证,症见眩晕,头痛,如蒙如裹,胸脘满闷。每100粒重6g。为浅黄色至棕黄色的水丸;味苦、微甘。口服。一次6g,一日2~3次。

定 痫 丸
《医学心悟》

【组成】明天麻30g 川贝母30g 半夏(姜汁炒)30g 茯苓(蒸)30g 茯神(去木蒸)30g 胆南星(九制者)15g 石菖蒲(杵碎,取粉)15g 全蝎(去尾,甘草水洗)15g 僵蚕(甘草水洗,去咀,炒)15g 真琥珀(腐煮,灯草研)15g 辰砂(细研,水飞)9g 陈皮(洗,去白)21g 远志(去心,甘草水泡)21g 丹参(酒蒸)60g 麦冬(去心)60g

课堂活动
定痫丸中之辰砂为何要细研、水飞?

【功效】涤痰息风,清热定痫。

【主治】痰热痫证。症见忽然发作,眩仆倒地,不省人事,目斜口喎,甚则抽搐,痰涎直流,叫喊作声,舌苔白腻微黄,脉弦滑略数。亦用于癫狂。

【方解】本方证为风痰蕴热,上蒙脑窍所致。素有积痰,因惊恐恚怒,气机逆乱,肝风夹痰上蒙清窍,致猝然眩仆倒地,不省人事,痰涎直流,叫喊作声;肝风内动,故见目斜口喎,甚则抽搐;舌脉为风痰蕴热之象。君药竹沥清热化痰,镇惊利窍;胆南星清热化痰,息风定痫。臣药天麻平肝息风;半夏燥湿化痰;石菖蒲除痰开窍;远志开心窍,安心神。佐药陈皮燥湿化痰,使气顺痰消;茯苓健脾渗湿,以杜生痰之源;川贝母化痰散结而清热,全蝎、僵蚕息风止痉,化痰散结;丹参、麦冬清心除烦;辰砂、琥珀、茯神安神定痫;姜汁少许,化痰涎。使药甘草调和诸药。诸药合用,共奏涤痰息风,清热定痫之功。

【用法用量】用竹沥一小碗,姜汁一杯,再用甘草四两煮膏,和药为丸,如弹子大,辰砂为衣,每服一丸(现代用法:共为细末,用甘草120g熬膏,加竹沥100ml与生姜汁50ml为丸,每服9g;亦可作汤剂,加甘草水煎,去渣,入竹沥、姜汁、琥珀、朱砂冲服,用量按原方比例酌定)。

【现代应用】癫痫病发作期属风痰蕴热者。

【使用注意】对久病频发者,须注重调补正气。

止 嗽 散
《医学心悟》

【组成】桔梗(炒)1 000g 荆芥1 000g 紫菀(蒸)1 000g 百部(蒸)1 000g 白前(蒸)1 000g 甘草(炒)375g 陈皮500g

【功效】宣利肺气,疏风止咳。

【主治】风邪犯肺之咳嗽。症见咳嗽咽痒,咯痰不爽,或微有恶风发热,舌苔薄白,脉浮缓。

【方解】本方证为表邪未尽,肺气失宣所致。风邪犯肺,肺失清肃,解表不彻而其邪未尽,故仍咳嗽咽痒,或微有恶风发热。君药紫菀、百部温润入肺,理肺化痰止嗽。臣药桔梗宣肺止咳;白前降气化痰。两者并用,一宣一降,以复肺气之宣降。佐药荆芥疏风解表;陈皮理气化痰。佐使药甘草利咽止咳,调和诸药。诸药合用,温而不燥,散寒不助热,解表不伤正,共奏止咳化痰,疏表宣肺之功。

【用法用量】上为末,每服9g,食后,临卧开水调下;初感风寒,生姜汤调下。亦可作汤剂,水煎服,用量按原方酌减。

【其他制剂】

止嗽丸(《中华人民共和国卫生部药品标准 中药成方制剂 第一册》) 每7粒重1g。本品为棕褐色或棕黑色光亮的浓缩丸;味微苦、微辛。口服。一次20粒,一日2~3次。

【现代应用】上呼吸道感染、支气管炎、百日咳等属表邪未尽、肺气失宣者。

【使用注意】阴虚劳嗽或肺热咳嗽者,不宜使用。

点滴积累

1. 治风化痰剂具有息风化痰或疏风化痰作用,主治内风夹痰之风痰或外风生痰证。
2. 半夏白术天麻汤与定痫丸均治内风夹痰证,其中半夏白术天麻汤善治风痰上扰之眩晕;定痫丸善治痰热内扰之痫证。止嗽散治外风生痰,用于风邪犯肺之咽痒咳嗽,微恶风发热。

第五节　化痰散结剂

化痰散结剂,具有软坚散结、祛痰止咳等作用,主治痰火互结所致的瘰疬、瘿瘤。

消 瘿 丸
《中华人民共和国药典》

【组成】昆布300g　海藻200g　蛤壳50g　浙贝母50g　桔梗100g　夏枯草50g　陈皮100g　槟榔100g

【功效】散结消瘿。

【主治】痰火郁结所致的瘿瘤初起。症见颈前肿块,烦热,口苦,多汗,舌红苔腻,脉弦滑。

【方解】本方所治瘿瘤多因情志不遂,或因饮食水土失宜而致痰气交结,日久化火,郁结于颈部而成,故见颈前肿块;痰火郁结则见烦热,口苦,多汗,舌红苔腻,脉弦滑。方中昆布、海藻,味咸性寒,咸能软坚,寒能清热,消瘿散结、清热消痰,故为君药。蛤壳咸寒,清热化痰,软坚散结;浙贝母苦泄寒清,清热化痰、开郁散结;夏枯草辛散苦泄,清散痰火郁结,三药同用,助君药清热消痰散结之功,故为臣药。陈皮辛散苦燥,燥湿化痰、行气健脾;槟榔辛散苦泄性温,破气消积,二药同用,既破气化痰消积,又寓"气行则痰消"之意,故为佐药。桔梗善开提肺气、载药上行、宣肺祛痰,故为使药。全方配伍,咸寒软坚泻火,苦辛行气散结,共奏散结消瘿之功,善治痰火郁结所致的瘿瘤初起。

【规格】大蜜丸,每丸重3g。

【性状】本品为褐色的大蜜丸;味咸、涩。

【用法用量】口服,一次1丸,一日3次,饭前服用;小儿酌减。

【现代应用】单纯型地方性甲状腺肿见上述证候者。

【使用注意】孕妇慎用。

【附方】

消瘿散(《集验中成药》林正松方) 酒炒黄药子15g、海藻10g、昆布10g、海浮石12g、生牡蛎10g、当归10g、川芎6g、红花10g、土贝母10g、乌药6g、八月扎10g、柴胡15g、夏枯草15g、玄参10g、半夏9g。功能:养阴清热、行气解郁、化痰祛湿、软坚散结。主治结节性甲状腺肿、甲状腺腺瘤、甲状腺囊肿。本品为散剂。口服。每次服9g;一日2次,开水冲服。1个月为1疗程。

点滴积累

1. 化痰散结剂,具有软坚散结、祛痰止咳等作用,主治痰火互结所致的瘰疬、瘿瘤。
2. 消瘿丸具有散结消瘿作用,用于痰火郁结所致的瘿瘤初起。

第六节　止咳平喘剂

止咳平喘剂,具有宣降肺气、止咳平喘作用,适用于咳喘证。症见咳嗽,气喘,胸膈满闷等。

蛤蚧定喘丸
《中华人民共和国药典》

【组成】蛤蚧11g　瓜蒌子50g　紫菀75g　麻黄45g　醋鳖甲50g　黄芩50g　甘草50g　麦冬50g　黄连30g　百合75g　炒紫苏子25g　石膏25g　炒苦杏仁50g　煅石膏25g

【功效】滋阴清肺,止咳平喘。

【主治】肺肾两虚,阴虚肺热所致虚劳久咳,年老哮喘。症见咳嗽气喘,气短烦热,胸满郁闷,盗汗,舌红少苔,脉细数。

【方解】本方证为肺肾阴虚，肺失清肃所致。肺肾阴虚，虚火上炎，肺失清肃，故见咳嗽气喘，气短烦热。君药蛤蚧补肺益肾，摄纳肾气而定喘止嗽，为治虚喘之佳品。臣药鳖甲、麦冬、百合滋补肺阴，生津润燥，除蒸退热。佐药麻黄宣肺平喘；紫菀、紫苏子、瓜蒌子、苦杏仁化痰降逆平喘；黄芩、石膏、黄连清泻肺热。使药甘草祛痰止咳，调和诸药。全方扶正祛邪并用，标本兼治，共奏滋阴清热、止咳定喘之功。

【规格】①小蜜丸每60粒重9g；②大蜜丸每丸重9g。

【性状】本品为棕色至棕黑色的水蜜丸、黑褐色的小蜜丸或大蜜丸；气微，味苦、甜。

【用法用量】口服。水蜜丸一次5~6g，小蜜丸一次9g，大蜜丸一次1丸，一日2次。

【现代应用】喘息型慢性支气管炎、支气管哮喘、肺结核、肺炎等属肺肾阴虚之久咳哮喘。

【使用注意】孕妇慎用；咳嗽新发者慎用。

固本咳喘片
《中华人民共和国药典》

【组成】党参151g　白术(麸炒)151g　茯苓100g　麦冬151g　盐补骨脂151g　炙甘草75g　醋五味子75g

【功效】益气固表，健脾补肾。

【主治】脾虚痰盛，肾气不固之咳喘。症见咳嗽，痰多，喘息气促，动则喘剧，体倦乏力，食少便溏。

【方解】本方证为脾虚痰盛，肾气不固所致。脾虚失运，停湿生痰犯肺，故见咳嗽痰多；肾气不固则喘息气促。君药党参补中益气，健脾益肺。臣药白术健脾燥湿，固表止汗；补骨脂温肾补脾，纳气平喘。佐药茯苓健脾渗湿，消痰止泻；五味子固肾敛肺止咳，为治久咳虚喘之要药；麦冬滋阴润燥，润肺止咳，并防诸药温燥伤阴。佐使药炙甘草益气补脾，祛痰止咳，调和诸药。诸药合用，共奏益气固表、健脾益肾之功。

【规格】每片重0.4g。

【性状】本品为薄膜衣片，除去包衣后显棕褐色；味甜、微酸、微苦、涩。

【用法用量】口服。一次3片，一日3次。

【现代应用】慢性支气管炎、支气管哮喘、肺气肿等属脾虚痰盛、肾气不固者。

【使用注意】外感咳嗽慎用；慢性支气管炎、支气管哮喘急性发作期慎用。

点滴积累

1. 止咳平喘剂具有宣降肺气，止咳平喘作用，主治咳喘证。
2. 蛤蚧定喘丸滋阴清肺，止咳平喘，用于肺肾阴虚之久咳哮喘。固本咳喘片益气固表，健脾补肾，用于脾虚痰盛、肾气不固之咳喘。

附：祛痰剂现代常用中成药简表

方名	组成	功效	主治	用法及用量	规格
强力枇杷露	枇杷叶、罂粟壳、百部、白前、桑白皮、桔梗、薄荷脑、吗啡	养阴敛肺,止咳祛痰	痰热伤肺所致的咳嗽经久不愈。症见胸闷气短,痰少而黄或干咳无痰,口干咽燥,急、慢性支气管炎见上述证候者	口服。一次15ml,一日3次	每瓶装120ml
克咳胶囊	麻黄、罂粟壳、甘草、苦杏仁、莱菔子、桔梗、石膏	止嗽,定喘,祛痰	咳嗽,喘急气短	口服。一次3粒,一日2次	每粒装0.3g
桂龙咳喘宁颗粒	桂枝、龙骨、白芍、生姜、大枣、炙甘草、牡蛎、黄连、法半夏、瓜蒌皮、苦杏仁(炒)	止咳化痰,降气平喘	外感风寒、痰湿阻肺证。症见咳嗽、气喘、痰涎壅盛	开水冲服。一次1袋,一日3次	每袋装6g
蠲哮片	葶苈子、青皮、陈皮、黄荆子、槟榔、大黄、生姜	泻肺除壅,涤痰去瘀,利气平喘	支气管哮喘急性发作期热哮痰瘀伏肺之证。症见气粗痰涌,痰鸣如吼,咳呛阵作,痰黄稠厚等	口服。一次8片,一日3次	每片重0.3g
杏苏止咳颗粒	苦杏仁、陈皮、紫苏叶、前胡、桔梗、甘草	宣肺散寒,止咳祛痰	风寒感冒咳嗽、气逆	开水冲服。一次1袋,一日3次;小儿酌减	每袋装12g
止嗽定喘口服液	麻黄、石膏、苦杏仁、甘草	辛凉宣泄,清肺平喘	表寒里热,身热口渴,咳嗽痰盛,喘促气逆,胸膈满闷;急性支气管炎见上述证候者	口服。一次10ml,一日2~3次;儿童酌减	每支装10ml
人参保肺丸	人参、罂粟壳、五味子(醋炙)、川贝母、陈皮、砂仁、枳实、麻黄、苦杏仁(去皮炒)、石膏、甘草、玄参	益气补肺,止嗽定喘	肺气虚弱,津液亏损引起的虚劳久嗽,气短喘促等症	口服。一次2丸,一日2~3次	每丸重6g

目标检测

一、简答题

1. 祛痰剂分为几类? 各适用于哪些病证?

2. 二陈汤的组方原理是什么? 为什么说它是治痰的基础方?

3. 治热痰的常用方药有哪些? 其功效、主治各有何不同?

二、实例分析

1. 患者,男,29岁。几日前因感冒而引起咳嗽剧烈,质黏稠色黄,伴咽痛口渴,鼻流黄涕。患者自行去药店选购川贝枇杷糖浆。请问患者自行选购的药物是否合理? 根据所学知识,推荐最佳的用药方案。

习题

复习导图

2. 以下三方均为同一组药物组成,请问在制备清气化痰丸时应选何组药物,为什么?

   (1) 瓜蒌仁霜 10g   陈皮 10g   酒黄芩 10g   苦杏仁 10g   枳实 10g   茯苓 10g   天南星 12g
     生半夏 15g

   (2) 瓜蒌仁霜 10g   陈皮 10g   酒黄芩 10g   苦杏仁 10g   枳实 10g   茯苓 10g   胆南星 15g
     制半夏 15g

   (3) 瓜蒌仁霜 10g   陈皮 10g   生黄芩 10g   苦杏仁 10g   枳实 10g   茯苓 10g   胆南星 15g
     姜半夏 15g

第十八章　消食剂

学习目标

1. **掌握**　保和丸、枳实导滞丸的药物组成、功效、主治、配伍意义、临床应用及用法用量、使用注意；健脾丸、健胃消食片的功效、主治、临床应用及用法用量、使用注意；能对方剂与中成药进行基本的处方分析。
2. **熟悉**　槟榔四消丸、小儿化食丸、枳实消痞丸的功效、主治及临床应用；消食剂概述内容。
3. **了解**　启脾丸的功效与主治。

导学情景

情景描述：

　　患者，男，20岁，学生。2024年6月16日就诊，两天前与同学出去聚会，饱餐后出现胃脘胀满隐痛，未作处理，后胃脘胀痛逐渐加重，并呕吐未消化的食物，吐后胀痛稍减，现仍见胃脘胀痛，嗳气酸腐，恶心欲呕，食欲不振，大便酸臭，舌质红，苔黄而厚腻。到校医室就诊为食积停滞。

请思考：

　　1. 该学生诊断为食积停滞，应选何方治疗？

　　2. 食积停滞的病证有虚实之分，二者临床表现、治法、用药有何不同？

学前导语：

　　食积之病多因饮食不节、暴饮暴食或脾虚运化无力、饮食难消所致，临床表现以脘腹痞满胀痛、嗳腐吞酸、大便溏薄、倦怠乏力、舌苔厚腻、脉滑或虚弱等为主症。治疗食积停滞证则常常选择消食剂。临床诊治过程中要根据食积证的不同临床表现进行辨证选方、对证施治。本章将学习消食剂各方剂的组成、功效、主治及临床应用等内容。

　　凡以消食药为主，具有健脾消食、导滞化积等作用，用以治疗食积停滞的方剂，称为消食剂。属八法中"消法"范畴。

　　消食剂是专为饮食内停而设，凡食积内停，症见胸脘痞闷，嗳腐吞酸，恶食呕逆，腹痛泄泻等症均可应用。因病证有虚实之别，故消食剂分为消食导滞剂、健脾消食剂两类。

　　使用注意：①辨其病证之虚实，实证宜消，虚证宜补宜消；②消导剂虽作用缓和，但仍属攻削克伐之品，不宜长期使用。纯虚无实者禁用。

消食剂的现代研究

现代研究显示,消食剂在促进胃肠蠕动、改善消化功能的同时,还具有抗炎、抗氧化、调节胃肠微生物平衡等多重作用。以保和丸为例,其药理活性主要归功于山楂、神曲、半夏等中药。山楂富含黄酮类、三萜类化合物,具有明显的促消化、降脂作用,尤其长于消肉食油腻之积。神曲中含有淀粉酶、蛋白酶等成分,能够帮助分解食物,加速消化。半夏则通过其辛温理气的特性,调节胃肠蠕动,缓解食滞引起的腹胀、恶心等不适症状。方中的连翘具有清热解毒作用,能预防食积化热,并减少消化过程中可能引发的炎症反应。现代药理研究证实,保和丸不仅能有效缓解食积导致的消化不良,还可通过调节胃肠功能、增强免疫反应,起到全面的消化系统保护作用。这使得消食剂在现代临床中应用广泛,尤其是在治疗食积引发的消化问题中表现出较好的疗效。

第一节　消食导滞剂

消食导滞剂,具有消食导滞作用,适用于食积内停之证。症见胸脘痞闷、嗳腐吞酸、恶食呕逆、腹胀腹痛或泄泻。

保　和　丸
《丹溪心法》

【组成】山楂 180g　半夏 90g　茯苓 90g　神曲 60g　陈皮 30g　连翘 30g　莱菔子 30g

【功效】消食和胃。

【主治】食滞胃脘证。症见脘腹痞满胀痛,嗳腐吞酸,恶食呕逆,大便泄泻,舌苔厚腻,脉滑。

> **课 堂 活 动**
> 保和丸是消食之剂,方中为何配伍清热解毒之连翘?

【方解】本方证为饮食不节,暴饮暴食,食滞胃脘所致。暴饮暴食,脾运不良,食滞内阻,则脘腹痞满胀痛,嗳腐吞酸,恶食呕逆,大便泄泻。君药山楂酸甘性温,消一切饮食积滞,长于消肉食油腻之积。臣药神曲甘辛性温,消食健胃,善长化酒食陈腐之积;莱菔子辛甘而平,下气消食除胀,长于消谷面之积。三药同用,能消一切食物积滞。食积停滞,易阻气机,而生湿化热,佐药半夏、陈皮辛温,理气化湿,和胃止呕;茯苓甘淡,健脾利湿,和中止泻;连翘味苦微寒,既可散结以助消积,又可清解食积化热之象。诸药配伍,使食积得化,胃气得和,热清湿去,则诸症自除。其药力缓和,药性平稳,故名"保和丸"。

【规格】大蜜丸,每丸重 9g。

【性状】本品为棕色至褐色的小蜜丸或大蜜丸;气微香,味微酸、涩、甜。

【用法用量】口服。小蜜丸一次 9~18g,大蜜丸,一次 1~2 丸,一日 2 次;小儿酌减,温开水送服。

【其他制剂】

1. 保和丸(水丸)(《中华人民共和国药典》) 本品为灰褐色至褐色的水丸;气微香,味微酸、涩。口服。一次6~9g,一日2次,小儿酌减。

2. 保和片(《中华人民共和国药典》) 薄膜衣片,每片重0.4g。本品为深棕色的片;或为薄膜衣片,除去包衣后显深棕色;味酸、微苦。口服。一次4片,一日3次。

3. 保和颗粒(《中华人民共和国药典》) 每袋装4.5g。本品为黄棕色至黄褐色的颗粒;气微香,味微酸、甜。开水冲服。一次1袋,一日2次,小儿酌减。

【现代应用】急慢性胃炎、急慢性肠炎、消化不良、婴幼儿腹泻等证属食积内停者。

【使用注意】忌食生冷、硬黏、难消化食物。

小儿化食丸
《中华人民共和国药典》

【组成】六神曲(炒焦)100g 焦山楂100g 焦麦芽100g 焦槟榔100g 醋莪术50g 三棱(制)50g 牵牛子(炒焦)200g 大黄100g

【功效】消食化滞,泻火通便。

【主治】食滞化热所致积滞证。症见厌食,烦躁,恶心呕吐,口渴,脘腹胀满,大便干燥。

【方解】本方证为食滞久郁化热证。食滞日久,郁而化热,阻滞气机,胃失和降,则厌食,烦躁,恶心呕吐,口渴,脘腹胀满,大便干燥。方中君药焦山楂、焦神曲、焦麦芽消食化积,和胃行滞。臣药大黄攻积导滞,泻火通便,三棱、莪术破血祛瘀,消积止痛。佐药牵牛子、槟榔消积行水,共为辅药。诸药合用,共奏消积导滞之功,为治疗食积虫积、腹胀腹痛的良药。

【规格】每丸重1.5g。

【性状】本品为棕褐色的大蜜丸;味微苦。

【用法用量】口服,一岁以内一次1丸,一岁以上一次2丸,一日2次。

【其他制剂】

小儿化食口服液(《中华人民共和国药典》) 每支装10ml。本品为棕色的液体;气微,味甜。口服。三岁以上每次10ml,一日2次。

【现代应用】小儿消化不良、厌食、腹胀、大便干燥属食滞化热者。

【使用注意】忌食辛辣油腻。

> **知识链接**
>
> ### 药物炒焦的作用
>
> 小儿化食丸方中的药物多炒焦应用,能使药物产生焦香气,以顺应脾胃的生理特性,胃主受纳,脾主运化,喜香恶臭,消食药炒香后,能醒脾开胃,促进脾胃运化功能,增强消食化积的作用。同时又能缓和一些药物(槟榔、牵牛子)的峻烈之性,以免损伤正气,故多炒焦用。

枳实导滞丸

《中华人民共和国药典》

【组成】大黄200g　枳实(麸炒)100g　六神曲(炒)100g　茯苓60g　黄芩60g　黄连(姜汁炙)60g　白术100g　泽泻40g

【功效】消积导滞,清热利湿。

【主治】饮食积滞、湿热内阻证。症见脘腹胀满、不思饮食、大便秘结、泄泻、痢疾里急后重,舌红苔黄腻,脉沉有力。

【方解】本方证为湿热食滞伤中,气机不畅所致。湿热食滞阻滞肠胃,则脘腹胀满、不思饮食;若肠道传化失常;则泄泻;肠失传导,腑气不通,则大便秘结;若肠道气血壅滞,则痢疾里急后重。君药大黄攻积泻热通腑,以荡涤肠胃积滞。臣药枳实破气消积,导滞下行,以除脘腹之胀满;神曲消食化滞和中,使食消则脾胃和,与君药相伍,导湿热食滞下行。佐药黄连、黄芩燥湿清热,又可止痢;泽泻、茯苓,利湿下行。四药重在清利湿热,白术健脾固胃,使苦寒攻积不伤正。诸药配合,发挥消食导滞,祛湿清热之功。

【规格】每袋装6g。

【性状】本品为浅褐色至深褐色的水丸,气微香,味苦。

【用法用量】饭后服。一次6~9g,一日2次。

【现代应用】胃肠功能紊乱、肠炎、消化不良、细菌性痢疾等属湿热积滞者。

【使用注意】孕妇及过敏体质者慎用。

槟榔四消丸

《中华人民共和国药典》

【组成】槟榔200g　大黄(酒炒)400g　牵牛子(炒)400g　猪牙皂(炒)50g　香附(醋制)200g　五灵脂(醋炒)200g

【功效】消食导滞,行气泄水。

【主治】食积痰饮,消化不良。症见脘腹胀满,嗳气吞酸,大便秘结。

【方解】本方证为饮食不节,食滞不消,日久成积所致。食滞不消,则脘腹胀满,嗳气吞酸。君药槟榔辛散苦泄,消积导滞,行气利水。臣药大黄泻下通便,荡涤积滞,推陈致新;牵牛子通利二便,消积行气利水。佐药香附宽中行气消食;五灵脂行气活血以利行气;猪牙皂祛痰导滞,利气宽胸。诸药合用,可消食、消水、消痰、消滞,故曰"四消丸"。

【规格】①大蜜丸,每丸重9g;②水丸,每袋装6g。

【性状】本品为黄褐色的大蜜丸;或为浅褐色至褐色的水丸。气微香,味苦、辛。

【用法用量】口服。水丸一次6g,大蜜丸一次1丸,一日2次。

【现代应用】消化不良、胃炎、消化道结石、麻痹性肠梗阻等证属食滞痰阻者。

【使用注意】不宜在服药期间同时服用滋补性中药、人参或其制剂。孕妇忌服。

1. 消食化滞剂具有消食化滞作用,用于食积内停之证。
2. 保和丸为消食化积之通用方,主治一切食积之脘腹胀满,恶食呕逆之证;小儿化食丸长于消食泻火通便,用治小儿食积郁久化热之厌食烦躁,腹胀便秘之证;枳实导滞丸长于消食利湿清热,用于湿热积滞所致不思饮食、大便秘结、痢疾之证;槟榔四消丸善消宿食、痰水、气滞、血郁四种积滞,用治食积痰饮,消化不良。

第二节　健脾消食剂

健脾消食剂,具有健脾消食作用,适用于脾胃虚弱,食积内停之证。症见脘腹痞满,不思饮食,面黄体瘦,倦怠乏力,大便溏薄等。

健　脾　丸
《证治准绳》

【组成】白术(炒)75g　木香(另研)22g　黄连(酒炒)22g　甘草22g　白茯苓(去皮)60g　人参45g　神曲(炒)30g　陈皮30g　砂仁30g　麦芽(炒)30g　山楂(取肉)30g　山药30g　肉豆蔻(面裹煨热,纸包槌去油)30g

【功效】健脾和胃,消食止泻。

【主治】脾虚食积证。症见食少难消,脘腹痞闷,大便溏薄,倦怠乏力,苔腻微黄,脉虚弱。

【方解】本方证为脾虚不运,食积内停,生湿化热所致。脾虚不运,胃纳失职,则食少难消,脘腹痞闷,大便溏薄,倦怠乏力,饮食不化,脉虚弱;蕴湿生热,则苔腻微黄。君药白术、茯苓健脾祛湿以止泻。臣药人参、山药益气补脾;山楂、神曲、麦芽消食化滞和中,君臣相配,健脾消食,消补兼施。佐药山药、肉豆蔻健脾涩肠止泻;木香、砂仁、陈皮皆芳香醒脾,其中木香、陈皮理气化湿开胃,砂仁醒脾消食开胃;黄连清热燥湿,以清食积所化之热。佐使药甘草补中和药。诸药合用,脾健泻止,食消胃和,诸症自愈。

【规格】大蜜丸每丸9g。

【性状】本品为棕褐色至黑褐色的小蜜丸或大蜜丸,味微甜、微苦。

【用法用量】口服。小蜜丸一次9g,大蜜丸一次1丸,一日2次,小儿酌减。

【现代应用】慢性胃炎、消化不良属脾虚食滞者。

【使用注意】孕妇及哺乳期妇女慎用。

健胃消食片

《中华人民共和国药典》

【组成】太子参 228.6g　陈皮 22.9g　山药 171.4g　炒麦芽 171.4g　山楂 114.3g

【功效】健胃消食。

【主治】脾胃虚弱所致的食积。症见不思饮食，嗳腐酸臭，脘腹胀满；消化不良见上述证候者。

【方解】本方证为脾虚食停。脾胃虚弱，运化无力，则不思饮食，消化不良，嗳腐酸臭；食积停滞，气机不畅，则脘腹胀满。君药太子参、山药，益气健脾，以助运化。臣药山楂、麦芽消食化积。佐药陈皮理气和胃，行气导滞。诸药合用，补消兼施，故名"健胃消食片"。

【规格】①每片重 0.8g；②每片重 0.5g。

【性状】本品为浅棕黄色的片或薄膜衣片，也可为异形片。薄膜衣片除去包衣后显浅棕黄色；气微香，味微甜、酸。

【用法用量】口服，可以咀嚼。

【现代应用】脾胃虚弱所致的食积见有上述症状者。

【使用注意】忌食生冷食物。

枳实消痞丸

《兰室秘藏》

【组成】枳实(炒)15g　黄连 15g　厚朴(制)12g　半夏 9g　人参 9g　白术 6g　茯苓 6g　炙甘草 6g　麦芽 6g　干姜 6g

【功效】消痞化积，健脾和胃。

【主治】脾虚气滞，寒热互结证。症见心下痞满，不欲饮食，体倦乏力，胸腹痞胀，大便不畅。

【方解】本方证为脾虚不运，痰食交阻，生湿化热，寒热互结所致。脾虚不运，则不欲饮食，体倦乏力；寒热互结，则心下痞满，胸腹痞胀，大便不畅。君药枳实下气消积，行气除痞。臣药厚朴行气消胀，以除胃中滞气。佐药半夏降逆和胃，化痰散结；黄连清热燥湿；干姜温中散寒。三药相伍，辛开苦降，以消痞除满。人参、白术、茯苓益气健脾渗湿。使药麦芽消食和胃；甘草调和诸药。全方相合，有消有补，温清并用，以奏消痞除满、健脾和胃之功。

【规格】每 12 粒重 1g。

【性状】本品为棕褐色水丸；味微苦。

【用法用量】口服。一次 6g，一日 3 次。

【现代应用】慢性胃炎、慢性萎缩性胃炎、慢性支气管炎、功能性胃肠病、消化性溃疡证属脾虚气滞，寒热互结者。

【使用注意】忌食辛辣及油腻食物。

启 脾 丸

《中华人民共和国药典》

【组成】人参100g　白术(炒)100g　茯苓100g　甘草50g　陈皮50g　山药100g　莲子(炒)100g　山楂(炒)50g　六神曲(炒)80g　麦芽(炒)50g　泽泻50g

【功效】健脾和胃。

【主治】脾胃虚弱,消化不良,腹胀便溏。

【方解】本方证为脾胃气虚,消化呆滞所致。脾虚不运,食阻气机,则消化不良,腹胀便溏。方中君药人参、白术、茯苓、甘草即四君子汤补气健脾以助运。臣药山药、莲子健脾渗湿以止泻。佐药陈皮理气和胃宽中;山楂、神曲、麦芽消食化滞;泽泻利湿,以除胃肠湿热。诸药合用,具有补气健脾,和胃消食之功。若用紫苏叶、防风煎汤送服,适用于素体脾胃虚弱复受风寒的外感之人。

知识链接

启脾丸命名意义及现代研究

本方是以补气的"四君子汤"为基础方,又加了几味药食同用的药:山药、山楂、莲子肉、陈皮等而成。具有健脾和胃之功。"启脾"是启动、振奋、醒脾之意,就是启发脾气,使之振奋,以复脾胃功能。现代研究证明:启脾丸能够促进消化、调节肠胃功能、有效抑制溃疡的形成、保肝健脾养胃、抑制肠道内细菌,有强身壮体的作用。

【规格】①小蜜丸每100丸重20g;②大蜜丸每丸重3g。

【性状】本品为棕色的小蜜丸或大蜜丸;味甜。

【用法用量】口服。小蜜丸一次3g(15丸),大蜜丸一次1丸,一日2~3次;三岁以内小儿酌减。

【其他制剂】

启脾口服液(《中华人民共和国药典》)　①每瓶装10ml;②每瓶装100ml;③每瓶装120ml。本品为黄棕色至棕色的液体;气香、味甜。口服。一次10ml,一日2~3次;三岁以内小儿酌减。

【现代应用】常用于消化功能减退,慢性胃肠炎等属脾虚停食者。

【使用注意】忌生冷油腻及不易消化食物。感冒时不宜服用。

点滴积累

1. 健脾消食剂具有健脾消食作用,用于脾虚食停证。
2. 健脾丸长于健脾开胃消食,用治脾虚食停之食少难消之证;健胃消食片长于用治不思饮食,脘腹胀满之证;枳实消痞丸长于消痞化积,用于脾虚气滞,寒热互结之心下痞满;启脾丸长于健脾和胃,用于脾胃虚弱,消化不良,腹胀便溏。

附：消食剂现代常用中成药简表

方名	组成	功效	主治	用法及用量	规格
香砂枳术丸	木香、麸炒枳实、砂仁、白术(麸炒)	健脾开胃,行气消胀	脾虚气滞所致脘腹胀闷,食欲不振,大便不畅	口服。一次1袋,一日2次	每袋装10g
大山楂丸	山楂、六神曲(麸炒)、麦芽(炒)	开胃消食	食积内停所致食欲不振,消化不良,脘腹闷胀	口服。1次1~2丸,一日1~3次,小儿酌减	大蜜丸每丸重9g
六味安消散	藏木香、大黄、山奈、北寒水石(煅)、诃子、碱花	和胃健脾,消积导滞,活血止痛	脾胃不和、积滞内停所致的胃痛胀满、消化不良、便秘、痛经	口服。一次1.5~3g,一日2~3次	每袋装18g

目标检测

一、简答题

1. 何谓消食剂? 可分为几类,各适用于何证?

2. 保和丸主治食积内停之证,为何配伍连翘、陈皮、茯苓?

3. 为什么说健脾丸是消补兼施之剂?

二、实例分析

1. 患者,男,21岁。2天前因与同学聚会,饱食酒肉,回家后自感脘腹胀满不适,第2天腹痛泻泄10余次,不欲进食,嗳腐吞酸,舌苔厚腻,脉滑。请问应为他推荐何药? 为什么?

2. 患者,女,65岁。自感脘腹痞满不舒多年,近来加重,食少难消,体倦乏力,大便溏泻,舌白微腻,脉虚弱。请问应为她推荐何药? 为什么?

第十九章　外用剂

学习目标

1. **掌握** 冰硼散的药物组成、功效、主治、配伍意义、临床应用及用法用量、使用注意；如意金黄散、生肌玉红膏、紫金锭、云南白药、马应龙麝香痔疮膏、消痔栓、保妇康栓的功效、主治、临床应用及用法用量、使用注意；能对方剂与中成药进行基本的处方分析。
2. **熟悉** 八宝眼药散、桂林西瓜霜、京万红软膏、拔毒生肌散、阳和解凝膏、消痛贴膏、伤湿止痛膏、正骨水的功效、主治及临床应用；外用剂概述内容。
3. **了解** 癣宁搽剂、康妇消炎栓的方名、功效、主治、剂型。

导学情景

情景描述：

外用剂是以应用方法而命名的一类方剂。是将药物直接作用于人体的体表或腔道，通过皮肤或黏膜的渗透吸收，使药力直达病灶，达到治疗目的。因它具有疗效独特、作用迅速、使用方便，且高效、低毒、安全等特点，几千年来久用不衰。其治疗范围可涉及内、外、妇、儿、骨伤、皮肤、五官、肛肠等各科。

学前导语：

本章我们将探讨外用剂的分类、组成原理、药效特点及其在临床各科中的应用，深入了解其独特的治疗机制和使用方法。

凡将中药制成不同剂型，用于体表皮肤、口、咽、眼、鼻、耳等部位，使药物直接作用于患部而起治疗作用的方剂，称为外用剂。

外用剂适用范围较广，凡五官科、皮肤科、骨伤科、肛肠科、妇科等均可应用。外用方药的剂型很多，如散剂、膏剂、丹剂、栓剂、洗剂、搽剂、油剂、酊剂等。

使用注意：①部分外用剂含毒性药物，不可内服、不宜长期大剂量使用，以免引起蓄积中毒；②外用剂应用后出现皮肤过敏反应及时停用；③孕妇、运动员等特殊人群应慎用、忌用部分外用剂。

第一节　五官科外用剂

五官科外用剂，多采用黏膜给药形式，具有清热泻火解毒，退翳明目等作用，主要用治五官科疾病，如眼、耳、鼻、咽喉等疾病。

冰 硼 散
《中华人民共和国药典》

【组成】冰片 50g　硼砂(煅)500g　朱砂 60g　玄明粉 500g

【功效】清热解毒,消肿止痛。

【主治】热毒蕴结。症见咽喉疼痛,牙龈肿痛,口舌生疮。

> **课 堂 活 动**
> 冰硼散除治疗口腔溃疡外,还可以治疗哪些疾病?

【方解】本方证为热毒蕴结上焦所致。热毒蕴结不散,客于咽喉,则咽喉疼痛;热毒上攻,则牙龈肿痛,口舌生疮。方中君药冰片、硼砂清热解毒利咽以止痛,且硼砂又为治喉科的要药,能消肿防腐;臣药朱砂清热解毒;玄明粉清热软坚消肿。四药合用,共奏清热解毒、消肿止痛之功。

【规格】每瓶(支)装 0.6g、1.5g、2g、3g。

【性状】本品为粉红色的粉末;气芳香,味辛凉。

【用法用量】外用。吹敷患处,每次少量,一日数次。

【现代应用】口腔溃疡、舌下腺炎、带状疱疹、宫颈糜烂、新生儿脐炎、癣病、湿疹、脓疱疮、中耳炎等属热毒蕴结者。

【使用注意】孕妇慎用;本品含朱砂,有小毒,不宜长期大剂量使用,以免引起蓄积中毒。

八宝眼药散
《中华人民共和国卫生部药品标准 中药成方制剂 第六册》

【组成】珍珠 9g　麝香 9g　熊胆 9g　海螵蛸(去壳)60g　硼砂(炒)60g　朱砂 10g　冰片 20g　炉甘石(三黄汤飞)300g　地栗粉 200g

【功效】消肿止痛,退翳明目。

【主治】肝胃火盛。症见目赤肿痛,眼缘溃烂,障翳胬肉,羞明流泪。

【方解】本方证为肝胃火盛所致。肝开窍于目,火热循经上攻目赤肿痛。君药炉甘石甘平,明目退翳,收湿止痒,将其煅后研细,再用三黄(黄连、黄芩、黄柏)汤飞制后,以增清热泻火解毒之功,以利消肿止痛。臣药地栗粉甘寒清热凉血退翳;熊胆苦寒清肝泻火明目;炒硼砂清热解毒、防腐消肿;冰片清热消肿,防腐止痛。佐药珍珠清肝明目退翳、解毒敛疮;朱砂清热解毒明目;海螵蛸咸涩收湿敛疮生肌。使药麝香辛香透散力强,引诸药入窍,活血散瘀,消肿止痛。诸药合用,清泄消散,兼以收敛,共奏清热泻火、消肿止痛、退翳明目、收湿敛疮之功。

【规格】每管或瓶装 1.2g 或 0.5g。

【性状】本品为淡橙红色至淡红色的极细粉末;气香。

【用法用量】外用。每用少许,点于眼角,一日 2~3 次。

【现代应用】急性出血性结膜炎、流行性角膜结膜炎早期、眦部睑缘炎、溃疡性眼睑炎等属肝胃火盛者。

【使用注意】孕妇慎用。

桂林西瓜霜
《中华人民共和国药典》

【组成】西瓜霜 50g　黄柏 10g　山豆根 20g　浙贝母 10g　冰片 20g　大黄 5g　甘草 10g　硼砂（煅）30g　黄连 10g　射干 10g　青黛 15g　无患子果（炭）8g　黄芩 20g　薄荷脑 8g

【功效】清热解毒，消肿止痛。

【主治】风热上攻、肺胃热盛。症见乳蛾、喉痹、口糜，症见咽喉肿痛、喉核肿大、口舌生疮、牙龈肿痛或出血。

【方解】本方证为风热上攻、肺胃热盛所致。君药西瓜霜、山豆根以清热解毒。臣药黄芩、黄连、黄柏以清热燥湿，泻火解毒。大黄峻下热结，通腑泄热；射干清热利咽；浙贝母养阴清热，化痰利咽；薄荷脑宣散风热；硼砂、雄黄、青黛、无患子解毒消肿为佐药。冰片通窍止痛为使药。全方共同发挥有清热解毒，消肿止痛之效。

【规格】每瓶装① 1.0g；② 2.0g；③ 2.5g；④ 3.0g。

【性状】本品为灰黄绿色的粉末；气香，味咸、甜、微苦而辛凉。

【用法用量】外用，喷、吹或敷于患处，一次适量，一日数次；重症者兼服，一次 1~2g，一日 3 次。

【现代应用】急、慢性咽炎，扁桃体炎，口腔炎，口腔溃疡，牙龈炎见上述证候者及轻度烫伤（表皮未破）者。亦可用于中耳炎、慢性单纯性鼻炎、会阴切口感染、慢性宫颈炎、乳状皲裂、肛裂、褥疮、臁疮、冻疮、疱疮。

【使用注意】孕妇禁用；虚寒者、脾胃虚弱者，以及老人、儿童慎用；本品含有山豆根，不宜过量、久服；口腔用药需清除食物残渣，且用药后禁食 30~60 分钟。

点滴积累

1. 五官科外用剂多采用黏膜给药形式，用于眼、耳、鼻、咽喉等疾病。
2. 冰硼散清热解毒，消肿止痛。用于热毒蕴结之咽喉疼痛，牙龈肿痛。八宝眼药散长于消肿止痛，退翳明目。用治肝胃火盛所致的目赤肿痛，眼缘溃烂，障翳胬肉，羞明流泪。桂林西瓜霜清热解毒，消肿止痛。用于风热上攻、肺胃热盛所致的乳蛾、喉痹、口糜，症见咽喉肿痛、喉核肿大、口舌生疮、牙龈肿痛或出血。

第二节　皮肤科外用剂

皮肤科外用剂，多采用透皮给药，将药物敷贴于皮肤表面，具有保护创面、润滑肌肤及局部治疗作用,多用治皮肤局部的病症,如疮疡、水火烫伤、冻伤、蚊虫咬伤等。多以膏剂、散剂及一些洗剂、搽剂为主。

如意金黄散
《外科正宗》

【组成】天花粉 320g　白芷 160g　姜黄 160g　大黄 160g　黄柏 160g　苍术 64g　厚朴 64g　陈皮 64g　甘草 64g　生天南星 64g

【功效】清热解毒,消肿止痛。

【主治】疮疡肿痛,丹毒流注。症见肌肤红、肿、热、痛,亦治跌仆损伤者。

【方解】本方证为热毒壅滞,蕴结肌肤所致。热毒壅聚肌肤,气血瘀滞不畅,则见疮疡肿痛,丹毒流注。君药天花粉清热泻火,消肿排脓,对未成脓者使之消散,已成脓者促其溃疮排脓。臣药姜黄、白芷、天南星活血散结,消肿止痛。佐药大黄、黄柏清热燥湿,泻火解毒,用治热毒疮疡;苍术、陈皮行气燥湿。使药甘草清热解毒。诸药合用,共奏解毒消肿止痛之功。

【规格】每袋装 15g。

【性状】本品为黄色至金黄色的粉末;气微香,味苦、微甘。

【用法用量】外用。红肿、烦热、疼痛,用清茶调敷;漫肿无头,用醋或葱酒调敷,亦可用植物油或蜂蜜调敷,一日数次。

【现代应用】痈、疖、急性化脓性淋巴管炎、体表浅部脓肿、急性蜂窝织炎、多发性转移深部脓肿、软组织损伤、肢体外伤等证属热毒壅滞者。

【使用注意】外用药,不可内服。

生肌玉红膏
《外科正宗》

【组成】甘草 60g　白芷 60g　当归 60g　紫草 60g　虫白蜡 210g　瓜儿血竭 24g　轻粉 24g

【功效】解毒,祛腐,生肌。

【主治】痈疽疮疔。症见疮面肿痛,乳痈发背,溃烂流脓,久不收口。

【方解】本方证为热毒蕴结所致。热毒蕴结,气血阻滞,壅遏不通则肉腐,发为痈疽疮疔而见疮面肿痛,乳痈发背,溃烂流脓;脓出不畅,则久不收口。方中君药血竭活血化瘀,化腐生肌敛疮,以治疮疡久溃不敛。臣药轻粉拔毒敛疮,以治疮疡溃烂;虫白蜡生肌、定痛。佐药紫草、当归、白芷活血消肿止痛;紫草又治水火烫伤;佐使药甘草清热解毒,既治热毒疮疡,又调和诸药。诸药合用,共奏解毒消肿、生肌止痛之功。

> **知识链接**
>
> #### 虫白蜡的由来及作用
> 虫白蜡是白蜡虫寄生于女贞树上由雄虫分泌的蜡花,经加工熬制而成的精制品。其以虫蜡酸、虫蜡

醇酯为主要成分,属于高分子动物蜡,商品白蜡洁白如玉、质地坚硬而有脆性,熔点高而稳定性强,具有生肌止血、止痛补虚、续筋接骨等功效。放入外用软膏剂中不仅能起到治疗作用,还能起到增稠作用,使得软膏剂便于涂抹和附着在皮肤上。

【规格】每盒装 12g。

【性状】本品为紫红色的软膏;气微。

【用法用量】外用。疮面洗清后,摊涂于纱布上贴敷患处,一日 1 次。

【现代应用】水火烫伤,宫颈糜烂,外科手术切口溃疡,肛肠病(如内痔、外痔、混合痔、肛瘘、肛裂、肛门脓肿等)术后处理,急性化脓性感染,疮、痈、疖、肿、淋巴管炎、乳腺炎,下肢慢性溃疡溃后久不收口等属热毒蕴结者。

【使用注意】忌食辛辣食物,勿内服。

紫 金 锭
《中华人民共和国药典》

【组成】山慈菇 200g 红大戟 150g 千金子霜 100g 五倍子 100g 人工麝香 30g 朱砂 40g 雄黄 20g

【功效】辟瘟解毒,消肿止痛。

【主治】外用治疗疮疖肿,虫咬损伤,无名肿毒,以及痄腮、丹毒、喉风等;内服治中暑时疫。症见脘腹胀闷疼痛,恶心呕吐,泄泻,以及小儿痰厥。

【方解】本方证为热毒壅滞气血所致。热毒壅滞肌肤,气血郁滞不畅,则见疔疮疖肿,无名肿毒;若热毒上攻头面,则见痄腮、丹毒、喉风。君药麝香辛香走窜,善行血中之瘀滞,活血消肿止痛;山慈菇清热解毒,行气血郁滞,以消痈散结;臣药雄黄解毒力强,能以毒攻毒,为"治疮杀毒之要药",善治疔疮疖肿,虫蛇咬伤;红大戟、千金子霜逐血消肿散结;佐药朱砂化辟秽解毒、化腐生肌。五倍子燥湿敛疮止血。诸药合用,共成辟瘟解毒,消肿止痛之剂。

【规格】①每锭重 0.3g;②每锭重 3g。

【性状】本品为暗棕色至褐色的长方形或棍状的块体;气特异,味辛而苦。

【用法用量】口服。一次 0.6~1.5g,一日 2 次。外用醋磨,调敷患处。

【现代应用】皮肤及软组织急性化脓感染。

【使用注意】孕妇忌服,运动员慎用。

京万红软膏
《中华人民共和国药典》

【组成】地榆 地黄 当归 桃仁 黄连 木鳖子 罂粟壳 血余 棕榈 半边莲 土鳖虫 白蔹 黄柏 紫草 金银花 红花 大黄 苦参 五倍子 槐米 木瓜 苍术 白芷 赤芍 黄芩 胡黄连 川芎 栀子 乌梅 冰片 血竭 乳香 没药

【功效】活血解毒,消肿止痛,去腐生肌。

【主治】轻度水、火烫伤,疮疡肿痛,创面溃烂。

【方解】方中清热类药物黄连、黄芩、黄柏、栀子、大黄、地榆、槐米、半边莲、金银花、紫草、苦参、胡黄连、白蔹、地黄,共同发挥清热凉血解毒之功;活血类药物桃仁、红花、当归、川芎、血竭、赤芍、木鳖子、土鳖虫、乳香、没药、木瓜,共同发挥活血破瘀,溃痈生肌,消肿止痛之功;收涩类药物由罂粟壳、五倍子、乌梅、棕榈、血余炭组成,以收涩止血,敛疮消肿;另与收敛诸药散收并用。诸药合用,共同发挥清热解毒凉血、化瘀消肿止痛、祛腐生肌之功。

【规格】①每支装 10g;②每支装 20g;③每瓶装 30g;④每瓶装 50g。

【性状】本品为深棕红色的软膏,具特殊的油腻气。

【用法用量】外用。清创后,将药膏均匀涂敷于疮面或涂于消毒纱布上,敷盖创面,一日上药 1 次,必要时特殊部位可用包扎疗法或遵医嘱。

【现代应用】外来热源损伤症见局部皮肤色红或起水疱,或疱下基底部皮色鲜红,疼痛。Ⅰ度、浅Ⅱ度烧、烫伤见上述证候者;热毒瘀滞或热盛肉腐所致,局部红肿热痛、日久成脓、溃破。体表急性化脓性感染见上述证候者;另有报道用于治疗慢性溃疡及褥疮、蛇串疮、带状疱疹、冻疮、新生儿尿布皮炎、皮肤缺损、骨感染及骨外露。

【使用注意】孕妇慎用。烧、烫伤感染者禁用。若用药后出现皮肤过敏反应需及时停用。不可内服。不可久用。忌食辛辣、海鲜食物。

拔毒生肌散
《全国中药成药处方集》

【组成】冰片 30g 净红升 42g 净黄丹 42g 净轻粉 42g 制甘石 42g 龙骨(煅)42g 石膏(煅)42g 白蜡末 15g

【功效】拔毒生肌。

【主治】疮疡阳证已溃,脓腐未清,久不生肌。

【方解】本方证为疮疡阳证已溃,久不收敛所致。方中黄丹辛凉质重,拔毒止痒、生肌敛疮;红粉辛热大毒,善拔毒提脓、祛腐生肌。二药共为君药寒热并用,拔毒祛腐生肌。煅炉甘石甘平无毒,善生肌敛疮;轻粉辛寒有毒,攻毒收湿;煅龙骨、煅石膏涩敛而寒,能清热收湿敛疮。四药助君药拔毒生肌,共为臣药。冰片辛苦凉清,清热止痛、消肿生肌;虫白蜡甘温无毒,善止血生肌。二药相合,佐君臣药敛疮生肌。全方配伍,拔毒生肌兼清热祛腐,故善治热毒内蕴所致的溃疡。

【规格】每瓶装 3g。

【性状】本品为粉红色的粉末;气香。

【用法用量】上药混合碾细,成净粉 90%~95% 即得。洗净患处,视患处大小,酌药量薄撒贴膏。

【现代应用】疖、体表浅部脓肿、急性化脓性淋巴结炎、急性蜂窝织炎、痈、多发性转移性肌肉深部脓肿、化脓性骨髓炎、化脓性髋关节炎等溃疡后期者。

【使用注意】孕妇及溃疡无脓者禁用。哺乳期妇女应权衡利弊或慎用。溃疡过大、过深者不可久用。皮肤过敏者慎用。不可内服。用药期间忌食辛辣、油腻食物及海鲜等发物。

阳和解凝膏
《中华人民共和国药典》

【组成】鲜牛蒡草480g(或干品120g) 鲜凤仙透骨草40g(或干品10g) 生川乌20g 桂枝20g 大黄20g 当归20g 生草乌20g 生附子20g 地龙20g 僵蚕20g 赤芍20g 白芷20g 白蔹20g 白及20g 川芎10g 续断10g 防风10g 荆芥10g 五灵脂10g 木香10g 香橼10g 陈皮10g 肉桂20g 乳香20g 没药20g 苏合香40g 人工麝香10g

【功效】温阳化湿,消肿散结。

【主治】阴疽脾肾阳虚、痰瘀互结证、瘰疬未溃、痹痛寒湿证。

【方解】方中君药生川乌、生草乌、生附子、桂枝、肉桂、荆芥、防风温通阳气,散风寒湿邪;臣药鲜牛蒡草、鲜凤仙透骨草、白蔹、大黄、白芷、白及解毒疗疮,排脓生肌;佐药川芎、当归、五灵脂、赤芍、续断、乳香、没药活血化瘀,去腐生肌;使药陈皮、香橼、木香、地龙、僵蚕、苏合香、麝香化痰散结,通络消肿止痛。诸药合用共奏温经和阳、祛风散寒、解毒散瘀、化痰通络之功。

【规格】每张净重① 1.5g；② 3g；③ 6g；④ 9g。

【性状】本品为摊于纸上的黑膏药。

【用法用量】外用,加温软化,贴于患处。

【现代应用】淋巴结结核及胸壁结核硬结期,冻伤Ⅰ~Ⅱ度,骨与关节结核初期等脾肾阳虚、痰瘀互结者。

【使用注意】运动员慎用。

癣 宁 搽 剂
《中华人民共和国药典》

【组成】土荆皮80g 关黄柏80g 白鲜皮80g 徐长卿50g 苦参50g 石榴皮53g 洋金花53g 南天仙子33g 地肤子33g 樟脑30g

【功效】清热除湿,杀虫止痒,具有较强的抗真菌作用。

【主治】脚癣、手癣、体癣、股癣等皮肤癣症。

【方解】本方证为起居不慎,感受风湿热邪,蕴结皮肤或由相互接触,毒邪相染而成。君药土荆皮功专杀虫疗癣,祛湿止痒,治疗各种癣疾。臣药苦参清热燥湿,杀虫止痒;地肤子清热利湿,祛风止痒;关黄柏清热燥湿止痒,助君以祛湿止痒。佐药白鲜皮、徐长卿、洋金花祛风除湿止痒;石榴皮杀虫止痒;南天仙子清热解毒;樟脑除湿杀虫止痒。

【规格】每瓶30ml。

【性状】本品为棕红色的澄清液体;具有特异香气。

【用法用量】外用。涂搽或喷于患处，一日 2~3 次。

【现代应用】真菌感染所致的脚癣、手癣、体癣、股癣等皮肤癣症。

【使用注意】禁止内服、忌食辛辣食物。

点滴积累

1. 皮肤科外用剂具有保护创面、润滑肌肤及局部治疗作用，多用治皮肤局部的病症，如疮疡、水火烫伤、冻伤、蚊虫咬伤等。
2. 如意金黄散为解毒消肿之剂，用治疮疡肿痛，丹毒流注。生肌玉红膏为解毒生肌之剂，用治痈疽疮疡、发背久不收口。紫金锭辟瘟解毒，消肿止痛，内服治中暑时疫，外用治疗疮疖肿，虫咬损伤。京万红软膏活血解毒，消肿止痛，去腐生肌，用治轻度水、火烫伤，疮疡肿痛，创面溃烂。拔毒生肌散拔毒生肌，用治痈疽已溃，久不生肌，疮口下陷，常流败水。阳和解凝膏主治温阳化湿，消肿散结，用于脾肾阳虚、痰瘀互结所致的阴疽、瘰疬未溃、寒湿痹痛。癣宁搽剂为清热除湿，杀虫止痒之方，用治脚癣、手癣、体癣、股癣等皮肤癣症。

第三节　骨伤科外用剂

骨伤科外用剂，采用透皮给药，将药物喷、搽、贴于患处，具有活血散瘀、消肿止痛或舒筋活络、祛风除湿止痛作用。多用治跌打损伤，软组织扭挫伤引起的肿痛、出血，以及颈肩痛、腰腿痛等症。多以气雾剂、酊剂、贴膏剂为主。

云 南 白 药
《中华人民共和国药典》

【功效】化瘀止血，活血止痛，解毒消肿。

【主治】跌打损伤，瘀血肿痛，吐血、咳血、便血、痔血、崩漏下血，手术出血，疮疡肿毒。

【方解】本方证为跌仆、殴打、闪挫、擦伤、运动损伤等因素，致气血郁滞，痹阻不通，见瘀血肿痛，肌肉酸痛。君药三七性温入血分，止血化瘀，消肿定痛，为伤科之要药。臣药重楼消肿止痛，化瘀止血，助君药化瘀、止血、定痛。多用于跌打损伤之瘀肿疼痛。

【规格】每瓶装 4g，保险子 1 粒。

【性状】本品为灰黄色至浅棕黄色的粉末；具特异性香气，味略感清凉，并有麻舌感。保险子为红色的球形或类球形水丸，剖面显棕色或棕褐色；气微，味微苦。

【用法用量】刀、枪、跌打诸伤，无论轻重，出血者用温开水送服；瘀血肿痛与未流血者用酒送服；妇科各症，用酒送服；月经过多、血崩，用温水送服。毒疮初起，服 0.25g，另取药粉，用酒调匀，敷患处，如已化脓，只需内服。其他内出血各症均可内服。凡遇较重的跌打损伤可先服保险子一粒,轻伤及其他病症不必服。

【现代应用】软组织挫伤,闭合性骨折,支气管扩张及肺结核咳血,溃疡病出血,以及皮肤感染性疾病。

【使用注意】孕妇忌用;服药 1 日内,忌食蚕豆、鱼类及酸冷食物。

正 骨 水
《中华人民共和国药典》

【组成】九龙川　木香　海风藤　土鳖虫　豆豉姜　大皂角　香加皮　莪术　买麻藤　过江龙　香樟　徐长卿　降香　两面针　碎骨木　羊耳菊　虎杖　五味藤　千斤拔　朱砂根　横经席　穿壁风　鹰不扑　草乌　薄荷脑　樟脑

【功效】活血祛瘀,舒筋活络,消肿止痛。

【主治】跌打扭伤,骨折脱位以及体育运动前后消除疲劳。症见跌打损伤所致各种骨折,局部肿痛,活动受限者。

【方解】本方证为跌仆损伤致软组织损伤或骨折脱位。症见局部肿痛,活动受限。君药土鳖虫活血疗伤,续筋接骨,为骨伤科常用药;九龙川、横经席补肾强腰,祛瘀止痛,以增舒筋活络止痛之功。臣药莪术、降香破血行气,止痛;穿壁风、香加皮祛风湿,壮筋骨;两面针、碎骨木、虎杖、过江龙、鹰不扑、千斤拔、五味藤既祛风除湿,又活血散瘀,通络消肿,定痛。佐药海风藤、徐长卿、买麻藤、朱砂根、大皂角祛风除湿止痛;佐药草乌、豆豉姜、香樟祛风除湿,温经止痛;羊耳菊、木香行气止痛。使药薄荷脑、樟脑通窍消肿,理气定痛。全方配伍有强腰固膝,舒筋活络,散瘀镇痛,祛风除湿之效。

【规格】每瓶装① 12ml;② 30ml;③ 45ml;④ 88ml。

【性状】本品为棕红色的澄清液体;气芳香。

【用法用量】外用。用药棉蘸药液轻搽患处,重症者用药液湿透药棉敷患处 1 小时,一日2~3 次。

【现代应用】跌打损伤所致各种骨折,局部肿痛,活动受限者。

【使用注意】忌内服;不能搽入伤口;用药过程中如有瘙痒起疹,暂停使用。

消 痛 贴 膏
《中华人民共和国药典》

【组成】独一味　棘豆　花椒　水牛角　水柏枝　姜黄

【功效】活血化瘀,消肿止痛。

【主治】急慢性扭挫伤、跌打瘀痛、骨质增生、风湿及类风湿疼痛、落枕、肩周炎、腰肌劳损和陈旧性伤痛。

【方解】本方证多因外伤导致皮肤或肌肉急、慢性损伤。君药独一味活血散瘀,消肿止痛。臣药姜黄既活血行瘀,又行气止痛,善治血瘀气滞引起的诸痛;花椒温暖强壮,散寒止痛;棘豆清热解毒。佐药水牛角清热凉血,消肿止痛;水柏枝辛散温通达表,以助上药活血化瘀,消肿止痛。

【规格】药芯袋:每贴装① 1.2g;② 1g。润湿剂:每袋装① 2.5ml;② 2.0ml。

【性状】本品为附在胶布上的药芯袋,内容物为黄色至黄褐色的粉末,具特殊香气。润湿剂为黄色至橙黄色的液体;气芳香。

【用法用量】外用。将小袋内湿润剂均匀涂于药芯袋表面,润湿后直接敷于患处或穴位。每贴敷 24 小时。

【现代应用】急慢性扭挫伤、跌打瘀痛、骨质增生、风湿及类风湿疼痛及腰肌劳损和陈旧性伤痛。

【使用注意】过敏体质患者可有胶布过敏或药物接触性瘙痒反应。贴用时间勿超过 24 小时。

伤湿止痛膏
《中华人民共和国药典》

【组成】伤湿止痛流浸膏 50g　薄荷脑 10g　冰片 10g　樟脑 20g　芸香浸膏 12.5g　颠茄流浸膏 30g　水杨酸甲酯 15g

【功效】祛风湿,活血止痛。

【主治】风湿性关节炎,肌肉疼痛,关节肿痛。

【方解】本方证多由风寒湿邪痹阻经络或外伤所致。表现为关节肿痛、肌肉疼痛。本方主要作用是伤湿止痛流浸膏,祛风除湿,温经散寒,活血通络止痛。配伍颠茄流浸膏增强解痉止痛之功。薄荷脑、冰片、樟脑、芸香浸膏、水杨酸甲酯意在刺激皮肤,促进局部血液循环,增强透皮吸收作用,起消肿、消炎及镇痛作用。诸药合用,共奏祛风除湿,活血止痛之功。

【规格】每贴 7cm×10cm。

【性状】本品为淡黄绿色至淡黄色的片状橡胶膏;气芳香。

【用法用量】外用。贴于患处。

【现代应用】风湿性关节炎,肌肉疼痛,关节肿痛。

【使用注意】孕妇慎用。

第四节　肛肠科外用剂

肛肠科外用剂,多采用直肠给药途径。具有收湿敛疮、消肿止痛、活血化瘀、生肌止血等作用,用于肛门直肠疾病,如痔疮、肛裂、肛瘘、肛周脓肿等。多以栓剂为主导剂型。

马应龙麝香痔疮膏
《中华人民共和国药典》

【组成】人工麝香 0.4g　人工牛黄 0.5g　珍珠 0.38g　煅炉甘石粉 108.6g　硼砂 10g　冰片 45g　琥珀 0.15g

【功效】清热燥湿,活血消肿,去腐生肌。

【主治】湿热瘀阻所致的各类痔疮、肛裂。症见大便出血,或疼痛、有下坠感;亦用于肛周湿疹者。

【方解】本方证为湿热瘀阻,浊气下注所致。湿热瘀阻,伤及肠络,血不循经而下溢,则大便出血,疼痛、有下坠感;若湿热蕴阻肛门,则见肛周湿疹作痒。君药人工麝香芳香走窜,活血散结,通络消肿止痛。臣药人工牛黄清热解毒祛腐,消肿止痛。佐药炉甘石收湿止痒敛疮;珍珠、硼砂解毒生肌,收涩止痛;琥珀活血散瘀;冰片清热解毒,祛腐生肌止痛。全方共奏清热燥湿,活血消肿,去腐生肌之功。

【规格】每支重 10g。

【性状】本品为浅灰黄色或粉红色的软膏;气香,有清凉感。

【用法用量】外用。涂擦患处。

【现代应用】痔疮和肛裂。亦用于肛周湿疹。

【使用注意】孕妇禁用。

消　痔　栓
《中华人民共和国卫生部药品标准　中药成方制剂　第四册》

【组成】龙骨(煅)89g　轻粉 40g　冰片 83g　珍珠(制)41g

【功效】消肿止痛,收敛止血。

【主治】内痔、外痔。

课 堂 活 动
煅龙骨与龙骨功用上有何区别?

【方解】痔疮之因多由饮食不节、过食辛辣生冷、醇酒厚味或因起居失慎、久坐久立、长期便秘等因素,致气血郁滞而发为痔疮。君药煅龙骨收湿敛疮,止血生肌。臣药珍珠解毒生肌,消肿止痛,用于疮疡不敛。佐药冰片泻火解毒,消肿止痛。轻粉攻毒敛疮。

【规格】每枚重2g。

【性状】本品为浅白色栓剂;气香,有清凉感。

【用法用量】外用。一次1枚,一日1次,洗净肛门,将药塞入。

【使用注意】肛裂患者不宜使用。

点滴积累

1. 肛肠科外用剂具有收湿敛疮、消肿止痛、活血化瘀、生肌止血等作用,用于肛门直肠疾病。
2. 马应龙麝香痔疮膏长于燥湿活血,消肿生肌,用治各种痔疮、肛裂。消痔栓消肿止痛,收敛止血,用于内痔、外痔。
3. 消痔栓长于消肿止痛,收敛止血,用于各种内痔、外痔。

第五节　妇科外用剂

妇科外用剂,采用黏膜或直肠给药形式。具有解毒、祛湿、杀虫、止痒的作用。主要用于女性生殖器官感染性疾病,如细菌性阴道病、外阴阴道假丝酵母菌病、滴虫性阴道炎、老年性阴道炎。多以栓剂为主。

保 妇 康 栓
《中华人民共和国药典》

【组成】莪术油82g　冰片75g

【功效】行气破瘀,生肌止痛。

【主治】湿热瘀滞所致的带下病。症见带下量多、色黄,时有阴部瘙痒;外阴阴道假丝酵母菌病见上述证候者。

【方解】本方证为湿热蕴结于下,损伤任带二脉所致。故见带下量多,色黄,阴部瘙痒。君药莪术行气破血,去腐生肌。臣药冰片清热止痛,防腐生肌。全方合用,具有行气破血、生肌止痛之功。

【规格】每粒重 1.74g。

【用法用量】洗净外阴部,将栓剂塞入阴道深部;或在医生指导下用药。每晚 1 粒。

【现代应用】外阴阴道假丝酵母菌病、细菌性阴道炎、老年性阴道炎,以及宫颈糜烂见有带下量多、色黄,时有阴部瘙痒。

【使用注意】未婚妇女不宜使用;已婚妇女月经期、妊娠期及阴道局部有破损者不宜使用。

康妇消炎栓
《中华人民共和国药典》

【组成】苦参 690g　败酱草 1 150g　紫花地丁 920g　穿心莲 1 150g　蒲公英 2 230g　猪胆粉 100g　紫草(新疆紫草 1 150g)　芦荟 33g

【功效】清热解毒,利湿散结,杀虫止痒。

【主治】湿热、湿毒所致的带下病、阴痒、阴蚀。症见下腹部或腰骶胀痛,带下量多,色黄,阴部瘙痒,或有低热,神疲乏力,便干或溏而不爽,小便黄;盆腔炎、附件炎、宫颈炎、阴道炎见上述证候者。

【方解】本方证为湿热,湿毒流注下焦,损及任带,约固无力所致。湿热下注,带脉失约,则见带下量多,色黄,湿邪浸淫日久成毒,腐蚀肌肤,则可见带下脓血,或见"阴蚀";湿腐生虫,虫蚀阴中,可致阴部瘙痒。君药苦参清热燥湿止带,并能杀虫止痒。臣药紫草解毒消肿,燥湿止痒,助苦参清热解毒,燥湿消肿之功;败酱草清热解毒,消痈排脓,活血止痛;地丁、蒲公英清热解毒、凉血消痈;穿心莲清热解毒,燥湿消肿。佐药猪胆粉清热解毒;芦荟泻下解毒,使湿热从下而走。诸药合用,使热清,毒解,湿祛,痒止。

【规格】每粒重 2.8g。

【性状】本品为黑褐色栓剂。

【用法用量】直肠给药,一次 1 粒,一日 1~2 次。

【现代应用】盆腔炎、附件炎、宫颈炎、阴道炎属湿热下注所致的腰痛,小腹痛,带下病,阴痒,阴蚀。

【使用注意】孕妇禁用。

知识链接

莪术油——现代研究提升传统中药应用价值

莪术油,作为一种传统中药成分,其在现代研究中显示出显著的抗病毒、抗菌、抗滴虫、抗真菌以及抗支原体和抗衣原体等多重生物活性,从而在治疗多种炎症性疾病中展现出良好的疗效。科学实验证明,莪术油中的有效成分,如莪术醇和莪术酮,是其发挥抗病原微生物作用的关键。这些研究成果不仅可以加深对传统中药药效的科学理解,也为莪术油的进一步应用提供了坚实的理论基础,体现了中医药与现代科技相结合。

附:外用剂现代常用中成药简表

方名	组成	功效	主治	用法及用量	规格
京万红烫伤膏	穿山甲、地榆、当归、白芷、紫草、乳香、没药、血竭、栀子、大黄、冰片	止痛消肿,生肌解毒	烧伤,烫伤,红肿起疱,疮面溃烂,化脓等	外用,涂敷患处	每大瓶装 500g;小瓶装 10g、30g、50g
骨友灵搽剂	红花、制川乌、制何首乌、续断、威灵仙、醋延胡索、防风、鸡血藤、蝉蜕	活血化瘀,消肿止痛	瘀血阻络所致的骨性关节炎、软组织损伤,关节肿胀、疼痛、活动受限	外用,涂于患处	每瓶装 10ml、20ml、30ml、40ml、60ml、100ml
克伤痛搽剂	当归、川芎、红花、丁香、生姜、樟脑、松节油	活血化瘀,消肿止痛	急性软组织扭挫伤,症见皮肤青紫瘀斑,血肿疼痛	外用适量,涂擦患处并按摩至局部发热,一日 2~3 次	每瓶装 30ml、40ml、100ml

习题

目标检测

一、简答题

1. 生肌玉红膏中使用虫白蜡的作用是什么?

2. 冰硼散、如意金黄散均有清热解毒,消肿止痛的作用,二者有何不同?

3. 骨友灵搽剂与伤湿止痛膏在临床上如何区别应用?

4. 如意金黄散中为何用生天南星而不用制天南星?

5. 冰硼散中硼砂为何要炒制?

复习导图

二、实例分析

患者,男,皮肤上有一红色肿块,大小约 2.5cm×3cm,无脓头,表面灼热,触之疼痛,3 天后化脓,形成脓肿,溃后久不愈合。诊断为疖。问该病初期未化脓时首选的药物是什么?化脓后未愈合时可选的药物是什么?并简要分析原因。

附：各科常用中成药简表

外科、皮肤科常用中成药简表

分类	方名	组成	功效	主治	用法用量	规格
治疮疡剂	连翘败毒丸	金银花、连翘、蒲公英、紫花地丁、大黄、栀子、黄芩、黄连、苦参、白鲜皮、木通、防风、白芷、蝉蜕、荆芥穗、羌活、麻黄、薄荷、柴胡、天花粉、玄参、浙贝母、桔梗、赤芍、当归、甘草	清热解毒，消肿止痛	热毒蕴结肌肤所致疮疡。症见局部红肿热痛、未破溃者	口服。水丸一次6g，一日2次	每100粒重6g
	牛黄醒消丸	人工牛黄、人工麝香、乳香（制）、没药（制）、雄黄	清热解毒、活血祛瘀、消肿止痛	热毒郁滞、痰瘀互结所致致痈疽发背、瘰疬流注、乳痈乳岩、无名肿毒	口服。用温黄酒或温开水送服。水丸一次3g，一日1~2次。患在上部，临睡前服；患在下部，空腹服	每瓶装3g
生肌敛疮	紫草软膏	紫草、当归、地黄、白芷、防风、乳香、没药	化腐生肌、解毒止痛	热毒蕴结所致的溃疡。症见疮面疼痛、疮色鲜活、脓腐将尽	外用。摊于纱布上贴患处，每隔1~2日换药一次	每支装10g
清热消痤剂	当归苦参丸	当归、苦参，辅料为蜂蜜、玉米朊	活血化瘀、燥湿清热	湿热瘀阻所致的粉刺疙瘩、酒糟鼻赤、头面生疮、湿疹刺痒	口服。大蜜丸：一次1丸，一日2次。水丸一次1瓶（6g），一日2次	大蜜丸，每丸重9g；水丸，每袋装6g
治痰核乳癖剂	内消瘰疬丸	夏枯草、玄参、海藻、蛤壳（煅）、浙贝母、天花粉、连翘、熟大黄、白蔹、积壳、玄明粉、大青盐、当归、地黄、桔梗、薄荷、甘草	化痰、软坚散结	痰湿凝滞所致的瘰疬，症见皮下结块、不热不痛	口服。一次9g，一日1~2次	每100粒重6g

分类	方名	组成	功效	主治	用法用量	规格
治痰核乳癖剂	小金丸	人工麝香、木鳖子(完去油)、制草乌、枫香脂、醋乳香、醋没药(制)、五灵脂(炒)、酒当归、地龙、香墨	散结消肿、化瘀止痛	痰气凝滞所致的瘰疬、瘿瘤、乳岩、乳癖，症见肌肤或肌肤下肿块一处或数处，推之能动，或骨及骨关节肿大，皮色不变，肿硬作痛	口服。一次1.2~3g，一日2次。小儿酌减	(1)每100丸重3g。(2)每100丸重6g。(3)每10丸重6g。(4)每瓶(袋)装0.6g
	消风止痒颗粒	防风、蝉蜕、地骨皮、苍术、亚麻子、当归、地黄、木通、荆芥、石膏、甘草	清热除湿、消风止痒	风湿热邪蕴结肌肤所致湿疮、风疹瘙痒，小儿瘾疹。症见皮肤丘疹、水疱、抓痕、血痂，或见棱形或纺锤形水肿性风团，中央出现水疱，瘙痒剧烈，湿疹、皮肤瘙痒、丘疹性等瘙痒见上述证候者	口服。一岁以内一日15g；一至四岁一日30g；五至九岁一日45g；十至十四岁一日60g；十五岁以上一日90g。分2~3次服用；或遵医嘱	(1)每袋装3g。(2)每袋装6g。(3)每袋装15g
治瘙痒剂	消银颗粒	地黄、玄参、牡丹皮、金银花、大青叶、当归、赤芍、红花、苦参、白鲜皮、防风、牛蒡子、蝉蜕	清热凉血、养血润燥、祛风止痒	血热风燥型白疕和血虚风燥型白疕。症见皮疹为点滴状，基底鲜红色，表面覆有银白色鳞屑；或皮疹表面附有较厚的银白色鳞屑，基底浸润明显，较干燥，基底浸润较甚	口服。颗粒剂：一次3.5g，开水冲服，一日3次。一个月为一疗程	每袋装3.5g

妇科常用中成药简表

分类	方名	组成	功效	主治	用法用量	规格
调经剂	大黄䗪虫丸	熟大黄、土鳖虫(炒)、水蛭(炒)、虻虫(去翘足、炒)、蛴螬(炒)、干漆(煅)、桃仁、地黄、苦杏仁、黄芩、白芍、甘草	活血破瘀、通经消癥	瘀血内停所致的癥瘕、闭经，症见腹部肿块、肌肤甲错、面色黯黑、潮热羸瘦、经闭不行	水蜜丸一次3g，大蜜丸一次1~2丸，一日1~2次	水蜜丸，每袋3g；大蜜丸，每丸重3g
	安坤颗粒	墨旱莲、牡丹皮、益母草、栀子、当归、白芍、女贞子、白术、茯苓	滋阴清热、养血调经	阴虚血热所致的月经先期、月经量多，症见月经提前、经量较多、行经天数延长、经色红质稀、腰膝酸软、五心烦热、舌红；放宫内节育器后出血见上述证候者	口服。开水冲服，一次10g，一日2次	每袋装10g

分类	方名	组成	功效	主治	用法用量	规格
安坤除烦剂	更年安片	地黄、熟地黄、制何首乌、玄参、麦冬、茯苓、泽泻、牡丹皮、珍珠母、磁石、钩藤、首乌藤、五味子、浮小麦、仙茅	滋阴清热，除烦安神	肾阴虚所致的绝经前后诸证。症见烘热出汗，眩晕耳鸣，手足心热，烦躁不安；更年期综合征见上述证候者	口服。一次6片，一日2~3次	(1)薄膜衣片每片重0.31g。(2)糖衣片片心重0.3g
	坤宝丸	何首乌(黑豆酒炙)、地黄、枸杞子、女贞子(酒炙)、墨旱莲、龟甲、覆盆子、菟丝子、南沙参、麦冬、石斛、当归、白芍、鸡血藤、赤芍、地骨皮、白薇、知母、黄芩、桑叶、菊花、珍珠母、酸枣仁(炒)	滋补肝肾，养血安神	肝肾阴虚所致的绝经前后诸证。症见烘热汗出，心烦易怒，少寐健忘，头晕耳鸣，口渴咽干，四肢酸楚；更年期综合征见上述证候者	口服。一次50粒，一日2次	每100丸重10g
止带剂	妇炎平胶囊	苦参、蛇床子、苦木、冰片、珍珠层粉、枯矾、薄荷脑、硼酸、盐酸小檗碱	清热解毒，燥湿止带，杀虫止痒	湿热下注所致的带下病，阴痒。症见带下量多，色黄味臭，阴部瘙痒；滴虫、霉菌、细菌引起的阴道炎、外阴炎见上述证候者	外用。睡前洗净阴部，置胶囊于阴道内，每次2粒，一日1次	每粒装0.28g
	花红颗粒	一点红、白花蛇舌草、地桃花、白背叶根、鸡血藤、桃金娘根、菥蓂	清热解毒，燥湿止带，祛瘀止痛	湿热瘀滞所致的带下病，月经不调。症见带下量多，色黄质稠，小腹隐痛，腰骶酸痛，经行腹痛；慢性盆腔炎、附件炎、子宫内膜炎见有上述证候者	开水冲服。一次10g，一日3次，7天为一疗程，必要时可连服2~3疗程，每疗程之间停药3天	(1)每袋装10g。(2)每袋装2.5g(无蔗糖)
	消糜栓	紫草、黄柏、苦参、儿茶、枯矾、冰片、人参茎叶皂苷	清热解毒，燥湿杀虫，祛腐生肌	湿热下注所致的带下病。症见带下量多，色黄，质稠，腥臭，阴部瘙痒；滴虫性阴道炎、霉菌性阴道炎、非特异性阴道炎、宫颈糜烂见有上述证候者	外用。阴道给药。一次1粒，一日1次。下次用药前把阴道残渣洗出	每粒重3g
产后康复剂	产复康颗粒	人参、黄芪、白术、益母草、当归、桃仁、蒲黄、黑木耳、何首乌、熟地黄、醋香附、昆布	补气养血，祛瘀生新	气虚血瘀所致的产后恶露不绝。症见产后出血过多，恶露淋漓不断，神疲乏力，腰膝酸软	开水冲服。一次20g，一日3次，5~7日为一疗程；产褥期可长期服用	(1)每袋装20g。(2)每袋装10g。(3)每袋装5g(无蔗糖)

分类	方名	组成	功效	主治	用法用量	规格
调理通乳剂	下乳涌泉散	柴胡、当归、白芍、地黄、川芎、王不留行(炒)、穿山甲(烫)、通草、漏芦、桔梗、麦芽、天花粉、白芷、甘草	疏肝养血，通乳	肝郁气滞所致的产后乳汁过少，症见产后乳汁不行，乳房胀硬作痛，胸闷胁胀	水煎服。一次1袋，水煎2次，煎液混合后分2次服	每袋装30g
	通乳颗粒	黄芪、熟地黄、党参、当归、白芍(酒炒)、川芎、漏芦、瞿麦、通草、路路通、穿山甲(烫)、王不留行、天花粉、鹿角霜、柴胡	益气养血，通络下乳	产后气血亏损，乳少，无乳，乳汁不通	开水冲服。一次30g或10g(无蔗糖)，一日3次	(1)每袋装15g。(2)每袋装30g。(3)每袋装5g(无蔗糖)

儿科常用中成药简表

分类	方名	组成	功效	主治	用法用量	规格
解表剂	小儿热速清口服液	柴胡、黄芩、金银花、连翘、葛根、板蓝根、水牛角、大黄	清热解毒，泻火利咽	小儿外感风热所致的感冒，症见高热、头痛、咽喉肿痛、鼻塞流涕、咳嗽、大便干结	口服。一岁以内，一次2.5~5ml；一至三岁，一次5~10ml；三至七岁，一次10~15ml；七至十二岁，一次15~20ml。一日3~4次	每支装10ml
	儿感清口服液	紫苏叶、荆芥穗、薄荷、黄芩、桔梗、化橘红、法半夏、甘草	解表清热，宣肺化痰	小儿外感风寒，肺胃蕴热证。症见发热恶寒、鼻塞流涕、咳嗽有痰、咽喉肿痛、口渴	口服。一至三岁，一次10ml，一日2次；四至七岁，一次10ml，一日3次；八至十四岁，一次20ml，一日3次	每支装10ml
清热剂	小儿咽扁颗粒	金银花、射干、金果榄、桔梗、玄参、麦冬、人工牛黄、冰片	清热利咽，解毒止痛	小儿肺卫热盛所致的喉痹、乳蛾，症见咽喉肿痛、咳嗽痰盛、口舌糜烂；急性咽炎、急性扁桃体炎见上述证候者	开水冲服，一至二岁，一日2次，一次4g或2g(无蔗糖)；三至五岁，一次4g或2g(无蔗糖)，一日3次，六至十四岁，一次8g或4g(无蔗糖)，一日3次	(1)每袋装8g。(2)每袋装4g(无蔗糖)
	小儿化毒散	人工牛黄、大黄、黄连、珍珠、雄黄、川贝母、天花粉、赤芍、乳香(制)、没药(制)、冰片、甘草	清热解毒，活血消肿	热毒内蕴，毒邪未尽所致的口疮，症见口舌肿痛、疮疡溃烂、烦躁口渴、大便秘结	口服，一次0.6g，一日1~2次；三岁以内小儿酌减。外用，敷于患处	(1)每袋装3g。(2)每袋装0.6g

分类	方名	组成	功效	主治	用法用量	规格
止泻剂	小儿泻速停颗粒	地锦草、茯苓、儿茶、乌梅、焦山楂、白芍、甘草	清热利湿,健脾止泻,缓急止痛	小儿湿热蕴结大肠所致的泄泻。症见大便稀薄如水样,腹痛、纳差;小儿秋季腹泻及迁延性、慢性腹泻见上述证候者	口服。六个月以内,一次1.5~3g;六个月至一岁,一次3~6g;一至三岁,一次6~9g;三至七岁,一次10~15g;七至十二岁,一次15~20g;一日3~4次;或遵医嘱	(1)每袋装3g。(2)每袋装5g。(3)每袋装10g
	止泻灵颗粒	党参、白术(炒)、薏苡仁(炒)、茯苓、白扁豆(炒)、山药、莲子、陈皮、泽泻、甘草	健脾益气,渗湿止泻	脾胃虚弱所致的泄泻,大便溏泄、饮食减少、腹胀、倦怠懒言;慢性肠炎见上述证候者	口服。一次12g,六岁以下儿童减半或遵医嘱,一日3次	每袋装6g
	健脾康儿片	人参、白木(麸炒)、茯苓、山药(炒)、山楂(醋炙)、鸡内金(炒)、黄木香、陈皮、使君子肉(炒)、黄连、甘草	健脾养胃,消食止泻	脾胃气虚所致的泄泻。症见腹胀便泻、面黄肌瘦、食少倦怠,小便短少	口服。一岁以内一次1~2片;一至三岁一次5~6片;三岁以上一次2~4片。一日2次	每瓶装60片,每片重0.2g
	小儿消食片	山楂、六神曲(炒)、炒麦芽、炒鸡内金、槟榔、陈皮	消食化滞,健脾和胃	食滞肠胃所致的积滞。症见食少、便秘、脘腹胀满、面黄肌瘦	口服或咀嚼。一至三岁一次2~4片,三至七岁一次4~6片,成人一次6~8片,一日3次	(1)每片重0.3g。(2)薄膜衣片每片重0.4g
消导剂	一捻金	大黄、炒牵牛子、槟榔、人参、朱砂	消食导滞,祛痰通便	脾胃不和,痰食阻滞所致的积滞。症见停食停乳、腹胀便秘、痰盛喘咳	口服。一岁以内一次0.3g;一至三岁一次1g;一日1~2次,或遵医嘱	每袋装1.2g
	健脾消食丸	白术(炒)、枳实(炒)、木香、槟榔(炒焦)、草豆蔻、鸡内金(醋炙)、荸荠粉	健脾、和胃、消食、化滞	小儿脾胃不健,乳食停滞。症见脘腹胀满、面黄肌瘦、食欲不振、大便不调	口服。一岁以内一次1g;二至三岁一次2g;二至四岁一次3g;四岁以上小儿一次4g。一日2次	(1)每袋装6g。(2)每瓶装30g
	肥儿丸	六神曲(炒)、炒麦芽、使君子仁、槟榔、木香、煨肉豆蔻、胡黄连	健胃消积,驱虫	小儿消化不良,虫积腹痛,面黄肌瘦,食少腹胀泄泻	口服。一次1~2丸,一日1~2次,三岁以内小儿酌减	每丸重3g

分类	方名	组成	功效	主治	用法用量	规格
止咳喘剂	清宣止咳颗粒	桑叶、薄荷、苦杏仁、桔梗、紫菀、陈皮、白芍、枳壳、甘草	疏风清热，宣肺止咳	小儿外感风热所致的咳嗽。症见咳嗽、咯痰、发热或鼻塞流涕、微恶风寒、咽红或痛、舌薄黄等	开水冲服。一至三岁每次1/2包；四至六岁3/4包；七至十四岁每次1包。一日3次	每袋装10g
	鹭鸶咯丸	麻黄、苦杏仁、石膏、甘草、细辛、炒紫苏子、炒芥子、炒牛蒡子、瓜蒌皮、射干、青黛、蛤壳、天花粉、栀子（姜制）、人工牛黄	宣肺、化痰、止咳	痰浊阻肺所致的顿咳。症见咳嗽阵作、痰鸣气促、咽干声哑；百日咳见上述证候者	梨汤或温开水送服。一次1丸，一日2次	每丸重1.5g
	小儿消积止咳口服液	枇杷叶（蜜炙）、葶苈子（炒）、瓜蒌、枳实、连翘、桔梗、山楂（炒）、莱菔子（炒）、槟榔、蝉蜕	清热肃肺，消积止咳	小儿饮食积滞、痰热蕴肺所致的咳嗽，夜间加重、喉间痰鸣、腹胀口臭	口服。一岁以内一次5ml；一至两岁一次10ml；三至四岁一次15ml；五岁以上一次20ml。一日3次；5天为一疗程	每支装10ml

眼科常用中成药简表

分类	方名	组成	功效	主治	用法用量	规格
清热散风明目剂	明目蒺藜丸	蒺藜（盐水炙）、菊花、蝉蜕、决明子（炒）、石决明、薄荷、木贼、密蒙花、蔓荆子（微炒）、连翘、荆芥、防风、白芷、黄连、栀子（姜水炙）、黄芩、黄柏、当归、赤芍、地黄、川芎、旋覆花、甘草	清热散风，明目退翳	上焦火盛引起的暴发火眼、云蒙障翳、羞明多眵、眼边赤烂、红肿痛痒、迎风流泪	口服。一次9g（约180粒），一日2次	每20粒重1g
	明目上清片	菊花、连翘、黄芩、黄连、薄荷脑、荆芥油、蝉蜕、麦冬、栀子、熟大黄、石膏、天花粉、玄参、赤芍、当归、车前子、枳壳、陈皮、桔梗、甘草	清热散风，明目止痛	外感风热所致的暴发火眼、红肿作痛、头晕目眩、眼边刺痒、大便燥结、小便赤黄	口服。一次4片，一日2次	(1)素片每片重0.60g。(2)薄膜衣片每片重0.63g

续表

分类	方名	组成	功效	主治	用法用量	规格
滋阴养肝明目剂	明目地黄丸	熟地黄,山茱萸(制),枸杞子,山药,当归,白芍,蒺藜,石决明(煅),牡丹皮,茯苓,泽泻,菊花	滋肾,养肝,明目	肝肾阴虚所致的目涩畏光、视物模糊、迎风流泪	口服。小蜜丸一次9g,大蜜丸一次1丸,一日2次	小蜜丸,每袋装6g;大蜜丸每丸重9g
	石斛夜光丸	石斛,天冬,麦冬,地黄,熟地黄,枸杞子,菟丝子,五味子,茯苓,山药,甘草,决明子,肉苁蓉,牛膝,水牛角浓缩粉,羚羊角,青葙子,黄连,菊花,蒺藜,防风,苦杏仁,麸炒枳壳	滋阴补肾,清肝明目	肝肾两亏,阴虚火旺,内障目暗,视物昏花	口服。大蜜丸一次1丸,一日2次	大蜜丸每丸重5.5g
	障眼明片	熟地黄,菟丝子,枸杞子,肉苁蓉,山茱萸,蕤仁(去内果皮),决明子,密蒙花,菊花,车前子,青葙子,蔓荆子,党参,黄芪,黄精,川芎,白芍,关黄柏,甘草	补益肝肾,退翳明目	肝肾不足所致的干涩不舒、单眼复视、腰膝酸软,或轻度视力下降;早、中期年龄相关性白内障见上述证候者	口服。一次4片,一日3次	每片重0.21g

耳鼻喉、口腔科常用中成药简表

分类	方名	组成	功效	主治	用法用量	规格
治耳聋耳鸣剂	耳聋丸	龙胆,黄芩,栀子,羚羊角,当归,地黄,泽泻,木通,九节菖蒲,甘草	清肝泻火,利湿通窍	肝胆湿热所致的头晕头痛、耳聋耳鸣、耳内流脓	口服。小蜜丸一次7g,大蜜丸一次1丸,一日2次	(1)小蜜丸每45丸重7g。(2)大蜜丸每丸重7g
	耳聋左慈丸	熟地黄,山茱萸(制),山药,泽泻,茯苓,牡丹皮,竹叶柴胡,磁石(煅)	滋肾平肝	肝肾阴虚所致的耳鸣耳聋、头晕目眩	口服。水蜜丸一次6g,大蜜丸一次1丸,一日2次	(1)水蜜丸每10丸重1g。(2)水蜜丸每15丸重3g。(3)大蜜丸每丸重9g

分类	方名	组成	功效	主治	用法用量	规格
	鼻炎康片	野菊花、黄芩、猪胆粉、麻黄、薄荷油、广藿香、苍耳子、鹅不食草、当归、马来酸苯那敏	清热解毒、宣肺通窍、消肿止痛	风邪蕴肺所致的急、慢性鼻炎，过敏性鼻炎	口服。一次4片，一日3次	每片重0.37g(含马来酸氯苯那敏1mg)
	千柏鼻炎片	千里光、卷柏、川芎、麻黄、白芷、决明子、羌活	清热解毒、活血祛风、宣肺通窍	风热犯肺，内郁化火，凝滞气血所致的鼻塞，鼻痒气热，流涕黄稠或持续鼻塞，嗅觉迟钝；急慢性鼻窦炎见上述证候者	口服。一次3~4片，一日3次	薄膜衣片，每片重0.44g
治鼻鼽鼻渊剂	藿胆丸	广藿香叶、猪胆粉。辅料为滑石粉、黑氧化铁	芳香化浊、清热通窍	湿浊内蕴，胆经郁火所致的鼻塞，流涕浊或浊候者	口服。一次3~6g，一日2次	每瓶装36g
	鼻渊舒胶囊	辛夷、苍耳子、栀子、黄芩、柴胡、薄荷、川芎、细辛、白芷、茯苓、川木通、桔梗、黄芪	疏风清热、祛湿通窍	鼻炎、鼻窦炎属肺经风热及胆腑郁热证者	口服。一次3粒，一日3次。疗程为7天或遵医嘱	每粒装0.3g
	辛芩颗粒	黄芪、白芷、白术、防风、荆芥、细辛、苍耳子、桂枝、黄芩	益气固表、祛风通窍	肺气不足，风邪外袭所致的鼻痒，喷嚏，流清涕，易感冒；过敏性鼻炎见上述证候者	口服。一次1袋，一日3次，20日为一个疗程	(1)每袋装20g。(2)每袋装10g。(3)每袋装5g(无蔗糖)
治咽肿声哑剂	复方鱼腥草片	鱼腥草、黄芩、板蓝根、连翘、金银花	清热解毒	外感风热所致的急喉痹、急乳蛾，症见咽部红肿、咽痛；急性咽炎、急性扁桃体炎见上述证候者	口服。一次4~6片，一日3次	薄膜衣片每片重0.35g

续表

分类	方名	组成	功效	主治	用法用量	规格
治咽肿声哑剂	玄麦甘桔含片	玄参、麦冬、桔梗、甘草	清热滋阴,祛痰利咽	阴虚火旺,虚火上浮,口鼻干燥,咽喉肿痛	含服。一次1~2片,一日12片,随时服用	(1)每片1.0g。(2)薄膜衣片每片重1.0g
	清音丸	诃子肉、天花粉、川贝母、百药煎、乌梅肉、葛根、茯苓、甘草	清热利咽,生津润燥	肺热津亏,咽喉不利,口舌干燥,声哑失音	口服,温开水送服或噙化。水蜜丸一次2g,大蜜丸一次1丸,一日2次	(1)大蜜丸每丸重3g。(2)水蜜丸每100粒重10g
	锡类散	牛黄、象牙屑、青黛、珍珠、壁钱炭、人指甲(滑石粉制)、冰片	解毒化腐,敛疮	心胃火盛所致的咽喉糜烂肿痛	外用。每用少许,吹敷患处,一日1~2次	每瓶(袋、盒)1g
	珠黄散	珍珠、人工牛黄	清热解毒,祛腐生肌	热毒内蕴所致的咽痛,咽部红肿,口腔糜烂,口腔溃疡久不收敛	取药少许,吹患处,一日2~3次	(1)每瓶装1g。(2)每瓶装0.3g
	黄氏响声丸	薄荷、浙贝母、桔梗、薄荷脑、蝉蜕、儿茶、胖大海、诃子肉、川芎、连翘、大黄(酒制)、甘草	疏风清热,化痰散结,利咽开音	风热外束、痰热内盛所致的急、慢性喉瘖,症见声音嘶哑、咽喉肿痛、咽干灼热、咽中有痰,或寒热头痛,或便秘尿赤;急、慢性喉炎见上述证候者;声带小结、声带息肉初起见上述证候者	口服。炭衣丸一次8丸(每丸重0.1g)或一次6丸(每丸重0.133g)。糖衣丸一次20丸,一日3次,饭后服用,儿童减半	(1)炭衣丸每丸重0.1g。(2)炭衣丸每丸重0.133g。(3)糖衣丸每瓶装400丸
	清咽滴丸	薄荷脑、人工牛黄、青黛、诃子、冰片、甘草	疏风清热,解毒利咽	外感风热所致的急喉痹,症见咽痛、咽干、口渴,或微恶风、发热,咽部红肿,舌边尖红、舌薄白或薄黄,脉浮数或滑数;急性咽炎见上述证候者	含服。一次4~6丸,一日3次	每丸重20mg
治口疮剂	栀子金花丸	栀子、黄芩、黄连、黄柏、金银花、大黄、知母、天花粉	清热泻火,凉血解毒	肺胃热盛所致的口舌生疮、牙龈肿痛、目赤眩晕、咽喉肿痛、吐血衄血,大便秘结	口服。一次9g,一日1次	每袋装9g
	口炎清颗粒	天冬、麦冬、玄参、山银花、甘草	滋阴清热,解毒消肿	阴虚火旺所致的口腔炎症	口服。一次2袋,一日1~2次	(1)每袋装10g。(2)每袋3g(无蔗糖)

技能操作实训

实训一　中成药基础知识技能训练

【实训目标】

1. 通过实训进一步巩固和加深对中成药基础知识的理解和掌握,缩短课堂与实践之间的距离,弥补课堂教学中实践不足的缺陷,使课堂学到的理论知识能较好地与实践相结合。

2. 通过模拟药房实训,使学生直观地认识中成药各剂型,如片剂、颗粒剂、胶囊剂、散剂、栓剂等药物制剂的外观性状、质量、制剂与用法、用药注意、包装与贮存等,为学习各论奠定基础。

3. 通过模拟药房仿真性实训,提高学生综合分析问题和解决问题的能力。

【实训用品】

模拟药房中常用的各种剂型中成药(或中成药药盒)。

【实训内容】

1. 认识并区分中成药的常见剂型,如片剂、颗粒剂、胶囊剂、散剂、栓剂等,并描述其特点。

2. 学习并讨论中成药的命名规则,以及如何从药品包装上获取关键信息。

3. 实践中成药的分类陈列,按照功效和剂型进行合理摆放。

4. 掌握中成药的储存条件和方法,以及外观质量检验的标准。

【实训步骤】

以班级为单位,预先划分好小组,每组 8~10 人,组长负责制。

1. 观看常用中成药的品种、规格、含量、剂量、数量、用法用量、生产批号、使用期限、外观及包装。

2. 说出 5 种中成药的命名方式。

3. 说出 5 种中成药的剂型、特点。

4. 将中成药按其功用、剂型进行分类,并将其陈列、摆放。

5. 说出不同类中成药的贮存与保管及各剂型中成药的外观质量检验。药品有无变色、风化、潮解、霉变等。

【实训注意】

1. 药品摆放要求按功用、剂型分别摆放,摆放要美观、整齐。①同一药品摆放在一起(前后摆放,但不得有间隙);②同品名或同品种不同规格药品相邻摆放,相邻品种间的间隙不能过大(不超过二指距离),相同药品按效期摆放,近效期药品放在前面;③商品正面向前,不能倒置。

2. 移动过的药品,要按品种分类放回原位,不得随意堆放。

3. 保持模拟药房原样,以便下一次实训使用。

【实训检测】

1. 每组同学轮流观看中成药的外观包装、品种、规格、含量、剂量、数量、用法用量、生产批号、使用期限等。首先对中成药各剂型外观性状、质量等有一个初步的了解。

2. 随机选出 10 种中成药品,每组同学轮流说出其 5 种命名方式。

3. 随机选出 10 种不同剂型的中成药,每组同学轮流说出 5 种中成药的剂型及特点。

4. 对每组同学药品分类摆放情况进行检查点评。先按功用分类摆放,再按剂型分类摆放,最后摆放到模拟药房的陈列柜上,摆放要美观、整齐。

5. 随机选出 10 种不同剂型的中成药,每组同学要正确说出 2~3 种中成药剂型的贮藏保管方法及外观质量检验合格的标准。

【实训思考】

1. 药品为什么要分类摆放? 如何摆放?

2. 中成药贮存、保管的条件是什么?

【实训评价】

评价可参考实训表 1-1。

实训表 1-1　中成药基础知识实训技能考核表

专业班级		姓名		日期	
实训项目		实训成绩		老师签名	
考核内容		评分依据			分值
5 种中成药的命名方式		回答正确满分;每错一种扣 2 分			10
5 种中成药的剂型、特点、用途		回答正确满分;每错一种扣 4 分			20

考核内容	评分依据	分值
中成药分类、陈列、摆放。是否正确无误	先按功用分类摆放,再按剂型分类摆放,摆放正确	20
	药品摆放美观、整齐	10
中成药的贮存与保管及各剂型中成药的质量检验	正确说出各剂型中成药的贮藏保管方法	10
	正确答出各剂型中成药外观质量合格的标准	30
合计	100	

(张 雪)

实训二　常用中成药认知与使用社会调查

【实训目标】

通过调查药品零售药店,掌握常用中成药的剂型特点;熟悉中成药包装特点和药品说明书应撰写的内容;了解中成药新剂型状况和常用中成药的价格。能根据常见症状判断常见疾病类型并向患者推荐合理的中成药,阐述中成药使用的注意事项。为从事药品经营和管理工作奠定基础。

【实训用品】

1. 调查问卷　设计好的纸质问卷或电子问卷,用于收集消费者对中成药的认知和使用情况。

2. 手机或平板电脑　用于电子问卷的填写或记录调查过程中的信息。

3. 纸张和笔　用于记录调查过程中的笔记或纸质问卷的填写。

【实训内容】

1. 调查常用中成药的品种、剂型、价格(所调查的中成药品种不少于 60 种,剂型不少于 10 种,按功效归类不少于 10 种,其能治疗的病证不少于 10 种)。

2. 调查常用剂型的包装特点、内外包装、药品说明书应撰写的内容。

【实训步骤】

以小组为单位,组长负责制,小组成员明确分工,分别到中成药零售企业进行调查,总结调查结果,分析、撰写调查报告。

【实训注意】

1. 调查应选择不同的零售药店。
2. 调查应注意比较同一处方制剂的价格区别。

【实训报告】

1. 以 PPT 的形式撰写实训报告,在报告中要体现出小组分工及所调查药店(以照片为证)。
2. 将中成药的品种、剂型、功效归类及所治病证等结果汇总成为表格形式。
3. 根据实训过程所遇到的挫折和收获,写出自己的心得体会。

【实训检测】

对所调查的零售药店中的中成药按功效任选五类,每类任选五个品种,分别写出其功效。

【实训思考】

1. 消费者对中成药的认知度和使用习惯是怎样的?这些因素如何影响中成药的市场推广和消费者选择?
2. 中成药在零售药店的销售情况反映了哪些市场需求和消费趋势?哪些因素可能影响中成药的销售表现?
3. 如何通过社会调查识别和纠正社会上对中成药使用的常见误区,以提高中成药的合理使用率和公众健康水平?

【实训评价】

采用小组评价与个人评价相结合的方式,并参考实训表 2-1 和实训表 2-2。

实训表 2-1　常用中成药认知与使用社会调查实训考核表

专业班级			姓名			日期	
实训项目			实训成绩			老师签名	
功效分类	中成药名称	功效		功效分类	中成药名称	功效	
1	1			2	1		
	2				2		
	3				3		
	4				4		
	5				5		

功效分类	中成药名称	功效	功效分类	中成药名称	功效
3	1		4	1	
	2			2	
	3			3	
	4			4	
	5			5	
5	1		6	1	
	2			2	
	3			3	
	4			4	
	5			5	
合计	100				

实训表 2-2 常用中成药认知与使用社会调查实训综合评价评分表

专业班级		姓名		日期	
实训项目		实训成绩		老师签名	

考核内容	评分依据	分值
小组实训报告(40%)	小组分工明确得当	5
	行动听从指挥,表现积极,贡献突出	5
	调查内容真实有效	5
	报告内容充实有条理,思路清晰,重点突出	10
	中成药的归类翔实、准确、简洁明了	10
	PPT 制作精良	5
认识与体会(20%)	内容真实,不空洞、无抄袭现象	5
	内容充实有条理,思路清晰,重点突出	5
	认识到位,有感而发	5
	提出了有深度和价值的看法	5
常用中成药的社会调查实训考核(40%)	常用中成药的社会调查实训考核成绩	40
合计	100	

(张 雪)

实训三　审方调配技能训练

【实训目标】

1. 理解中药处方的构成、常用术语、中药处方应付常规。
2. 根据中药相反、相畏、特殊用法等要求，正确审核处方，并指出其不规范之处。
3. 掌握中药调配的规范化操作。

【实训用品】

中药调剂实训室药斗、中药饮片、戥秤、审核处方、调配处方、清场工具等。

【实训指导】

中药调剂是指调剂人员根据医师处方将中药饮片或中成药调配成供患者使用的药剂的过程，是一项有法律责任的专业操作技能。中药调剂是方药基础知识的实践运用。

（一）调剂岗位的职责与调配药品的依据

岗位职责：调剂医师所开具的处方，为患者提供用药指导。

调配依据：医师处方。是由执业医师或助理执业医师在诊疗活动中为患者开具的，由取得药学专业技术人员审核、调配、核对，并作为患者用药凭证的医疗文书。

（二）处方的意义及主要内容

处方是医疗和药剂配置的重要书面文件，是法律文书。因开具处方或调剂处方所造成的医疗差错或事故，医师和药师分别负有相应的法律责任。

处方作为一种特殊文件，具有一定的组成及格式，已被国际公认。各医院根据要求都印有自己的处方笺。处方的组成可分为下列三部分。

1. **处方前记**　各医院的专用处方，均在其处方抬头处印有医院名称、姓名、性别、年龄（婴幼儿要写体重）、科别、病历号（门诊处方为门诊号，住院处方为住院号）、日期等，以上项目均为处方前记的必备部分，也称为自然项目。处方前记的认真填写，有利于药师在审查处方及调配药物时将其作为参考。

2. **处方正文**　处方正文是医师为患者或其他需要用药者开写的用药依据，以 Rp 或 R 标示。汤剂的处方正文包括饮片名称、剂量、剂数、一般用法用量及脚注。中成药处方和西药处方的正文主要包括：药品名称、剂型、规格、数量及用法用量。正文部分是处方的核心部分，药品名称可以开药典名、通用名或商品名，本院制剂可以开协定的药名，药品的剂量单位均应按法定要求书写。

3. **处方后记**　包括医师签名、药师签名（包括计价、调配、复核及发药四栏）、药价及现金收讫印戳。

有些中医处方通常在正文的左侧还要求记录脉案,包括病因、症状、脉象、舌苔及治法。如儿科处方、毒麻药处方等。

(三)处方调剂的程序

中药调剂流程一般可分为审核、计价、调配、复核、发药。由于在现实生活中,计价环节多由电脑完成,所以本部分调剂操作程序主要介绍审核、调配、复核、发药四个步骤。调剂人员完成每个步骤后,要盖章或签字确认。

1. 审核 处方审核是保证患者安全、有效、合理用药的第一关,是一项技术性要求很高的工作。要求从事处方审核的药剂人员有较全面的药学知识与技能。规定要有药师以上专业技术职称的人员负责。需审核处方前记、处方正文、处方后记书写是否规范,审核处方用药是否合理,审核药物有无超量,审核药物配伍禁忌和不合理用药。对有配伍禁忌或者超剂量的处方,应当拒绝调配,必要时,经处方医师更正或者重新签字,方可调配。审核工作完成后转入调配环节。

2. 调配 调配中药饮片最常用的称量衡器是戥秤,其次是盘秤、钩秤、台磅和天平等。

(1)对戥:每天工作前应首先检查定盘星的平衡度是否准确,以确保调剂量的准确性。

(2)称取饮片:工作前应该先将调剂台打扫干净。处方调配时应将处方放在调剂台上,在它的左侧压一个重物,防止处方移动。称取克数 = 单剂数 × 剂数。

(3)分剂量:分剂量又称分戥、回戥,对一方多剂的处方应按"等量递减""逐级复戥"的原则将称取的饮片倒在包装之上,配方称量应该力求准确,一般要求实际称量总和和处方总量的误差不得超过 5%。毒、剧药及贵重药称量误差不得超过 1%。称量要求一味一称,逐剂回戥,切勿估量取药或分药。

(4)特殊处理:遇到特殊处理的药物要特别对待,如需捣碎的药物,应称取后放入专用的铜缸内捣碎后分剂量;需特殊处理的饮片,如先煎、后下、包煎、另煎、冲服和烊化等应分剂量后单包并注明用法再放入群药包内。配方时应看清脚注,照注进行。

(5)调配要求:称取药物时一般按处方所开中药顺序逐一称量,并且要求间隔平放,以利于复核人员核对。对于体积大的药物,可先称取倒在包装纸中心,如淫羊藿、茵陈、蒲公英等,防止盖住其他药;如果遇到黏度大的饮片,在称量后,应放在其他饮片之上,如瓜蒌、熟地黄等,以免沾染包装纸;如果是易抛散滚动的颗粒性药物,应最后称取,倒在其他药中间,以免撒散损耗,如菟丝子、紫苏子等。处方调配完毕经检查无误后,调配人员签字,再交他人复核。调配完一张处方后,再调配下一张处方,以免发生差错。

3. 复核 处方药品调配完成后要由中药师以上专业技术职称的药剂人员进行核对。处方经全面复核无误后,即可签字(章),而后将药物装袋或包扎。

4. 发药 发药是处方调剂工作的最后一个环节。对调配装好的药剂,发药人员应再次核对,无误后方可发药。发药操作程序如下:核对患者姓名→交付药品→提供用药咨询服务→签名。

(四)审方调配的注意事项

1. 注意处方书写规范及相应的管理制度 根据《处方管理办法》,调配处方必须做到四查十对。对照处方上的药品名称、剂型、数量进行调配做到"四查""十对"。查处方,对科别、对患者姓名、对年龄;查药品,对药名、对规格、对数量、对标签;查配伍禁忌,对药品性状、对用法用量;查用药合理性,对临床诊断。

2. 注意处方别名与实际应付品种 中药名称复杂,一般以《中华人民共和国药典》收载的药名为"正名"。由于有些药物别名经历代相继沿用成习,至今仍用,调剂人员应熟记常用药物别名,以保证用药安全有效。

处方中书写药物炮制品名称时,常需要付通过炒、炙、煅等炮制后的药品。根据不同地区的用药习惯,调剂人员应与医师对处方名称和给付不同炮制品达成共识,在处方中不需要注明炮制规格时,调剂人员亦可按医师处方用药意图调配。

3. 注意处方药物并开药名及应付量 医师处方时,将疗效基本相似,或起协同作用的两种或两种以上药物合成一个药名书写,称为"并开"。调配时,则应分别称取。处方中并开药名详见实训表。

并开处方中单味药的剂量按总量的平均值调配,如龙牡 30g,即付煅龙骨 15g、煅牡蛎 15g。若注明"各",即为每味药的应付量,如龙牡各 30g,即付煅龙骨 30g、煅牡蛎 30g。

4. 注意称量用具的使用方法及称量的准确性。

5. 注意药材称量顺序和摆放要求。

6. 注意特殊药材的处理要求。

【实训内容】

1. 中药处方审核 学生将学习如何识别中药处方中的药品名称、规格、数量,并检查药物配伍禁忌和特殊用法,以指出处方中的不规范之处。

2. 中药调配操作 学生将练习使用药斗、戥秤等工具,根据审核无误的处方进行中药饮片的准确称量和分剂包装。

3. 中药调剂室管理 学生将了解并实践中药调剂室的环境清理和设备维护,确保调配工作环境的整洁和安全。

【实训步骤】

学生根据实训任务,经教师讲解、示范后,进行实训操作。

1. 审核以下处方,指出其不规范之处和处理办法。

处方一:

二花 15g　连翘 10g　荆芥 9g　牛蒡子 15g　苦杏仁 10g　桔梗 6g　忍冬花 9g　薄荷 6g　甘草 6g

处方二:

焦山楂 18g　法半夏 9g　茯苓 9g　陈皮 6g　炒莱菔子 6g　天花粉 6g　焦三仙各 6g

处方三：

浙贝母 10g　苦杏仁 9g　石膏 10g　百部 10g　紫菀 15g　款冬花 9g　白附片 5g　桔梗 9g

处方四：

红大戟 1.5g　芫花 1.5g　甘遂 1.5g　大枣 5 枚　半夏 6g　甘草 3g

处方五：

黄芪 15g　煅龙牡 30g　防风 6g　麻黄 9g　浮小麦 12g　太子参 9g　大枣 3 枚

处方六：

附子 12g　干姜 9g　丁香 3g　党参 15g　白术 10g　姜半夏 10g　乌药 12g　潼蒺藜 9g　郁金 9g　甘草 6g

处方七：

党参 9g　二术 18g　白附片 6g　干姜 9g　白术 10g　大黄 6g　川军 6g　砂仁 9g　甘草 6g

处方八：

麦冬 15g　丹参 9g　胆南星 6g　白附子 20g　茯苓 10g　远志 6g　石菖蒲 9g　黑顺片 10g　天花粉 9g　朱砂 0.5g　益智 6g　甘草 3g

处方九：

茯苓 15g　姜半夏 9g　白术 15g　苏子叶 12g　阿胶 12g　生姜 12g　当归 12g　炙甘草 9g　黄芩 9g　黑丑 6g　陈皮 6g

处方十：

二决明 24g　黄芩 9g　山栀子 10g　地黄 15g　夜交藤 12g　钩藤 12g　首乌藤 9g　桑寄生 9g　牛膝 9g　杜仲 9g　甘草 6g

2. 中药饮片调配操作

(1) 一方单剂量调配：根据以下处方，进行规范的调配操作。

处方一：

麻黄 6g　　　桂枝 12g　　　白芍 9g　　　细辛 3g

白芷 9g　　　法半夏 6g　　　五味子 9g　　苍术 6g

豆蔻 5g　　　甘草 6g

一剂　水煎服　每日一剂

处方二：

金银花 9g　　连翘 12g　　　广藿香 12g　　薄荷 6g

荆芥 12g　　桔梗 9g　　　　牛蒡子 12g　　桑叶 9g

菊花 6g　　　甘草 6g

一剂　水煎服　每日一剂

(2) 一方多剂量调配：根据以下处方，按"等量递减、逐剂复戥"的原则进行规范化调配操作，不可估量分药。

处方一：

二地 18g　　麦冬 9g　　　知母 9g　　　白芍 6g

玄参 3g　　　桔梗 6g　　　浙贝母 6g　　葶苈子 6g

甘草 3g

三剂　水煎服　每日一剂

处方二：

二活各 9g　　香薷 9g　　　紫苏叶 6g　　柴胡 9g

前胡 9g　　　防风 9g　　　茯苓 9g　　　陈皮 9g

砂仁 5g

三剂　水煎服　每日一剂

3. 清场　调配工作完成后及时清场,做到物归原处,清洁戥盘,戥秤复原,清洁冲筒,清扫工作台使之保持整洁。处方常用并开药名见实训表 3-1。

实训表 3-1　处方常用并开药名

处方药名	调配应付		处方药名	调配应付		
二冬	天冬	麦冬	南北沙参	南沙参	北沙参	
二门冬	天冬	麦冬	生熟麦芽	生麦芽	炒麦芽	
二术	白术	苍术	生熟谷芽	生谷芽	炒谷芽	
苍白术	苍术	白术	生熟稻芽	生稻芽	炒稻芽	
二母	知母	浙贝母	谷麦芽	炒谷芽	炒麦芽	
知贝母	知母	浙贝母	生熟枣仁	生枣仁	炒枣仁	
二蒺藜	沙苑子	蒺藜	腹皮子	大腹皮	生槟榔	
潼白蒺藜	沙苑子	蒺藜	二乌	制川乌	制草乌	
知柏	知母	黄柏	川草乌	制川乌	制草乌	
盐知柏	盐知母	盐黄柏	桃杏仁	桃仁	杏仁	
炒知柏	盐炒知母	盐炒黄柏	二甲	龟甲	鳖甲	
酒知柏	酒知母	酒黄柏	桑枝叶	桑枝	桑叶	
二地	地黄	熟地黄	冬瓜皮子	冬瓜皮	冬瓜子	
生熟地	地黄	熟地黄	生熟薏仁	生薏苡仁	炒薏苡仁	
二活	羌活	独活	生龙牡	生龙骨	生牡蛎	
羌独活	羌活	独活	龙牡	煅龙骨	煅牡蛎	
二风藤	青风藤	海风藤	棱术	三棱	莪术	
青海风藤	青风藤	海风藤	乳没	炙乳香	炙没药	
二芍	赤芍	白芍	炒三仙	炒神曲	炒麦芽	炒山楂
赤白芍	赤芍	白芍	焦三仙	焦神曲	焦麦芽	焦山楂
二丑	黑丑	白丑	焦四仙	焦神曲	焦麦芽	焦山楂　焦槟榔
二地丁	蒲公英	紫花地丁	全藿香	广藿香叶	广藿叶梗	
二决明	石决明	决明子	全紫苏	紫苏叶	紫苏梗　紫苏子	
忍冬花藤	金银花	忍冬藤	苏子梗	紫苏子	紫苏梗	
金银花藤	金银花	忍冬藤	苏子叶	紫苏子	紫苏叶	
二苓	猪苓	茯苓	砂蔻仁	砂仁	豆蔻	
猪茯苓	猪苓	茯苓	茅芦根	白茅根	芦根	
青陈皮	青皮	陈皮	龙齿骨	龙齿	龙骨	
荆防	荆芥	防风				

（张　雪）

实训四　问病荐药基本技能训练

【实训目标】

1. 通过问病荐药技能实训,掌握问病荐药技巧,增强学生药学知识及指导合理用药的服务能力。

2. 通过问病荐药技能实训,拓宽学生职业能力。

3. 掌握 10 种常见疾病如感冒、咳嗽、胃痛、泄泻、失眠、头痛、眩晕、便秘、痹证、痛经等病证的问病要点、辨证分型,推荐基本符合治疗的药物。

【实训用品】

1. 模拟药店,配备常用的各种剂型中成药(或中成药药盒)。

2. 问病荐药题库　准备感冒、咳嗽、胃痛、泄泻、失眠、头痛、眩晕、痛经、便秘、痹证等病证的辨证分型、治疗原则、推荐药品。

【实训内容】

1. 实践问病技巧　学生将在模拟药店环境中,通过角色扮演的方式,学习并实践如何有效地询问顾客症状、病史,以准确把握疾病的问病要点。

2. 辨证分型与荐药　学生根据问病所得信息,对感冒、咳嗽等 10 种常见疾病进行辨证分型,并根据治疗原则推荐适合的中成药。

3. 合理用药指导　学生将学习如何向顾客提供用药指导,包括药品的正确使用方法、剂量、频率和可能的副作用,以增强合理用药的服务能力。

【实训步骤】

以班级为单位,预先划分好若干小组,组长负责制。

1. 随机抽取每组学生 2 名,经学生自我商定后一位扮药店店员,一位扮顾客(患者)。

2. 抽题。扮演顾客的学生到模拟药店门外随机抽题。

3. 模拟药店情境,抽签后顾客学生从模拟药店门外走进相应药架前,扮药店店员学生主动热情迎接,进行问病荐药模拟情境。

4. 问病后辨证分型,推荐使用药物,进行药品介绍,指导合理用药。

【实训提示】

1. 要根据顾客(患者)的主诉和临床表现进行诊断、鉴别,然后推荐合适的药物,并介绍用药方法、不良反应及一些注意事项。

2. 问病荐药内容

(1)发病的原因及诱因:询问起病的环境与时间,是否有明显的起病原因或诱因。

(2)主要症状及时间:问患者现在最痛苦的症状、体征特点及持续时间。

(3)诊治经过:起病是否就医?是否服用药物治疗?服用何药,用药效果如何?有无不良反应等。

(4)发病过程中饮食、二便、睡眠、精神状况如何?有无改变?

(5)既往史:既往健康状况和既往患病情况。

(6)个人生活史:社会经历、职业及工作条件、生活起居、饮食嗜好、婚姻生育等。

(7)家族史:直系亲属及配偶的健康和患病情况,有无传染病史或与遗传有关的疾病等。

(8)妇女:要问月经史。

3. 熟背"十问歌" 一问寒热二问汗,三问头身四问便,五问饮食六问胸,七聋八渴须当辨,九问旧病十问因,更兼服药参机变,妇人尤必问经期,迟速闭崩皆可见,再添片语告儿科,天花麻疹全占验。

【实训检测】

1. 态度目标 模拟过程中店员问病态度要和蔼可亲,语言要通俗易懂,顾客态度要严肃认真密切配合,老师可根据学生的模拟情境作出评价。

2. 能力目标 根据问病要点是否清晰全面,辨证分型是否准确,推荐药品是否正确,指导合理用药是否清楚全面等进行综合评价。

【实训思考】

1. 问病荐药包括哪些内容?如何提升问病荐药的能力?

2. 感冒、咳嗽、胃痛、泄泻、失眠、头痛、眩晕、痛经、便秘、痹证问病要点是什么?

【实训评价】

评价可参考实训表 4-1。

实训表 4-1　问病荐药基本技能实训考核表

专业班级		姓名		日期	
实训项目		实训成绩		老师签名	

考核内容	评分依据	分值
态度目标	仪表、文明用语、沟通能力	20
技能目标	问病程序、问病过程表述清晰简洁,语言流畅	20
	辨证分型、诊断正确	15
	推荐使用药品正确、介绍药品准确	20
	指导合理用药,包括服法、不良反应、注意事项	20
	药品价格	5
合计	100	

附:常见疾病的问病要点和辨证荐药

一、感冒问病要点和辨证荐药

1. 感冒的问病要点

(1)首先辨清是风寒、风热还是流行性感冒:风寒感冒以畏寒重,发热轻,头痛身痛,鼻塞流涕为特征;风热感冒以发热重,畏寒轻,头痛,口渴,鼻塞流黄稠涕,咽红或红肿为特征;若发病急、病情重,类似风热感冒,症见寒战高热,头身疼痛剧烈,全身酸痛,咽痛,多为流行性感冒。

(2)详细辨认感冒兼夹证候:如夹暑邪者多见于夏季,以身热有汗,心烦口渴,小便短赤,舌苔黄腻为特征;夹湿邪者,多见于梅雨季节,以身热不扬,头重如裹,胸闷纳呆等为特征;夹食者以胸脘胀闷,纳呆泛恶,腹泻,苔腻等为特征。

2. 感冒辨证荐药

分型	病证特点	常用方剂与中成药
风寒型感冒	多发于冬季,恶寒重,发热轻,无汗,头痛,肢体酸楚。鼻塞流清涕,喷嚏,喉痒声重,咳嗽吐稀痰,舌苔薄白,脉浮	感冒清热颗粒、九味羌活丸、表实感冒颗粒、通宣理肺丸、正柴胡饮颗粒
风热型感冒	多发于夏秋季,发热重,恶寒轻(或不恶寒),口渴,咽痛红肿,头胀痛,咳嗽吐痰黏稠,鼻塞流黄稠涕,舌尖红,苔薄黄,脉浮	银翘解毒丸、羚翘解毒丸、桑菊感冒片、双黄连口服液、维C银翘片
暑热型感冒	多发于夏季,发热,身倦无汗,头晕,头胀,口渴喜饮,恶心呕吐,腹泻,小便短而黄,舌苔黄腻	藿香正气水、十滴水
流行性感冒	无季节性,类似风热型感冒,发病急、病情重,有传染性。寒战高热,体温可达39℃以上,头身疼痛剧烈,全身酸痛,酸软无力,咽痛,舌红苔黄,脉数	板蓝根颗粒、清热解毒口服液、抗病毒口服液、连花清瘟胶囊
气虚型感冒	素体虚弱,易常患感冒,四肢倦怠乏力,轻度发热,常畏风寒,平时易出汗,鼻流清涕,咳嗽痰白,食欲不振	参苏丸、败毒散、玉屏风颗粒

二、咳嗽问病要点和辨证荐药

1. 咳嗽的问病要点

(1)首先辨外感还是内伤咳嗽:外感咳嗽多为新病,起病急,病程短,属邪实;内伤咳嗽,多为久病,起病缓,病程长,常反复发作,多伴其他脏腑病证。

(2)其次问咳嗽的声音及发作时间:咳声高扬者属实,咳声低弱者为虚。咳嗽时作,发于白昼,鼻塞声重者多为外感咳嗽。晨起咳嗽,阵发加剧,咳声重浊,多为痰浊咳嗽。午后或黄昏咳嗽较剧,咳嗽轻微,短气乏力者,多为气虚或阴虚咳嗽;午后、黄昏咳嗽加重,咳嗽轻微、短促者,多为肺燥阴虚。

(3)再次问痰的颜色、性质及数量:咳嗽痰少或干咳无痰者,多属燥热、火、阴虚。痰多者,常属痰湿、痰热和虚寒。痰白稀薄者,属风、属寒。痰白而稠厚者属湿。痰黄而黏稠者,属热。

2. 咳嗽辨证荐药

分型	病证特点	常用方剂与中成药
外感风寒型咳嗽	咳嗽声重,急促频繁,咯痰色白清稀,伴鼻塞流清涕,畏寒发热,无汗,头痛,肢体酸痛,舌苔薄白,脉浮或浮紧	通宣理肺丸、桂龙咳喘宁胶囊、风寒咳嗽颗粒、小青龙颗粒
外感风热型咳嗽	咳嗽气粗或咳声嘶哑,吐黄色黏痰,或咳痰不爽,伴有鼻流黄涕、咽喉肿痛、口渴、头痛、恶风、身热,舌苔薄黄,脉浮数	急支糖浆、川贝止咳糖浆、蛇胆川贝散、川贝枇杷糖浆
外感秋燥型咳嗽	好发于秋季,咳嗽少痰而黏,不易咯出;伴有口干咽痛,唇鼻干燥,舌尖红,苔薄黄而干,脉浮数	川贝清肺糖浆、养阴清肺膏、清金化痰丸、蛇胆川贝枇杷膏、川贝雪梨膏
内伤痰湿型咳嗽	咳嗽反复发作,咳声重浊,咳嗽多痰,痰白而黏腻,或稠厚成块,兼有胸闷、恶心、食少,四肢无力,舌苔白腻等	橘红丸、二陈丸、杏仁止咳糖浆
内伤痰热壅肺型咳嗽	咳嗽气粗痰多,质黏稠而黄,伴有发热、口干欲饮、咽痛,胸闷,舌质红,舌苔厚腻,脉滑数等	清气化痰丸、鲜竹沥口服液、牛黄蛇胆川贝液
内伤阴虚型咳嗽	干咳无痰,或痰少咳吐不爽,带有血丝,伴午后低热、手足心热、咽干口燥、盗汗,舌红少苔,脉细数等	百合固金丸、养阴清肺膏、川贝梨糖浆、二冬膏

三、头痛问病要点和辨证荐药

1. 头痛的问病要点

(1)首先辨别外感头痛与内伤头痛:外感头痛因外邪致病,属实证,起病较急,一般疼痛较剧,多表现为掣痛,跳痛,灼胀痛、重痛,痛无休止。内伤头痛以虚证或虚实夹杂证为多见,如起病缓慢,疼痛表现为隐痛,空痛、昏痛,痛势悠悠,遇劳加重,时作时止,多属虚证;如因肝阳、痰浊、瘀血所致者属实,表现为头昏胀痛,或昏蒙重痛,或刺痛钝痛,痛点固定,常伴有肝阳、痰浊,瘀血的相应证候。

(2)其次辨头痛的性质:胀痛、灼痛、跳痛多为外感风热头痛;重痛多为风湿头痛;头痛伴有紧束感,多为风寒头痛;胀痛而伴眩晕者多为肝阳上亢头痛;昏痛多为痰浊头痛;刺痛而痛处固定多为血瘀头痛;空痛为精伤;悠痛、隐痛多为气血精亏。

(3)再次辨头痛部位:大抵太阳头痛,在头后部,下连于项;阳明头痛,在前额部及眉棱骨等处;少阳头痛,在头之两侧,并连及于耳;厥阴头痛则在颠顶部位,或连目系。

2. 头痛辨证荐药

分型	病证特点	常用方剂与中成药
风寒头痛	头痛连及项背,常有拘急收紧感,或伴恶风畏寒,遇风尤剧,口不渴,苔薄白,脉浮	川芎茶调颗粒、九味羌活丸
风热头痛	头痛而胀,甚则头胀如裂,发热或恶风,面红目赤,舌尖红,苔薄黄,脉浮数	芎菊上清丸

分型	病证特点	常用方剂与中成药
肝阳头痛	头昏胀痛,两侧为重,心烦易怒,夜寐不宁,口苦面红,或兼胁痛,舌红苔黄,脉弦数	牛黄降压丸、清脑降压颗粒、镇脑宁胶囊
血虚头痛	头痛隐隐,心悸失眠,面色少华,神疲乏力,遇劳加重,舌质淡,苔薄白,脉细弱	养血清脑颗粒、天麻首乌片
痰浊头痛	头痛昏蒙,胸脘满闷,纳呆呕恶,舌苔白腻,脉滑或弦滑	半夏白术天麻丸
肾虚头痛	头痛且空,眩晕耳鸣,腰膝酸软,神疲乏力,滑精带下,舌红少苔,脉细无力	大补元煎丸
瘀血头痛	头痛经久不愈,痛处固定不移,痛如锥刺,或有头部外伤史,舌紫黯,或有瘀斑,苔薄白,脉细或细涩	正天丸、血府逐瘀丸

四、胃痛问病要点和辨证荐药

1. 胃痛的问病要点

(1)首先要辨虚实:胃痛实证疼痛剧烈,固定不移,拒按;虚证痛势徐缓,痛处不定,喜按。

(2)其次辨寒热:寒痛——胃痛暴作,疼痛剧烈而拒按,遇寒则痛甚,得温则痛减;热痛——灼痛,痛势急迫,遇热则痛甚,得寒则痛减,烦渴喜饮,便秘尿赤。

(3)再次辨在气在血:胃痛在气,胃胀且痛,以胀为主,时作时止,痛无定处,或涉及两胁,伴有恶心呕吐,嗳气频频等,常与情志因素有关;胃痛在血,痛如针刺,呈持续性,痛有定处,食后或入夜痛甚,或呕血、便血。

2. 胃痛辨证荐药

分型	病证特点	常用方剂与中成药
寒邪客胃	胃痛暴作,恶寒喜暖,得温则痛减,遇寒加重,口淡不渴或喜热饮,苔薄白,脉弦紧	良附丸、温胃舒胶囊
饮食伤胃	胃脘疼痛,胀满拒按,嗳腐吞酸,呕吐不消化食物,其味腐臭,吐后痛减,不思饮食,大便不爽,苔厚腻,脉滑	保和丸、健胃消食片、大山楂丸、启脾丸、槟榔四消丸
肝气犯胃	胃脘胀痛,通连两胁,情志不畅则痛作或痛甚,嗳气、矢气则舒,脘闷嗳气,善太息,大便不畅,苔薄白,脉弦	柴胡疏肝散、气滞胃痛颗粒、元胡止痛片、三九胃泰颗粒
瘀血停胃	胃脘疼痛,痛如针刺,或似刀割痛有定处,按之痛甚,痛时持久,食后或入夜痛甚,或见吐血黑便,舌质紫黯,有瘀斑,脉涩	胃康胶囊
胃阴亏虚	胃脘隐隐灼痛,似饥而不欲食,口干咽燥,或口渴思饮,消瘦乏力,大便干结,五心烦热,舌红少津,脉细数	养胃舒颗粒,阴虚胃痛颗粒
脾胃虚寒	胃痛隐隐,绵绵不休,喜温喜按,空腹痛甚,得食痛减,劳累或受凉后发作或加重,时呕清水,神疲纳少,四肢倦怠乏力,手足不温,大便溏薄,舌淡,脉软弱	理中丸、附子理中丸、桂附理中丸、小建中颗粒

五、泄泻问病要点和辨证荐药

1. 泄泻的问病要点

(1)首先要辨清泄泻的虚实寒热:起病急骤,脘腹胀满,腹痛拒按,泻后痛减,小便不利,多属实证;病程较长,腹痛较缓且喜按,小便自利,口不渴,多属虚证;粪质清稀如水,腹痛喜温,完谷不化,多属寒湿证;粪便黄褐,味臭较重,泻下急迫,肛门灼热,多属湿热证。

(2)其次辨久泻特点:久泻迁延不愈,倦怠乏力,稍有饮食不当,或劳倦过度即复发为脾虚;泄泻反复不愈,每因情志不遂而复发为肝郁乘脾;五更泄泻,完谷不化,腰酸肢冷为肾阳不足。

(3)再次辨轻重缓急:泄泻而饮食如常提示脾胃未败,属轻证,预后良好;泻而不能食,形体消瘦,暴泄无度,均为重症。急性泄泻发病急,病程短,以湿盛为主;慢性泄泻发病缓,病程长,以脾虚为主,或脾肾阳虚。

(4)最后辨泻下之物:大便清稀,或如水样,气味腥秽,为寒湿泄泻;大便稀溏,粪色黄褐,气味秽臭,为湿热泄泻;大便溏垢,臭如败卵,完谷不化,为伤食泄泻。

2. 泄泻辨证荐药

分型	病证特点	常用方剂与中成药
寒湿泄泻	泄泻清稀,甚至如水样,腹痛肠鸣,脘闷食少,恶寒,发热,头痛,肢体酸痛,苔白腻,脉濡缓	藿香正气散(丸、片、胶囊、口服液)
湿热伤中	泄泻腹痛,泻下急迫,势如水注,泻而不爽,粪色黄褐,气味臭秽,肛门灼热,身热烦渴,小便短赤,舌质红,苔黄腻,脉滑数或濡数	葛根芩连片
食滞肠胃	腹痛肠鸣,脘腹胀满,泻下粪便臭如败卵,泻后痛减,嗳腐吞酸,泻下伴有不消化食物,不思饮食,舌苔垢浊或厚腻,脉滑	保和丸、枳实导滞丸
脾胃虚弱	大便时溏时泻,完谷不化,迁延反复,食少,食后脘闷不适,稍进油腻之物,则便次明显增多,面色萎黄,神疲倦怠,舌质淡,苔薄白,脉细弱	参苓白术散、补脾益肠丸
肾阳虚衰	黎明之前,脐腹作痛,肠鸣即泻,完谷不化,泻后则安,腹部喜温,形寒肢冷,腰膝酸软,舌淡苔白,脉沉细	四神丸、固本益肠片
肝气乘脾	素有胸胁胀闷,嗳气食少,抑郁恼怒或情绪紧张时发生腹痛泄泻,腹中雷鸣,攻窜作痛,矢气频作,舌淡红,脉弦	痛泻要方

六、眩晕问病要点和辨证荐药

1. 眩晕的问病要点

(1)首先辨相关脏腑:眩晕病在清窍,但与肝、脾、肾三脏功能失调密切相关。眩晕兼见头胀痛,面色潮红,急躁易怒、口苦脉弦等为肝阳上亢之眩晕;眩晕兼有纳呆、乏力、面色㿠白等为脾胃虚弱,气血不足之眩晕;眩晕兼见纳呆呕恶、头痛、苔腻等为脾失健运,痰湿中阻之眩晕;眩晕多兼有腰酸腿软、耳鸣如蝉等为肾精不足之眩晕。

(2)其次辨标本虚:凡病程较长,反复发作,遇劳即发,伴两目干涩,腰膝酸软,或面色㿠白,神疲乏力,脉细或弱者,多属虚证,由精血不足或气血亏虚所致;凡病程短,或突然发作,眩晕重,视物旋转,伴呕恶痰涎,头痛,面赤,形体壮实者,多属实证。其中,痰湿所致者,头重昏蒙,胸闷呕恶,苔腻脉滑;瘀血所致者,头昏头痛,痛点固定,唇舌紫黯,舌有瘀斑;肝阳风火所致者,眩晕,面赤,烦躁,口苦,肢麻震颤,甚则昏仆,脉弦有力。

2. 眩晕辨证荐药

分型	病证特点	常用方剂与中成药
肝阳上亢	眩晕,耳鸣,头目胀痛,口苦,失眠多梦,遇烦劳郁怒而加重,甚则仆倒,颜面潮红,急躁易怒,肢麻震颤,舌红苔黄,脉弦或数	天麻钩藤颗粒、清脑降压颗粒、脑立清丸、全天麻胶囊
气血亏虚	眩晕动则加剧,劳累即发,面色㿠白,神疲乏力,倦怠懒言,唇甲不华,发色不泽,心悸少寐,纳少腹胀,舌淡苔薄白,脉细弱	归脾丸、补中益气丸、八珍丸、安康颗粒
肾精不足	头目眩晕日久不愈,精神萎靡,健忘,耳鸣齿摇,两目干涩,视力减退,腰酸膝软滑泄,少寐多梦,舌质红,少苔,脉细数	眩晕宁片、天麻首乌片、杞菊地黄丸
痰湿中阻	眩晕,头重昏蒙,或伴视物旋转,胸闷恶心。呕吐痰涎,食少多寐,舌苔白腻,脉滑濡	眩晕宁片、半夏天麻丸、半夏白术天麻汤
瘀血阻窍	眩晕时作,头痛如刺,面唇紫黯,兼见健忘,心悸失眠,精神不振,舌暗有瘀斑,脉涩或细涩	通窍活血汤

七、失眠问病要点和辨证荐药

1. 失眠的辨证要点

(1)首先辨虚实:虚证多由阴血不足、心失所养所致,表现为体质虚弱,面色无华,神疲懒言,心悸健忘,多与肝、脾、肾失调有关;实证多由心火亢盛,肝郁化火所致,表现为心烦易怒,口苦咽干,便秘尿赤,多与心、肝有关。

(2)其次辨脏腑:失眠病位主要在心,多为心神失养,神不内守所致。但亦与肝胆、脾胃、肾之阴阳气血失调有关。急躁易怒而失眠者多为肝火内扰;失眠伴脘闷苔腻者多为胃腑宿食,痰热内盛;心烦失眠,心悸气短,头晕健忘者多为阴虚火旺,心肾不交;失眠而面色少华,肢倦神疲者多为脾虚不运,心神失养;心烦不寐,触事易惊者多为心胆气虚。

2. 失眠辨证荐药

分型	病证特点	常用方剂与中成药
心火亢盛	心神烦乱,夜不入睡,面赤口渴,心悸怔忡,舌红,脉数	朱砂安神丸
肝火扰心	不寐多梦,甚则彻夜不眠,性情急躁易怒,伴头晕头胀,目赤耳鸣,口干口苦,便秘尿赤,不思饮食,舌红苔黄,脉弦而数	泻肝安神丸、龙胆泻肝丸
痰热内扰	心烦不寐,胸闷脘痞,泛恶嗳气,厌食吞酸,头重目眩,舌偏红,苔黄腻,脉滑数	温胆汤、眩晕宁片
心脾两虚	不易入睡,多梦易醒,心悸健忘,头晕目眩,神疲食少,四肢倦怠,腹胀便溏,面色少华,舌质淡,脉细无力	参芪五味子颗粒、归脾丸
心肾不交	心烦不眠,入睡困难,心悸多梦,头晕、耳鸣、健忘,腰膝酸软,潮热盗汗,五心烦热,咽干少津,男子遗精,女子月经不调,舌红少苔,脉细数	天王补心丹、六味地黄丸、交泰丸
心胆气虚	虚烦不寐,多梦易醒,触事易惊,终日惕惕,胆怯心悸,伴气短自汗,倦怠乏力,小便清长,舌淡,脉弦细	安神定志丸
气血两虚	失眠多梦,心悸健忘,神疲乏力,气短自汗,少气懒言,头晕目眩,舌淡苔白,脉细无力	柏子养心丸、刺五加片

八、痛经问病要点和辨证荐药

1. 痛经的问病要点

(1)首先辨痛经的寒热虚实:痛经表现为经期延后,经量不多,经色黯淡,质稀或有块,面色苍白,四肢怕冷,下腹冷痛,热敷后疼痛可缓解,遇冷则疼痛加重为寒证痛经;痛经表现为月经先期,经量较多,经色鲜红或有紫红或有血块而质稠,面红,口渴为热证痛经;痛经发生在行经,或值月经来潮的时候,下腹按之不舒服,或按之反疼痛加重为实证痛经,痛经发生在经净之后,下腹喜按,按压时疼痛减轻,伴倦怠无力,面色无华,腰酸头晕为虚证痛经。

(2)其次根据痛经的时间、痛的性质辨气滞、血瘀或气血亏虚:经前痛,或时痛时止,或胀甚于痛者为气滞;闷痛、钝痛、刺痛或痛甚于胀者为血瘀;经期痛甚者为气滞血瘀;经后痛或隐隐作痛者为血虚。

2. 痛经的辨证荐药

分型	病证特点	常用方剂与中成药
气滞血瘀	经前或经期小腹胀痛,拒按,经血量少,经行不畅,经色紫黯有块,块下痛减;伴乳房胀痛,胸闷不舒;舌质紫黯或有瘀点,脉弦	元胡止痛片、益母颗粒、七制香附丸、调经丸
寒凝血瘀	经前或经期小腹冷痛,拒按,得热痛减;或月经错后,量少,色黯有块;面色青白,肢冷畏寒,手足欠温;舌黯苔白,脉沉紧	艾附暖宫丸、痛经丸、痛经宝颗粒
湿热瘀结	经前或经期小腹疼痛或胀痛,拒按,有灼热感,或痛连腰骶,或平时小腹疼痛,经前加剧;经量多或经期延长,经色黯红,质稠或夹较多黏液;平时带下量多,色黄,质稠,有臭味;或伴有低热起伏,大便不爽,小便黄短;舌质红,苔黄腻,脉滑数或弦数	龙胆泻肝丸
气血虚弱	经期或经后小腹隐隐作痛,喜按或小腹及阴部空坠不适;月经量少,色淡,质清稀;面色无华,头晕心悸,神疲乏力;舌质淡,脉细无力	乌鸡白凤丸、八珍颗粒、妇康宁片、十全大补丸
肝肾不足	经期或经后小腹绵绵作痛,伴腰骶酸痛;经色淡黯,量少,质稀薄;头晕耳鸣,面色晦暗,健忘失眠;舌质淡红,苔薄,脉沉细	坤宝丸、金匮肾气丸

九、便秘问病要点和辨证荐药

1. 便秘的问病要点

(1)首先辨便秘的寒热虚实:便秘伴小便短赤,面红身热,口干口臭,脘腹痞满,甚则胀痛为实证、热证便秘;便秘伴气短汗出,面色少华,神疲乏力,小便清长,四肢不温为虚证、寒证。

(2)其次辨排便粪质:粪质干燥坚硬,排便困难多为燥热内结;大便艰涩,腹痛拘急,喜暖恶寒多为寒凝;粪质不甚干结,排便不爽,腹胀肠鸣多为气滞;粪质不干,欲便不出,便后乏力为气虚。

2. 便秘的辨证荐药

分型	病证特点	常用方剂与中成药
实热便秘	大便干结,脘腹痞满,甚则胀痛,面红身热,口干口臭,小便短赤,舌红苔黄,脉滑数	当归龙荟丸、九制大黄丸、大黄清胃丸、三黄片

分型	病证特点	常用方剂与中成药
气滞便秘	大便干结,或不甚干结,欲便不得出,或便而不爽,腹胀肠鸣,胸胁满闷,苔薄腻,脉弦	枳实导滞丸、木香槟榔丸
冷积便秘	大便艰涩,腹痛拘急,喜暖恶寒,手足不温,苔白腻,脉弦紧	大黄附子汤、温脾汤
肠燥便秘	大便干结,坚硬呈球状或板栗状,胸腹胀满,饮食无味,烦躁不宁,小便频数,舌红少津,舌苔微黄,脉细涩	麻子仁丸、麻仁滋脾丸、麻仁润肠丸
气虚便秘	粪质不干,虽有便意,但便难排出,便后乏力,汗出气短,面白神疲,舌淡苔白,脉弱	补中益气丸、枳实消痞丸
血虚便秘	大便干结,面色无华,心悸气短,舌燥少津,脉细涩	五仁丸、润肠丸
阳虚便秘	大便干或不干,排便艰涩,畏寒肢冷,小便清长,腰膝酸软,头目眩晕,舌淡苔白,脉沉迟	济川煎
阴虚便秘	大便干结如羊屎,形体消瘦,头晕耳鸣,心烦失眠,腰膝酸软,舌红少苔,脉细数	苁蓉通便口服液

十、痹证问病要点和辨证荐药

1. 痹证的问病要点

(1)首先辨痹证的病因:痹痛游走不定者为行痹,属风邪偏盛;痛势较甚,痛有定处,遇寒加重者为痛痹,属寒邪偏盛;关节酸痛、重着、漫肿者为着痹,属湿邪偏盛;关节肿胀,肌肤焮红,灼热疼痛为热痹,属热邪偏盛。关节疼痛日久,肿胀较局限,或见皮下有结节者多为痰浊;关节肿胀,僵硬,疼痛不移,肌肤紫黯或瘀斑等多为瘀血。

(2)其次辨痹证虚实:痹证初起,风、寒、湿、热、痰、瘀之邪明显者为实;痹证日久,反复发作,耗伤气血,损及脏腑,肝肾不足为虚;或虚实夹杂。

2. 痹证的辨证荐药

分型	病证特点	常用方剂与中成药
风寒湿痹	肢体关节酸痛,游走不定,屈伸不利,涉及肢体多个关节;或肢体关节疼痛剧烈,痛有定处,得热痛减,关节局部有冷感;或肢体关节沉重酸楚疼痛,或肿胀,肌肤麻木不仁,活动不利	风湿骨痛胶囊、骨刺消痛片、追风透骨丸
风湿热痹	肌肉关节剧痛,痛处焮红灼热,肿胀疼痛不可触,得冷则舒,伴发热、恶风、口渴,日轻夜重,舌红、苔黄燥,脉滑数	三妙丸、四妙丸、豨莶丸、豨桐丸
痰瘀痹阻	病情较长,骨节僵硬变形,关节附近皮色紫黯,痛剧固定,或麻木肿胀,或难以屈伸,筋脉拘紧,舌紫黯,苔白腻,脉细涩	小活络丸、大活络丸、益肾蠲痹丸
肝肾亏虚	痹证日久,关节屈伸不利,或麻木不仁,肌肉消瘦,腰膝酸软,畏寒喜暖,舌淡苔白,脉细弱	壮骨关节丸、独活寄生丸、尪痹颗粒、天麻丸

参考文献

［1］国家药典委员会. 中华人民共和国药典: 2020 年版. 一部. 北京: 中国医药科技出版社, 2020.

［2］国家药典委员会. 中华人民共和国药典临床用药须知: 2020 年版. 中药成方制剂卷. 北京: 中国医药科技出版社, 2022.

［3］李冀, 连建伟. 方剂学. 4 版. 北京: 中国中医药出版社, 2020.

［4］王义祁. 方剂学. 4 版. 北京: 人民卫生出版社, 2021.

［5］谢鸣, 周然. 方剂学. 2 版. 北京: 人民卫生出版社, 2012.

［6］刘侠, 孙美华. 常用中成药解析. 合肥: 安徽科学技术出版社, 2005.

［7］任德权. 临床实用中成药. 北京: 人民卫生出版社, 2002.

［8］陈奇. 中成药名方药理与临床. 北京: 人民卫生出版社, 1998.

目标检测参考答案

第一章　方剂与中成药的起源与发展

1. 答:剂是在辨证审因确定治法的基础上,按照组方原则,选择恰当的药物合理配伍并酌定合适的剂量、剂型、用法而成。中成药是在中医药理论指导下,以中药材为原料,按照规定的生产工艺和质量标准制成一定剂型、质量可控、安全有效、随时可以取用的成品制剂。

2. 略。

第二章　方剂的基础知识

一、简答题

1. 略。

2. 略。

3. 答:药物通过配伍组成方剂后有以下三个方面优点:一是增强疗效与调和药性:通过药物间的相互作用,提高治疗效果,使药性更加平和。二是降低毒性与制约偏性:减少药物副作用,防止药性过于偏激。三是扩大治疗范围与方便服用:适应多种病症,提高患者依从性。

4. 略。

5. 答:反佐药有两个含义。一是病重邪盛、拒药不纳时,配伍与君药性味相反而在治疗中起相成作用的药物,即反佐药,防止药病格拒。二是方剂中通常配伍与君药的性能相反、在全方中有相成作用的药物,亦为反佐药。

二、实例分析

答:(1)为小承气汤。方中大黄用量 12g 为君,枳实用量 9g 为臣,厚朴用量 6g 为佐,君臣配伍,重在攻下热结,用治阳明腑实证之大便秘结、腹痛拒按之证。(2)为厚朴三物汤,方中厚朴用量 24g 为君,枳实用量 15g 为臣,大黄用量 12g 为佐,君臣配伍,重在行气除满,用治气滞便秘、脘腹满痛、大便秘结。由此可见,方中药物不变,药量发生改变,会引起药物配伍关系的改变,使功效、主治发生变化。因此,方剂中每味药物的药量大小对方剂的疗效都至关重要。在今后制药工作岗位中,对处方药材投药下料时一定要准确,否则会改变原方功效、主治,失去原方的治疗效果。

第三章　中成药的基础知识

一、简答题

1. 答：功能分类便于学习掌握中成药知识，降低售药差错所带来的危害；病证分类便于临床应用；剂型分类便于中成药的贮藏保管；笔画分类便于查阅；临床科属分类便于临床医生使用。

2. 略。

3. 答：口服固体剂型应注意防潮、受热、虫蛀，置于阴凉、避光、干燥通风处保管。口服液体制剂宜密封，置阴凉干燥处保管。膏剂宜密闭于阴凉干燥处保管。注射剂、胶剂、栓剂宜避光置阴凉处保存，温度宜在30℃以下。

4. 答：中药剂型的制作，一是要考虑药性：宜丸、宜散、宜酒渍等，以更好地发挥药物疗效。如处方中含有毒性或刺激性的药物宜制成糊丸、蜡丸、缓释片等；遇胃酸易分解失效的药物成分，宜制成肠溶胶囊或肠溶片剂；某些药物制成液体成分不稳定时，可制成散剂、片剂等。二是考虑临床用药的需要：如急症用药，药效宜速，多制成注射剂、舌下片、气雾剂等；缓症用药，药效宜缓，宜制成丸剂；虚证用滋补药时，药效宜持久，多制成蜜丸、水丸、缓释片等；皮肤疾患多制成膏剂、软膏；腔道疾患多制成栓剂、条剂等；风湿痹证多制成酒剂。

5. 答：中药的炮制方法繁多，不同的炮制方法，可使同一药物的理化性质发生改变。如辛温之生姜可随炮制的不同而成为四种不同的药品，生姜则发散风寒，用于风寒感冒；干姜则温暖脾胃，用于中焦虚寒；煨姜则和中止呕，用于虚寒呕吐；炮姜则温阳止血，用于阳虚失血。可见同一药材因炮制方法的不同，其功效、主治发生改变，成方的功效、主治也随其发生改变。因此在制剂中，必须根据处方要求，采取随方炮制，切不可轻率简化或改变药物的炮制方法，以确保成方的主治疗效。

二、实例分析

答：描述正确的有【性状】【贮藏】【规格】【有效期】。

描述不正确的有【用法用量】没有用法，如口服。【不良反应】要求实事求是地详细列出该药品不良反应。对尚不清楚有无不良反应的，可在该项下以"尚不明确"来表达。不能用无不良反应及毒副作用来表示。【包装】应以直接接触药品的包装材料和容器及包装规格，并按该顺序表述。包装规格以最小规格为主。如镀铝膜袋，每袋装12粒。不能用每大包10盒，每盒10丸来描述。【生产企业】要求生产企业要有企业名称、生产地址、邮政编码、电话号码、传真号码、注册地址、网址。本项缺少邮政编码、注册地址。

第四章　解　表　剂

一、简答题

1. 答：其一，解表剂药物多含有挥发油，煎煮时间过长易致挥发油耗散，降低药效；其二，解表剂多用于感冒病证,其病位在上焦肺卫,治肺药取辛散、轻清,过煎则辛味轻薄之性消失,而剩甘苦厚味之性,则药入中焦,故不宜过煎。

2. 答:桂枝汤中桂枝与白芍的用量比例是1:1。因桂枝汤证的病机是营卫不和,治宜调和营卫。而方中只有桂枝与白芍二药等量相合(1:1),才有调和营卫之功。若方中药物组成不变,而药量发生变化,则其功效、主治亦随之发生改变。

3. 略。

二、实例分析

1. 答:患者有高血压病史,感冒后到药店购药,根据患者的临床表现,应为风寒感冒,你可为他推荐感冒清热颗粒。不能推荐含麻黄类的感冒药,因麻黄含有麻黄碱,兴奋交感神经,使人心跳加快、血管收缩、血压上升。

2. 答:应选(1)处方。因桂枝汤证的病机是营卫不和,治宜调和营卫。而方中只有桂枝与白芍二药等量相合(1:1),才有调和营卫之功。若方中药物组成不变,而药量发生变化,则其功效、主治亦随之发生改变,如桂枝>白芍名为"桂枝加桂汤",其功效是温通心阳,平冲降逆,主治奔豚气。白芍>桂枝名为"桂枝加芍药",其功效是调和气血,缓急止痛,主治腹满时痛。

可见方中药量的变化可直接影响方剂的功效与主治,使其治疗作用发生了根本的改变,提示在今后从事中成药生产工作中,一定要严格把握剂量及生产中的各个环节,对确保中成药的质量和药效的提高具有重要的意义。

第五章 泻 下 剂

一、简答题

1. 答:当归龙荟丸主治肝胆火旺,实热内结证。可见心烦不宁,头晕目眩,耳鸣耳聋等上焦症状。龙胆、大黄、黄连、黄芩均为苦寒沉降之品,用酒炙后引药上行,善清上焦火热之邪。

2. 答:大黄配芒硝体现寒下之法,攻下实热积滞显著,用于阳明实热积滞。大黄配附子体现温下之法,用附子的辛热之性,制约大黄的苦寒之性,以存走泄之性,用于阳虚寒积便秘。大黄配火麻仁体现润下之法,二药一攻一润,泻而不峻,润而不腻,用于肠燥津枯便秘。

3. 答:济川煎与苁蓉通便口服液两方均有肉苁蓉、枳实(枳壳),均能益肾润肠通便,以治肾虚便秘之证。济川煎又配伍了当归、牛膝,偏于温肾益精,润肠通便,用治肾虚便秘而偏阳虚者;苁蓉通便口服液又配伍了何首乌、蜂蜜,偏于滋阴补肾,润肠通便,用治肾虚便秘而偏阴虚者。

二、实例分析

答:大承气汤。其煎法是:先煎厚朴、枳实,后下大黄,芒硝溶服。

大黄主要含蒽醌类衍生物及鞣质,其泻下成分主要是蒽醌类衍生物大黄酸、大黄素等,它可刺激大肠,增加肠道蠕动而促进排便。蒽醌类衍生物久煎后易被水解,使大黄的泻下作用减弱。相反另一种物质大黄鞣酸仅部分被破坏,鞣酸具有收敛、止血、止泻的功能。因此,收敛成分的作用掩盖了泻下成分的作用,不仅不能泻下,反而易引起便秘。故大黄应后下。待其他药物煎好前4~5分钟时下,以防止其有效成分被破坏。

芒硝为含硫酸钠的天然矿物经精制而成的结晶体。水溶性很好,入水即化,故在汤剂中,应以药液溶化兑服。

第六章　和　解　剂

一、简答题

1. 答:小柴胡汤中,君药柴胡功善透疏,既透少阳半表之邪外出,又善疏肝解郁,为治少阳病之专药。臣药黄芩苦寒,清泄少阳半里之热。君臣相合,外透内清,和解少阳。

2. 答:逍遥散的配伍特点主要有疏肝实脾,气血兼顾,疏养并施。

3. 答:方中柴胡、白芍、当归三药入肝经,疏肝、养肝、柔肝并举,重在治肝,使肝气条达,不再乘脾。白术、茯苓、甘草三药入脾经,健脾益气,以资化源,重在治脾,使脾气强健,不受肝制。两组药物合用,肝脾并治,体现“疏肝实脾”的治疗法则。

4. 答:小柴胡汤中柴胡的用量为24g;逍遥散中柴胡用量为9g。两方虽均以柴胡为君,但其用量不同,作用不同。柴胡为辛凉解表药,因其辛散,归肝胆肺经,具有和解退热、疏肝解郁、升阳举陷之功。柴胡的功用与用量密切相关,柴胡量大辛散解表之力较强,善和解退热,用治表证;柴胡量小则升散之性减弱,善于疏肝解郁,用治肝郁。小柴胡汤用治邪犯少阳之半表半里之证,治宜和解退热为主,透少阳半表之邪外出,故用量宜大。逍遥散用治肝气郁结,横逆犯脾之肝脾不和证,治宜疏肝解郁为主,使木达不再犯脾,故用量宜轻。

5. 答:香附为理气药,具有疏肝解郁、理气宽中、调经止痛之功。生用偏于理气解郁,多用于肝气郁结之胸膈痞闷、肝气犯胃之食滞不化、胃脘胀痛等症。醋制后专入肝经,调经散结之力较强,多用于两胁疼痛、乳房胀痛或有结块、月经不调等症,本方用香附,重在理气调经止痛,故宜醋制。

二、实例分析

1. 答:方剂为痛泻要方,主治脾虚肝旺之痛泻。方中白芍、白术、陈皮均炒用。白芍炒用借土气入脾,以增养血和脾止泻的作用;白术炒用借土气助脾,补脾止泻力强;陈皮土炒能增强温中理气燥湿的作用,三药炒香尤能增强健脾燥湿止泻之功。

2. 答:应选用小柴胡汤进行治疗。

本证为正虚邪犯,邪入少阳所致。方中君药柴胡功善透疏,既透少阳半表之邪外出,又善疏肝解郁,为治少阳病之专药。臣药黄芩苦寒,清泄少阳半里之热。君臣相合,外透内清,和解少阳。佐药半夏、生姜和胃降逆止呕,且生姜又制半夏毒性;人参、大枣健脾扶正,既防病邪内传,又防肝病犯脾。使药甘草助人参、大枣扶正,又调和药性。诸药合用,补中扶正,和胃降逆,和解少阳,用于少阳受邪,气郁不舒,枢机不利之证。

3. 答:应选用逍遥散进行治疗。

方中君药柴胡入肝经,疏肝解郁。臣药白芍养血敛阴,柔肝缓急;当归养血补肝。三药合用,疏肝、养肝、柔肝并举,重在治肝。佐药白术、茯苓、甘草健脾益气。三药合用,重在治脾,既实土抑木,又使气血生化有源。薄荷少许,助柴胡透达肝经郁热;煨姜降逆和中,辛散达郁;甘草调和诸药,兼作使药。诸药合用,疏肝实脾,气血兼顾,疏养并施。

第七章 清 热 剂

一、简答题

1. 答:分为清气分热剂、清营凉血剂、清热解毒剂、清脏腑热剂、清热祛暑剂、清虚热剂六类。清气分热剂,适用于气分热盛证;清营凉血剂,适用于邪热传营,入血之诸证;清热解毒剂,适用于瘟疫、温毒或疮疡疔毒等热毒证;清脏腑热剂,适用于邪热偏盛于某一脏、某一腑或脏腑均热之证;清热祛暑剂,适用于夏月暑病;清虚热剂,适用于热病后期,余邪未尽,阴液已伤,久热不退的虚热证。

2. 答:功效为清热解毒,消肿利咽,化腐止痛。主治:外感疫毒或热毒蕴结证,症见烂喉丹痧,咽喉肿痛,喉风喉痈,单双乳蛾,小儿热疖,痈疡疔疮,乳痈发背,无名肿毒。

3. 答:功效为清热解毒,散瘀止痛。主治:热毒瘀血壅滞肠胃而致的胃癌、食管癌、贲门癌、直肠癌等消化道肿瘤,症见胁下痞块,以及癥瘕积聚,腹中疼痛,肌肉消瘦,饮食减少等。

4. 答:左金丸用苦寒黄连既恐伤肝,使郁结不开,又恐伤其中阳,故少佐辛热之吴茱萸,一则取其疏肝下气之用,助黄连和胃降逆;二则取其辛热之性,防止黄连过于苦寒而伤中阳,使泻火无凉遏之弊。与君药相伍相反相成,共奏清肝泻火、降逆止呕之效。

二、实例分析

1. 答:该方剂名龙胆泻肝汤。主治:肝胆实火上炎证。症见头痛目赤,胁痛,口苦,耳聋,耳肿等。或肝经湿热下注证。症见阴肿,阴痒,阴汗,小便淋浊,带下黄臭,舌红苔黄或腻,脉弦数有力。使用注意:方中药多苦寒,易伤脾胃,故对脾胃虚寒和阴虚阳亢之证皆非所宜;孕妇慎用。当归、生地黄配伍,具有养血滋阴,使邪去而阴血不伤的功效。

2. 答:功效为清热解毒,疏风散邪。主治:大头瘟。症见恶寒发热,头面红肿焮痛,目不能开,咽喉不利,口干舌燥,舌红苔黄,脉浮数有力。升麻、柴胡配伍,具有疏散风热,并引君药上达头面的作用,以清散头面热毒,寓有"火郁发之"之意。

第八章 温 里 剂

一、简答题

1. 答:理中丸的功效是温中祛寒,补气健脾。主治:中焦虚寒证。症见脘腹绵绵作痛,喜温喜按,呕吐,大便稀溏,脘痞食少,畏寒肢冷,舌质淡,苔白润,脉沉细或沉迟无力。或脾胃虚寒引起的阳虚失血证、小儿慢惊、喜吐涎沫、胸痹及霍乱。

2. 答:附子为方中君药,附子大辛大热,温壮心肾,祛寒救逆,为回阳救逆之要药。

3. 答:附子为大辛大热之品,能峻补真阳,为回阳救逆之要药。然其性"走而不守",即药效发挥快,作用不持久。干姜辛热,主温中阳,亦有回阳之效。其性"能守能走",药效发挥较快而持久,与附子合用,走守结合,相得益彰,温阳之力显著而持久,故有"附子无姜不热"之说。

4. 答:温胃舒胶囊用制附子,四逆汤用生附子。附子是临床常用的温里祛寒药,生品因其毒性较强,只供外用。内服常须炮制后使用,极少生用。附子经炮制后,其毒性降低,而温里作用增强,具有温暖脾肾、散寒止痛的作用。温胃舒胶囊主治中焦虚寒所致的胃脘冷痛,故宜用制附子;附子生用性烈善走,生发阳气,能迅达内外以温阳逐寒,回阳救逆。四逆汤主治亡阳厥冷,阳气欲脱之四肢厥逆,故宜用生附子。

5. 答:厚朴生用其辛辣之性较为峻烈,对咽喉有刺激性,故内服一般不生用。用姜制后,可消除对咽喉的刺激性,并能增强宽中和胃的功效,本方以温胃行气宽中为主,厚朴宜姜制。

二、实例分析

1. 答:(1)为桂枝汤,方中桂枝与芍药用量为1:1。因桂枝汤主治外感风寒,营弱卫强之证,其病位在表。桂枝与芍药用量为1:1,二药等量相合,一治卫强(桂枝),一治营弱(芍药),意在解肌发表,调和营卫。主治外感风寒表虚证,功专主外,属"汗、和"二法。

(2)为小建中汤,方中桂枝与芍药用量为1:2。因小建中汤主治中焦虚寒,阳损及阴,阴阳不和之证。其病位在里。桂枝与芍药用量为1:2,芍药倍桂枝,使桂枝入里温阳守中而不走肌表,意在温中补虚,调和阴阳。主治中焦虚寒里急证,功专主内,属"温、和"二法。

两方仅一药一量之差,使辛温发表之剂变为温中补虚之剂。

2. 答:该方生附子应文火先煎、久煎,煎至60分钟后,再加余药同煎,取汁温服。因生附子有毒,其主要成分是去甲乌头碱,而乌头碱既是附子的有效成分,又是附子的毒性成分,若含量过高,易致中毒。但乌头碱不耐热,久煎后其生物碱大部分被破坏,既降低了附子毒性,又表现出显著强心作用。故附子宜先煎、久煎,使其毒性降低。再加余药同煎,取汁温服。

第九章 补 益 剂

一、简答题

1. 答:两方均有益气健脾之功,但四君子汤以补气为主,为治脾胃气虚的基础方;参苓白术散兼有渗湿止泻作用,并有保肺之效,是治疗脾虚湿盛证及体现"培土生金"治法的常用方剂。

2. 答:归脾丸主治心脾气血两虚,脾不统血证。治疗应心脾同治。但脾为后天之本,气血生化之源,并具统摄血液作用,故以黄芪为君,意在补气生血、摄血。以治心脾两虚,以及脾虚气不统血之证。

3. 答:六味地黄丸与肾气丸在药物组成上,仅差附子、桂枝二味,然其理法主治大不相同。

六味地黄丸是宋代钱乙从《金匮要略》中的肾气丸减去桂枝、附子而成。方中三补配三泻,以滋阴补肾为主,兼清虚热,泄肾浊,体现了"壮水之主,以制阳光"的立法特点,主治肾阴虚证。

肾气丸在滋补肾阴的基础上，少加附子、桂枝以温补肾阳。方中大队滋阴药与少量补火助阳药配伍，并非峻补元阳，乃在微微生火，鼓舞肾气，意取"阴中求阳""少火生气"之意，体现了"益火之源，以消阴翳"的立法特点，主治肾阳虚证。

4. 答：补气剂药物多蜜炙或炒制，因蜜炙后能增强健脾益气的作用；炒制后，药物多散发香气，能增强启脾开胃的作用。补血剂药物多酒炙，酒有通行血脉的作用，酒炙后能增强补血、活血、调经止痛的作用。补阴剂药物多蒸制，蒸制后能改变药性，如生地黄清热凉血，蒸制后变为熟地黄则养阴益精填髓，可增强滋阴补肾的作用。补阳药多盐炙，食盐有润燥的作用，补阳药多辛燥，用盐炙以防辛燥伤阴，同时能引药入肾经，增强补肾壮阳的作用。

5. 答：鳖甲质地坚硬，有腥臭味，醋淬后，能使质地变得酥脆，易于粉碎、加工，并能矫正臭味。而且制后能增强逐瘀通经的作用，用于妇女月经不调、经闭证，故宜制用。

二、实例分析

1. 根据患者的症状，诊断为气虚发热证。方剂推荐：补中益气丸。

方药分析：君药黄芪味甘微温，补中益气，升阳固表。臣药人参、炙甘草、白术补气健脾。佐药当归养血和营；升麻、柴胡升阳举陷；陈皮理气和胃，使诸药补而不滞。炙甘草调和诸药，亦为使药。诸药合用，升提中气，恢复中焦升降之能，气升则下陷之证自复其位，气升则阳气上升外达，气虚发热之证自除，是为"甘温除热"之法。

2. (1) 该方为补中益气汤，主治脾胃气虚证，症见食欲不振、体倦乏力、气短懒言等。黄芪在方中应采用蜜炙黄芪的炮制方法。理由是蜜炙黄芪能增强其补中益气的效果，适合治疗脾胃气虚。

(2) 该方为黄芪生脉饮，主治气阴两虚证，症见气短心悸、口干舌燥、汗出不止等。黄芪在方中应采用生黄芪。理由是生黄芪重在益气固表，适合治疗气阴两虚，尤其是需要固表止汗的情况。

第十章　固　涩　剂

一、简答题

1. 答：固涩剂分为固表止汗剂、涩肠固脱剂、涩精止遗剂、固崩止带剂四类。固表止汗剂，具有固表止汗的作用，适用于体虚不固，或阳不潜藏，阴液外泄所致的自汗、盗汗。涩肠固脱剂，具有涩肠止泻的作用，适用于脾肾虚寒所致之泻痢日久，大肠滑脱不禁。涩精止遗剂，适用于肾虚封藏失职，精关不固之遗精、滑泄；或肾虚不摄，膀胱失约之遗尿、尿频。固崩止带剂，适用于脾虚或肾虚所致崩中或漏下不止，以及带下淋漓不断等证。固涩剂所治之证，皆由正气亏虚而致，故多与补益药配伍同用，以标本兼顾。

2. 答：痛泻要方所治泄泻为脾虚肝郁之痛泻，可见肠鸣腹痛，大便泄泻，泻必腹痛，泻后痛缓，反复发作。理中丸所治泄泻为中焦虚寒之泄泻，可见脘腹绵绵作痛，喜温喜按，呕吐，大便稀溏，脘痞食少，畏寒肢冷。四神丸所治泄泻为肾阳不足所致泄泻，可见肠鸣腹胀、五更溏泄、食少不化、久泻不止、面黄肢冷。

3. 答：龙胆泻肝汤所治带下为肝经湿热下注所致，可见阴痒，阴肿，带下黄臭，舌红苔黄腻。完带汤主治脾虚肝郁，湿浊之带下，可见带下量多色白，清稀无臭，面色㿠白，倦怠便溏，舌淡苔白，脉缓或濡弱。

二、实例分析

1. 答：根据该患者表现，诊断为阴虚血热之崩漏证，治宜滋阴清热，固经止血。故推荐选用固经丸进行基础治疗。方中君药龟甲益肾滋阴而降火；白芍敛阴养血以柔肝止痛；黄芩苦寒清热泻火而止血。三药重用，滋阴清热止血。臣药黄柏苦寒泻火坚阴，既助黄芩清热而止血，又助龟甲滋阴退虚热。佐药椿皮苦涩而凉，清热固经止血；佐用少量香附疏肝理气以调血，又可防君臣药寒凉太过止血留瘀。诸药合用，共奏滋阴清热，固经止血之功。

2. 答：(1)为牡蛎散，主治自汗、盗汗证，(2)为金锁固精丸，主治肾虚之遗精滑泄之证。牡蛎生用性寒质重，为平肝潜阳之要药，多用治阴虚阳亢，头目眩晕之证。煅后其味咸涩，具有收敛固涩之功，可用治滑脱不禁之证。故在固涩剂中牡蛎宜煅用，增强收敛固涩作用，以治遗精、遗尿、崩漏、带下、自汗、盗汗等滑脱之证。故牡蛎在二方中均应煅用。牡蛎除收敛固涩煅用外，余皆生用。

第十一章　安　神　剂

一、简答题

1. 答：柏子养心丸，药性偏温，温补气血，安神益气。用于心气不足，心阳虚寒之心悸易惊，失眠多梦，健忘，精神恍惚，伴气短畏冷。

天王补心丹，药性偏凉，滋阴清热，养血安神。用于心肾阴亏，虚火内扰之心悸失眠，虚烦神疲，梦遗健忘，手足心热，舌红少苔，脉细数，伴口舌生疮。

2. 答：解郁安神颗粒主治情志不畅，肝郁气滞所致的失眠、心烦、焦虑、健忘，故以柴胡、郁金为君，疏肝解郁，使心情舒畅，心神安宁。

3. 答：现行版《中国药典》规定朱砂应用水飞法炮制。用磁铁吸去铁屑，取待炮制品，置容器内，加适量水共研成糊状，再加水，搅拌，倾出混悬液。残渣再按上法反复操作数次，合并混悬液，静置，分取沉淀，晾干或40℃以下干燥，研散。

二、实例分析

答：诊断为不寐(肝郁气滞型)；治宜疏肝解郁，安神定志。选用解郁安神颗粒可治之，若胸中郁闷，焦躁不安可与逍遥丸联用。

第十二章　开　窍　剂

一、简答题

1. 答：开窍剂分为凉开剂与温开剂两类。凉开剂用于温热毒邪内陷心包所致的热闭；温开剂用于寒湿痰浊蒙蔽心窍所致的寒闭。

在使用开窍剂的过程中需要注意：①应辨别闭证、脱证，本类方剂只适用于闭证，脱证见汗出肢冷，呼吸气微，手撒遗尿等应禁用；②药物多辛香走窜，久服易伤元气，只可暂用，不可久服，中病即止；③麝香、冰片等药芳香走窜，有碍胎元，孕妇慎用；④本类方剂药物多芳香，不宜加热煎煮，以免药效挥发，降低疗效，多宜制成丸、散、注射液。

2. 答：凉开剂的配伍主要由芳香开窍药，如麝香、冰片、郁金、石菖蒲等，配伍清热泻火、凉血解毒药（水牛角、牛黄、黄芩、石膏等）、镇心安神药（朱砂、磁石、琥珀、珍珠等）、清化热痰药（川贝母、胆南星等）。温开剂的配伍主要由芳香开窍药，如苏合香、麝香、冰片等，配伍温里行气药（丁香、檀香、沉香、香附等）。

3. 答：开窍剂多用于急危重症或神志昏迷的患者，为适应现代临床需要，多将本类方剂制成注射剂、气雾剂或舌下给药等剂型，给药途径更方便，给药速度及临床疗效大有提高。

二、实例分析

1. 答：应首选注射液。因剂型与药效关系密切，药物吸收的快慢，直接关系到疗效如何。一般而言，上述几个剂型吸收快慢的顺序为注射液>口服液>胶囊剂>片剂，本案例患者所患病势较急，需起效较快的剂型，故应首选清开灵注射液。

2. 答：应选用紫雪散。根据上述症状，判断该患儿为热闭，应选择凉开剂；症见抽搐，故应选择清热开窍，息风止痉的紫雪散。紫雪散的辨证要点为：高热烦躁，神昏谵语，惊风抽搐。

3. 答：应选择温开剂。突然昏倒、不省人事、牙关紧闭为闭证的表现，苔白，脉迟为寒邪征象，故选用温开剂。

第十三章　理　气　剂

一、简答题

1. 答：气滞的病机特点是气机郁滞不畅。常见的容易气滞的脏腑有肺、脾、胃、肝。

肺气壅滞。肺气的宣降功能失常，造成肺气郁滞。临床表现一般是咳嗽、咳喘、胸胁胀满等。

脾胃气滞。可见脘腹胀满、呃逆纳呆、腹胀食少等症状。

肝郁气滞。气滞于肝则肝气横逆，胁痛易怒等临床表现。

气机上逆易发生在肝、胃和肺。临床上最常出现气逆证候的脏腑，主要是肝、肺、胃。

肝气上逆表现为头痛头晕、面色通红等临床表现，严重时血随气升，引起眩晕、晕厥等情况。

胃气上逆主要表现为恶心呕吐，打嗝，反酸嗳气等。

肺气上逆会出现咳嗽，气喘等临床表现。

2. 答：旋覆代赭汤中重用生姜的寓意有三：一为和胃降逆以增止呕之效，二为宣散水气以助祛痰之功，三可制约赭石寒凉之性。

3. 答：方中厚朴苦辛性温，下气除满，助半夏散结降逆，为臣药，半夏辛温入肺胃，化痰散结，降逆和胃,为君药。配伍特点:全方辛苦合用,辛以行气散结,苦以燥湿降逆,使郁气得疏,痰涎得化,两者相配,一化痰结,一行气滞,痰气并治,则痰气郁结之梅核气自除。

4. 答:本方证治为肝脾气滞不畅所致,以气郁为主。气郁则滞血、化火;气郁乘脾,则食滞、生湿、生痰,致气、血、痰、火、湿、食等相因为患而成六郁,症见胸脘痞闷,脘腹胀痛,嗳腐呕恶,吞酸嘈杂,饮食不消。君药香附行气解郁以治气郁。川芎为血中之气药,既可活血行气,以治血郁,又可助香附行气,以增行气解郁之功;苍术燥湿健脾,一药二用,以治湿、痰二郁;神曲消食和胃导滞,以治食郁;栀子清热泻火,以治火郁,四药共为臣佐。由于痰郁是水湿凝聚而成,亦与气、火、食郁有关,若气机调畅,五郁得解,则痰郁亦随之而消,故方中不再另用化痰药,深寓治病求本之意。

二、实例分析

答:诊断:郁证(肝郁气滞型)。

治疗方法:治宜疏肝理气,解郁安神。

用药方案:选用柴胡疏肝散治之,因睡眠不佳,可与解郁安神颗粒联用。

第十四章 理 血 剂

一、简答题

1. 答:速效救心丸由川芎、冰片组成。主治胸痹,症见胸闷而痛,或心悸,或痛有定处,或牵引左臂内侧,舌紫黯苔薄,脉细涩。服用方法是含服,一次 4~6 丸,一日 3 次;急性发作时,一次 10~15 丸。

2. 答:生化汤主治产后瘀血腹痛,为产后血虚寒凝,瘀阻胞宫所致。当归一药三用:一取其补血之功,以补产后血虚之不足;二取活血之用,以化瘀生新;三取温经散寒之效,以治小腹冷痛。恰合产后多虚、多瘀、多寒之病机,故重用为君药。

3. 答:栀子清热泻火利湿,大黄清热降火通便,兼活血止血。两药合用,可使邪热从大小便而去,使气火降而助血止。

4. 答:酒炙是将净选或切制后的药物,加入一定量酒拌炒的炮制方法。黄酒能升能散,宣行药势,有活血通络、祛风散寒、矫臭去腥作用。活血化瘀药经酒炙后能增强药物活血通络作用。醋炙是将净选或切制后的药物,加入一定量醋拌炒的炮制方法。醋味酸为肝脏所喜,故能引药入肝。活血化瘀药经醋炙后可增强活血散瘀的作用。

二、实例分析

1. 答:此方为七厘散,主治跌仆损伤,瘀血肿痛,外伤出血。方中乳香、没药生用气味辛烈,对胃有刺激性,易引起恶心、呕吐。制后能缓和刺激性,利于服用,便于粉碎。醋炙乳香、没药可增强活血止痛,收敛生肌的功效,并可矫臭矫味。故方中乳香、没药要制用。

2. 答:此方为十灰散,主治血热妄行之上部出血。

方中诸药炮制方法为炒炭存性,剂型为散剂,用藕汁或萝卜汁磨京墨适量调服。目的是加强收敛止血之力。

第十五章 治 风 剂

一、简答题

1. 答:疏散外风剂适用于风邪外袭,侵入肌肉、经络、筋骨、关节等所致之病证,常以辛散祛风药主组方,根据病者体质的强弱、感邪的轻重以及病邪的兼夹等不同,分别配伍祛寒、清热、祛湿、祛痰、养血、活血之品。平息内风剂适用于热极动风,阳亢化风,阴虚生风等内风之病证。治疗内风应分清虚实,阳亢热盛生风属实,以平肝息风药为主组方;阳亢热盛,易灼伤津液,或炼液为痰,故常配伍清热、滋阴、化痰之品。阴亏血虚生风属虚,以滋阴养血药为主组方,阴虚多阳浮,阳浮亦动风,故常配平肝潜阳之品。

2. 答:天麻味甘,性平,归肝经。天麻具有息风止痉,平抑肝阳,祛风通络等作用。天麻片、天麻头痛片、镇脑宁胶囊、天麻钩藤颗粒均含天麻。

3. 答:牛黄降压丸,为清热剂,具有清心化痰,平肝安神之功效。用于心肝火旺、痰热壅盛所致的头晕目眩、头痛失眠、烦躁不安;高血压病见上述证候者。清脑降压颗粒,为治风剂,具有平肝潜阳,清脑降压之功效。主治肝阳上亢,症见血压偏高,头昏头晕,失眠健忘。

二、实例分析

答:患者应选用天麻钩藤颗粒。因该患者年老体衰,肾水不足,水不涵木,致肝阳偏亢,阳亢化风,风阳上扰,则见头痛目眩时常发作,视物不清,失眠多梦,伴腰膝酸软,健忘,肢体震颤等症。属于肝肾阴虚,肝阳上亢。故宜用天麻钩藤颗粒以平肝息风,补益肝肾。

第十六章 祛 湿 剂

一、简答题

1. 答:祛湿剂主要分为化湿和胃剂、清热祛湿剂、利水渗湿剂、祛风胜湿剂四类。化湿和胃剂,适用于湿阻中焦证;清热祛湿剂,适用于外感湿热,或湿热内盛,或湿热下注之证;利水渗湿剂,适用于水湿内停所致的小便不利、水肿、泄泻、癃闭、淋浊等证;祛风胜湿,适用于风湿在表或风寒湿痹证。

2. 答:本方证为湿邪与瘀热蕴结肝胆所致。湿热熏蒸肝胆,胆汁不循常道而溢于肌肤则见黄疸。君药茵陈重用,清利肝胆湿热,利胆退黄,为治黄疸要药。臣药栀子通利三焦,引湿热下行。佐药大黄清泄湿热,逐瘀退黄。三药相伍,利湿泄热,使湿热、瘀滞从下而解,则黄疸自退。

3. 答:藿香正气散的主治是外感风寒,内伤湿滞证。症见恶寒发热,头痛昏重,胸膈痞闷,脘腹胀痛,呕吐泄泻,舌苔白腻,脉浮或濡缓。君药广藿香辛温芳香,一药三用,既可辛散在表之风寒,又可芳化在里之湿浊,且可辟秽和中,升清降浊,为治霍乱吐泻之要药。

二、实例分析

1. 答:(1)推荐方剂:茵陈蒿汤;中成药:茵栀黄口服液。

　　　(2)选用依据:患者肝炎病史 10 年,黄疸一周,症见目黄,身黄,黄色鲜明,诊断为阳黄,同时出现食欲减退、厌食油腻、脘腹胀满、小便黄等症,结合舌脉,舌苔黄腻,脉滑数,考虑为湿热黄疸,选用茵陈蒿汤或茵栀黄口服液,达到清热、利湿、退黄的效果。

2. 答:应首选口服液。剂型同药效的关系甚为密切,因同一药物的剂型不同,工艺、赋形剂、附加剂等不同,其吸收快慢不同,药效发挥的作用也不同,临证用药时,应正确地选择剂型。一般而言,上述四个口服剂型吸收快慢的顺序为口服液>胶囊剂>片剂>丸剂,本案例患者所患病势较急,需起效较快的剂型,故首选藿香正气口服液。

第十七章　祛　痰　剂

一、简答题

1. 答:祛痰剂分为燥湿化痰剂、清热化痰剂、润肺化痰剂、治风化痰剂、化痰散结剂、止咳平喘剂六类。

　　　燥湿化痰剂具有燥湿化痰作用,适用于湿痰证;清热化痰剂具有清热化痰的作用,适用于热痰证;润肺化痰剂,具有润燥化痰作用,适用于燥痰证;治风化痰剂,具有息风化痰或疏风化痰作用,适用于内风夹痰或外风生痰之风痰证;化痰散结剂,具有软坚散结、祛痰止咳等作用,主治痰火互结所致的瘰疬、瘿瘤。止咳平喘剂,具有宣降肺气、止咳平喘作用,适用于咳喘证。

2. 答:二陈汤被尊为祛痰之"祖方",其组方药物少而精,融燥湿、理气、和胃、降逆等治痰法则于一方,后世医家在此方基础上加减衍化出许多祛痰之剂,无论寒痰、热痰、湿痰、燥痰等均可应用,是治疗痰证的基本方。

3. 答:治热痰用清热化痰剂,常用的有清气化痰丸、羚羊清肺丸、礞石滚痰丸、复方鲜竹沥液、蛇胆川贝散、橘红丸、急支糖浆、川贝枇杷糖浆、清肺抑火丸和川贝止咳露。

　　　其功效、主治如下:

方名	功效	主治
清气化痰丸	清热化痰,理气止咳	痰热咳嗽。症见咳嗽,咳痰黄稠,胸膈痞闷,甚则气急呕恶,舌质红,苔黄腻,脉滑数
羚羊清肺丸	清肺利咽,清瘟止嗽	肺胃热盛证。症见身热头晕,四肢酸痛,咳嗽痰盛,咽喉肿痛,鼻衄咳血,口干舌燥
礞石滚痰丸	逐痰降火	痰火扰心证。症见癫狂惊悸,或喘咳痰稠、大便秘结,苔黄厚腻、脉滑数有力
复方鲜竹沥液	清热化痰,止咳	痰热咳嗽。症见咳嗽,痰多色黄黏稠
蛇胆川贝散	清肺,止咳,祛痰	肺热咳嗽。症见咳嗽,痰多,色黄
橘红丸	清肺,化痰,止咳	痰热咳嗽。症见咳嗽痰多,色黄黏稠,胸闷口干

方名	功效	主治
急支糖浆	清热化痰,宣肺止咳	外感风热所致的咳嗽。症见发热,恶寒,胸膈满闷,咳嗽咽痛
川贝枇杷糖浆	清热宣肺,化痰止咳	风热犯肺证。症见咳嗽痰黄或咯痰不爽,咽喉肿痛,胸闷胀痛
清肺抑火丸	清肺止咳,化痰通便	痰热阻肺证,症见咳嗽,痰黄稠黏,口干咽痛,大便干燥
川贝止咳露	止嗽祛痰	风热咳嗽,痰多上气或燥咳

二、实例分析

1. 答:此病证为风热犯肺所致,治宜清热宣肺,化痰止咳,可选用川贝枇杷糖浆、急支糖浆等。如果该患者还存在比较明显的风热表证,可与银翘解毒片、双黄连口服液等辛凉解表的药物联用。

2. 答:应选(2)处方。清气化痰丸方证病机为火热内盛,灼津为痰,痰热内结犯肺,主治痰热咳嗽。其中胆南星味苦性凉,清热化痰;酒黄芩降肺火化热痰;半夏燥湿化痰。纵观全方,药证相宜,用之取良效。

(1)处方天南星为制南星,辛温苦燥,有毒,燥湿化痰,主治寒湿顽痰,而非热痰。生半夏辛温,有毒,多作外用,内服一般宜制用。而本证为痰热咳嗽,生半夏对于燥咳、热痰应慎用。

(3)处方黄芩使用生黄芩,偏清热燥湿,泻火解毒,因苦寒沉降,若清上焦热宜酒炒。半夏选用的是法半夏,以治寒痰、湿痰为主,而本证为痰热咳,非本证所宜。

第十八章 消 食 剂

一、简答题

1. 答:凡以消食药组成,具有消食健脾或化积导滞作用,治疗食滞的方剂,统称消食剂。属于"八法"中的"消法"。

分为消食化滞剂和健脾消食剂。

消食化滞剂:适用于食积内停之证。症见胸脘痞闷,嗳腐吞酸,恶食呕逆,腹痛泄泻等。

健脾消食剂:适用于脾胃虚弱,食积内停之证。症见脘腹痞满,不思饮食,面黄体瘦,倦怠乏力,大便溏薄等。

2. 答:本方证为饮食不节,暴饮暴食,食滞胃脘所致食积内停之证。食积停滞,易阻气机,而生湿化热,佐药陈皮辛温,理气化湿,和胃止呕;茯苓甘淡,健脾利湿,和中止泻;连翘味苦微寒,既可散结以助消积,又可清解食积化热之象。诸药配伍,使食积得化,胃气得和,热清湿去,则诸症自除。

3. 答:本方证为脾虚不运,食积内停,生湿化热所致脾虚食积证。消补兼施法主治脾胃虚弱又兼停积之证。此系虚中夹实,若单纯用补则积滞不去,而单纯消导则脾胃更虚,故采用补中健脾药人参、山药益气补脾;白术、茯苓健脾祛湿以止泻。与消积导滞药山楂、神曲、麦芽消食化滞和中,君臣相配,配合成剂。佐使陈皮、砂仁、黄连等药合用,共成消补兼施之剂,脾健泻止,食消胃和。

二、实例分析

1. 答:诊断:腹痛(饮食停滞)。

   分析:根据患者2天前因与同学饱食酒肉,自感脘腹胀满不适,出现腹部胀痛而诊断为腹痛。由于患者暴饮暴食后起病,有腹部胀满疼痛,嗳腐吞酸,厌食,痛而泄泻,舌苔厚腻,脉滑数等证候,此乃属食滞胃脘证。因食积胃肠,气机不利,故腹部胀满。食滞不化,腐败作酸,故嗳腐吞酸,厌食。舌苔厚腻,脉滑均为食积内停之象。

   治法:消食和胃。

   方药:保和丸加减。

2. 答:诊断:胃痞(脾虚食积证)。

   分析:患者老年女性,自感脘腹痞满不舒多年,近来加重,食少难消,体倦乏力,大便溏泻,舌白微腻,脉虚弱。说明患者脾胃虚弱,运化功能衰退,饮食停积,症见食少难消,脘腹痞闷,大便溏薄,倦怠乏力。苔腻微黄,可见夹杂湿热内生。脉虚弱提示脾虚证。综合分析本患者为脾虚不运,食积内停,生湿化热所致。

   治法:健脾和胃,消食止泻。

   方药:健脾丸。消补兼施,脾健泻止,食消胃和。

第十九章　外　用　剂

一、简答题

1. 答:虫白蜡具有生肌止血、止痛补虚、续筋接骨等功效。放入外用软膏剂中不仅能起到治疗作用,还能起到增稠作用,使得软膏剂便于涂抹和附着在皮肤上。

2. 答:冰硼散、如意金黄散均具有清热解毒,消肿止痛之功,但二者临床应用不同。冰硼散为治口腔疾患的外用药,多用于热毒蕴结咽喉所致的咽喉疼痛,牙龈肿痛,口舌生疮。而如意金黄散为治皮肤疾患的外用药,多用于热毒瘀滞肌肤所致的疮疡肿痛,丹毒流注,肌肤红、肿、热、痛,跌仆损伤。

3. 答:骨友灵搽剂与伤湿止痛膏的鉴别使用:两药同属外用剂中散瘀止痛代表方剂,有祛风除湿、活血止痛之功,均治跌打损伤、关节疼痛等病症。但骨友灵搽剂中活血化瘀、消肿止痛之力较强,而祛风除湿之力较弱,故用于素有风寒湿气再遇跌打损伤引起的瘀血凝结而致的肿硬疼痛。而伤湿止痛膏祛风散寒、除湿活络之功强于活血化瘀之力,因此除了可用于跌仆损伤外,还可专门用于风寒湿邪痹阻的关节痹痛。

4. 答:天南星生品辛温燥烈,有毒,具有燥湿化痰,祛风止痉,散结消肿的作用。多外治痈肿、蛇虫咬伤等。制后毒性降低,燥湿化痰作用增强。多用于顽痰咳嗽,胸膈胀闷,痰阻眩晕。本方是外用方,治疗疮疡肿痛,故用生天南星而不用制天南星。

5. 答:硼砂为硼砂矿石提炼的结晶体。具有清热、解毒、化痰之功。生品硼砂多以清热消痰为主,多用于痰热咳嗽。硼砂炒制或煅制后失去结晶水,增强燥湿收敛作用,可促进局部渗出物吸收,以消肿防腐为主,对黏膜刺激较生品轻微,多为喉科常用散药。同时易于研成细粉,故外用剂中硼砂多用炒制法或煅制法。

二、实例分析

答案:该病初期未化脓时首选如意金黄散,该药功效为清热解毒,消肿止痛。主治疮疡肿痛,丹毒流注。症见肌肤红、肿、热、痛者可应用;化脓后未愈合时可选拔毒生肌散,该药可拔毒生肌,主治疮疡阳证已溃,脓腐未清,久不生肌。适合用于疖病溃后久不愈合。

课程标准

方剂与中成药名称笔画索引

五画

六画